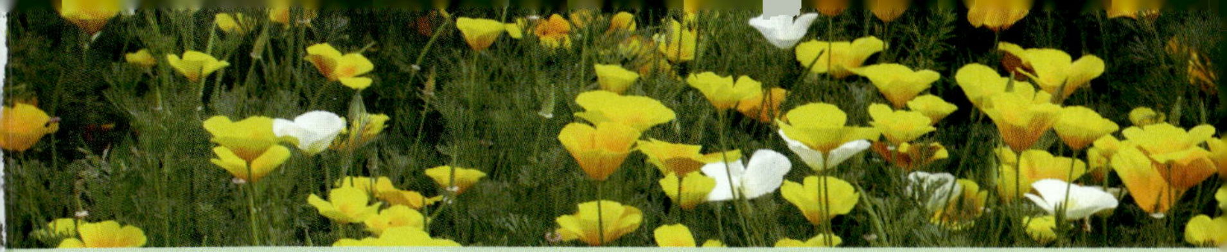

Burkhard Bohne
Peter Dietze

Taschenatlas Heilpflanzen

130 Pflanzenporträts

mit über 300 Farbfotos

Ulmer

Inhaltsverzeichnis

Bibliografische Information der Deutschen Bibliothek
Die Deutsche Bibliothek verzeichnet diese Publikation in der Deutschen Nationalbibliografie; detaillierte bibliografische Daten sind im Internet über http://dnb.ddb.de abrufbar.

Haftung
Die Autoren und der Verlag haben sich um richtige und zuverlässige Angaben bemüht. Fehler können jedoch nicht vollständig ausgeschlossen werden. Eine Garantie für die Richtigkeit der Angaben kann daher nicht gegeben werden. Haftung für Schäden und Unfälle wird aus keinem Rechtsgrund übernommen.

Wollgrasweg 41, 70599 Stuttgart (Hohenheim)
E-Mail: info@ulmer.de
Internet: www.ulmer.de
Umschlagentwurf: Atelier Reichert, Stuttgart
Lektorat: Hermine Tasche, Doris Kowalzik
Satz und DTP: Rita Herfurth
Herstellung: Silke Reuter
Druck und Bindung: Printer, Trento
Printed in Italy

ISBN-13: 978-3-8001-4759-5
ISBN-10: 3-8001-4759-9

Vorwort

Heil- und Gewürzpflanzen erfreuen sich gerade in unserer Zeit allergrößter Beliebtheit. Im jetzt vorliegenden *Taschenatlas Heilpflanzen* werden unsere wichtigsten Heilkräuter in Wort und Bild vorgestellt. Neben aussagekräftigen Pflanzenporträts und Drogenbildern finden Sie Pflanzenbeschreibungen sowie Standortangaben zu den einzelnen Pflanzen. Pflanzendrogen und deren wichtigste Inhaltstoffe sind genauso beschrieben wie die therapeutische Verwendung. Homöopathische Anwendungen sowie Angaben zur Giftigkeit und Vergiftungserscheinungen dürfen dabei natürlich nicht fehlen. Zu jeder Pflanze finden Sie Hinweise auf deren Herkunft, die Geschichte sowie Wissenswertes aus dem Bereich der Volksmedizin.

Ich möchte an dieser Stelle all jenen danken, die an dem Erscheinen dieses Buches mitgearbeitet haben. An erster Stelle möchte ich meinem langjährigen Partner Herrn Peter Dietze danken, der mit seinem Datenbankprogramm Plantapro unsere Inhalte und Bilder verwaltet und damit die Grundlage für das Buch geschaffen hat. Dem Apotheker Dr. Rainer Lindigkeit danke ich für die Überprüfung der Angaben zur Verwendung der Heilpflanzen und Frau Susanne Dietze für das Korrekturlesen des Ausgabetextes. Nicht zuletzt danke ich Frau Hermine Tasche stellvertretend für alle Mitarbeiter/innen des Lektorats des Verlages Eugen Ulmer für das Layout und die Herstellung dieses Buches.

Burkhard Bohne
Braunschweig, im Juni 2005

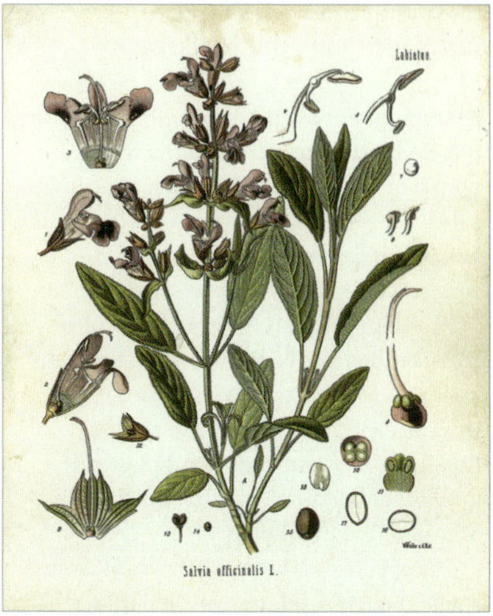

Bei der Lektüre des *Taschenatlas Heilpflanzen* bitte ich stets folgendes zu beachten:

Dieses Pflanzenlexikon ist kein Ratgeber zur Anwendung von Heilpflanzen. Das Vorhandensein einer Droge gibt keine Gewähr für deren Wirksamkeit. Heilkräuter dürfen nicht ohne genaue Diagnose, nur in der richtigen Dosierung und grundsätzlich nicht über einen längeren Zeitraum hinweg verwendet werden. Giftige Pflanzen dürfen wegen der Gefahr der Überdosierung niemals selbst angewendet werden. Bei Unsicherheit sowie bei Erkrankungen, die über Bagatellerkrankungen hinausgehen, muss immer ein Arzt hinzugezogen werden.

Einführung

Zur Geschichte der Heilkräuter

Schon immer haben Menschen aller Kulturen Heilmittel aus der belebten Natur entnommen und ihre Erfahrungen über ungezählte Generationen weitergegeben. Bereits aus dem alten Ägypten gibt es Überlieferungen von Kräuterrezepten.

Aus dem griechisch-römischen Kulturkreis kennen wir berühmte Schriften heilkundiger Menschen wie Hippokrates, Dioskurides, Galen oder Plinius. Ihre Kenntnisse, ergänzt um Kenntnisse der arabischen Medizin, wurden auch in Mitteleuropa überliefert.

Die spätere Verbreitung dieses Wissens sowie die Entwicklung von Heilpflanzenkulturen verdanken wir Mönchen, die zahlreiche fremdländische Heilkräuter bei uns einführten, in ihren Klostergärten kultivierten und auch ausführlich beschrieben. Besondere Bedeutung hatten dabei die Schriften von Hildegard von Bingen, Albertus Magnus und Konrad von Megenberg. Diese Schriften hatten maßgeblichen Einfluss auf die ersten gedruckten Kräuterbücher, die im 16. Jahrhundert entstanden sind. Die berühmten Kräuterbuchautoren Brunfels, Bock und Fuchs haben neben den südeuropäischen Kräutern auch einheimische Heilpflanzen beschrieben. Diese Bücher wurden sehr weit verbreitet und bildeten die Grundlage für die in vielen Dörfern entstandenen Pfarrgärten. Heilpflanzen fanden bald Einzug in nahezu jeden Bürger- oder Bauerngarten. Vielerorts entwickelten sich Apothekergärten. Der gewerbliche Arzneipflanzenanbau erlebte seine Blütezeit im 19. Jahrhundert.

Im Jahr 1872 erschien das erste deutsche Arzneibuch, in dem Vorschriften über Eigenschaften, Herstellung, Prüfung, Wertbestimmung und Aufbewahrung von Arzneistoffen und deren Zubereitungen beschrieben wurde. Der Titel Deutsches Arzneibuch (DAB) gilt seit 1910.

Das aktuelle Arzneibuch der Bundesrepublik Deutschland besteht aus dem Deutschen Arzneibuch 2000, dem Europäischen Arzneibuch und dem Homöopathischen Arzneibuch (HAB). Der Deutsche Arzneimittel-Codex (DAC) ist ein Ergänzungsbuch zum amtlichen Deutschen Arzneibuch.

Der Kräutergarten

Heilkräuter wurden seit Menschengedenken aus der Natur entnommen. Die Folge war, dass die Pflanzenbestände teilweise erheblich reduziert wurden. Immer wieder kam es zu teilweise gefährlichen Verwechslungen mit giftigen Pflanzen. Heute werden Heilkräuter in der Regel im Feldanbau oder in Gärten kultiviert.

Wer Heilkräuter erfolgreich kultivieren möchte, muss sich zunächst grundlegende Gedanken über den Standort seines Kräutergartens machen. Die Pflanzen haben zum Teil sehr unterschiedliche Ansprüche an Bodenqualität, Bodenfeuchte und das Licht. Ein Großteil der Gartenkräuter gedeiht in lockerer, humoser Erde an mäßig feuchten, warmen Standorten. Der Kräutergarten sollte immer im Schutz von Hauswänden,

Mauern oder Hecken liegen. Frostempfindliche Pflanzen erfordern einen gesonderten Winterschutz.

Anlage und Pflege von Kräutergärten
Für die Anlage von Kräutergärten reichen oft schon kleine Flächen. Häufig werden Blumenrabatten oder Gemüsebeete in Kräutergärten umgewandelt. Auch Hochbeete und Kräuterspiralen sind ein idealer Standort für viele unserer Gartenkräuter. Halbsträucher wie Lavendel, Thymian, Ysop, Weinraute oder Salbei eignen sich als Strukturpflanzen im Kräuterbeet oder können zum Einfassen von Kräuterbeeten verwendet werden. Stauden wie Oregano, Minze, Melisse, Fenchel oder Liebstöckel werden in kleinen Gruppen gepflanzt. Ein- oder Zweijährige Pflanzen wie Senf, Majoran, Kümmel, Koriander oder Kapuzinerkresse werden in Reihen oder in Tuffs gesät. Bei einer Neuanlage ist darauf zu achten, dass sich mehrjährige Pflanzen über mehrere Jahre ungestört entwickeln können. Einjährige Kräuter werden an wechselnden Orten zwischen die mehrjährigen Pflanzen gesät und eignen sich zum Verwildern. Bei optimalen Wachstumsbedingungen ist selten mit Pflanzenkrankheiten oder Schädlingen zu rechnen. Treten Krankheiten auf, sollte ausschließlich biologischer Pflanzenschutz betrieben werden. Schädlinge werden soweit wie möglich toleriert oder abgesammelt.

Ernte
Um den täglichen Bedarf zu decken, können frische Kräuter während der gesamten Vegetationsperiode geerntet werden. Dabei ist zu beachten, dass immer nur wenig Blattmasse entfernt wird, um die Pflanzen nicht in ihrem Wachstum zu beeinträchtigen.

Für die Beschaffung von Wintervorräten werden Kräuter zu einem Zeitpunkt geerntet, an dem ihr Gehalt an Inhaltstoffen am höchsten ist. Blätter und Blüten werden dazu möglichst jung und im voll entfalteten Zustand geerntet. Oberirdische Pflanzenteile werden zu Beginn der Blütezeit und Früchte werden im vollreifen Zustand gesammelt. Wurzeln können das ganze Jahr über ausgegraben werden, Rinden werden meist im Frühjahr von jungen Zweigen geschält.

Bitte ernten Sie nur saubere Pflanzenteile, Kräuter dürfen vor dem Trocknen nicht gewaschen werden.

Trocknen und Aufbewahren von Kräutern
Kräuter werden durch das Trocknen haltbar gemacht. Der Großteil der Inhaltsstoffe bleibt erhalten, wenn die Pflanzen schnell und schonend in schattigen, 30–35 °C warmen, luftigen Räumen, zum Beispiel Dachböden, getrocknet werden. Pflanzen, die keine ätherischen Öle enthalten, vertragen beim Trocknen auch höhere Temperaturen.

Vollständig getrocknete Pflanzenteile (Drogen) werden in saubere, luftdichte, lichtundurchlässige Gefäße gepackt und können so über einen längeren Zeitraum aufbewahrt werden. Da Kräuter mit der Zeit ihr Aroma verlieren, ist es sinnvoll, die Vorräte jährlich zu erneuern.

Wurzeln werden im Herbst ausgegraben und in dunklen kühlen Räumen in feuchtem Sand eingelagert. So bleiben ihre Wirkstoffe über lange Zeit vollständig erhalten.

Zur Verwendung von Heilkräutern

Bei der Anwendung von Heilkräutern zu therapeutischen Zwecken spielt die richtige Zubereitung eine sehr große Rolle.

Ein **Teeaufguss** kann aus frischen oder getrockneten Pflanzenteilen bereitet werden. Die Mengenangaben fast aller Teerezepte beziehen sich, sofern nicht anders vermerkt, auf getrocknete Pflanzenteile. Werden stattdessen frische Pflanzen verwendet, so ist die vorgeschriebene Menge in der Regel zu verdoppeln. Die Wirksamkeit des Tees hängt stark von der Qualität der verwendeten Drogen ab. Die Kräuter werden in eine saubere Teekanne gegeben und mit kochendem Wasser überbrüht. Der Aufguss wird umgerührt, abgedeckt und nach 10 Minuten abgesiebt. Ein Teeaufguss kann warm getrunken oder für Umschläge auch äußerlich angewendet werden.

Durch **Abkochung** werden heilkräftige Substanzen aus harten Pflanzenteilen wie Wurzeln, Rinden, Nüssen oder Beeren herausgelöst. Die vorgeschriebene Menge der fein zerkleinerten Pflanzenteile wird in ein Gefäß aus Glas oder Ton gegeben und mit kaltem Wasser aufgegossen. Anschließend wird das Kochgefäß abgedeckt und die Flüssigkeit zum Sieden gebracht. Nach etwa 15 Minuten wird der heiße Tee abgesiebt und kann wie ein Teeaufguss verwendet werden.

Einreibungen sind meist alkoholische Zubereitungen und werden bei Rheuma oder Sportverletzungen verwendet. Dazu werden die schmerzenden Stellen zweimal täglich mit Flüssigkeit benetzt, die dann mit der Hand in die Haut eingerieben wird.

Salben werden zur Wundbehandlung, zu Einreibungen und zur Hautpflege verwendet.

Tinkturen, in der Regel alkoholische Pflanzenauszüge, werden verdünnt innerlich oder auch äußerlich für Spülungen und Umschläge verwendet.

Kräuterbäder haben gesundheitsfördernde Wirkung, weil die heilkräftigen Substanzen auch über die Haut aufgenommen werden. Sofern nicht anders beschrieben, werden für ein Vollbad 600 ml des Teeaufgusses oder der Abkochung als Zusatz in das warme Badewasser gegeben.

Alternativ kann dem Badewasser auch das durch Wasserdampfdestillation gewonnene ätherische Öl zugesetzt werden. Dabei reichen für einen erwachsenen Menschen 5 bis 10 Tropfen pro Vollbad aus.

Die **Kompresse** wird äußerlich angewendet und beschleunigt so effektiv den Heilungsprozess. Es handelt sich dabei um einen Umschlag mit einem sauberen Baumwoll- oder Leinentuch, das mit der heißen Flüssigkeit eines Teeaufgusses oder einer Abkochung getränkt wird. Dieser Umschlag wird so heiß wie möglich auf die betreffende Körperstelle gelegt. Sobald er abgekühlt ist, wird er durch eine neue Kompresse ersetzt. Anstelle des Aufgusses kann der Umschlag auch mit ätherischem Öl getränkt werden.

Dampfbäder oder Inhalationen sind sehr wirksam bei Schnupfen, Husten und verstopfter Nase. Dazu werden 5 bis 10 Tropfen des ätherischen Öls in eine Schüssel mit kochend heißem Wasser gegeben. Kopf und Gefäß werden mit einem Handtuch bedeckt und der heiße Dampf wird ein paar Minuten tief eingeatmet. Das Dampfbad soll täglich zwei- bis dreimal wiederholt werden. Anstelle des ätherischen Öls kann auch ein frischer heißer Teeaufguss für das Dampfbad verwendet werden.

Presssäfte werden immer aus frischen Pflanzenteilen hergestellt und ausschließlich frisch verwendet.

Wichtige Wirkstoffe der Drogen

Alkaloide Wir kennen heute aus dem Pflanzenreich über 20 000 Alkaloide. Alkaloide sind stickstoffhaltige Naturstoffe von großer Strukturvielfalt und haben meist eine ausgeprägte pharmakologische Wirkung, weshalb die meisten Alkaloid-Pflanzen Giftpflanzen sind.

Viele Alkaloide wie Atropin, Morphin, Kodein, Papaverin und Berberin sind wichtige Arzneistoffe, die unmittelbar medizinisch eingesetzt werden oder als „Leitstruktur" zur Synthese wirksamerer Arzneistoffe dienen.

Ätherische Öle sind leichtflüchtige, fettlösliche Stoffgemische mit charakteristischem Geruch. Therapeutisch eingesetzt werden Ätherisch-Öl-Drogen unter anderem als Antiseptika in der Mundhygiene (z. B. Salbei), als Hustenmittel (z. B. Anis), als Carminativa (z. B. Fenchel), als durchblutungsfördernde Einreibungen (z. B. Rosmarin), als Diuretika (z. B. Wacholder). Aufgrund des starken und charakteristischen Geruchs kommen viele ätherische Öle als Duftstoffe in der Kosmetik- und Parfümherstellung sowie als aromatische Gewürze zum Einsatz.

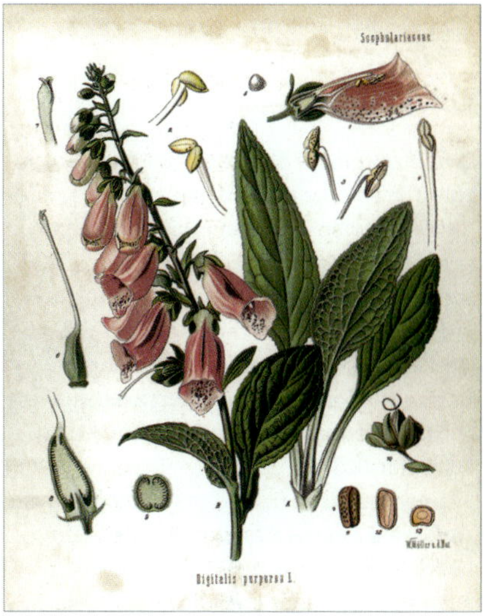

Bitterstoffe sind bitter schmeckende Verbindungen pflanzlichen Ursprungs, die keine weiteren pharmakologischen Wirkungen haben. Bitterstoffe regen reflektorisch die Speichel-, Magensaft- und Gallensekretion an. Sie sind Bestandteil von Kräuterlikören und Magenbitter.

Zu den **Cumarinen** gehören viele unterschiedlich wirkende Stoffe. Beispiele sind das für den typischen Geruch von Waldmeister oder Steinklee verantwortliche Cumarin, welches erst beim Welken und Trocknen des Pflanzenmaterials aus einer geruchlosen Vorstufe entsteht. Furanocumarine, die in vielen Doldenblütlern vorkommen, besitzen photosensibilisierende Eigenschaften, das heißt sie verursachen unter Sonneneinwirkung entzündliche Rötungen auf der Haut („Wiesendermatitis"). Bekanntestes Beispiel ist die Herkulesstaude. Sie verursacht bei Berührung stark schmerzende Ekzeme.

Flavonoide umfassen eine allgemein im Pflanzenreich verbreitete, vielfältige Stoffgruppe mit mehr als 5000 bekannten Strukturen. Ihr Name lässt bereits erkennen, dass zu ihnen gelbe Farbstoffe (lat. flavus: gelb) gehören. Genauso vielfältig wie ihre Strukturen sind die beschriebenen Wirkungen: entzündungshemmend (z. B. Arnika), herzstärkend (z. B. Crataegus), krampflösend (z. B. Kamille, Süßholz), leberschützend (z. B. Mariendistel), harntreibend (z. B. Birke, Goldrute).

Gerbstoffdrogen sind organische Naturstoffe, mit deren Hilfe man aus Tierhäuten Leder herstellen kann. Gerbstoffe wirken adstringierend (zusammenziehend), sie „gerben" Haut und Schleimhaut und wirken damit sekretionshemmend. Gerbstoffe wirken wegen ihres phenolischen Charakters zudem antiseptisch.

Herzwirksame Glykoside (Herzglykoside) kommen in Pflanzen sehr verschiedener systematischer Zugehörigkeit vor. Es gibt zwei Grundtypen: die Cardenolide und die Bufadienolide. Herzwirksame Glykoside steigern die Leistung des Herzmuskels und werden vor allem bei Herzschwäche eingesetzt. Herzglykoside sind stark wirksam, Überdosierungen können zu Vergiftungen führen. Alle Pflanzen mit Herzglykosiden als Inhaltsstoff sind deshalb giftig!

Kohlenhydrate – Fette Öle gehören zu unseren wichtigsten Nährstoffen. Kohlenhydratliefernde Kulturpflanzen wie die Getreidearten und Kartoffeln sind uns aus der Landwirtschaft ebenso bekannt wie etwa Raps, Sonnenblumen, Soja und Erdnuss, aus deren Samen oder Früchten durch Auspressen fettes Öl gewonnen wird. Zu den Kohlenhydraten gehören auch die Schleimstoffe, die wir in Schleimdrogen wie Malven, Leinsamen und Flohsamen finden.

Saponine Zu den charakteristischen Eigenschaften der Saponine gehört, dass sie in Wasser Schaum bilden. Sie verhalten sich wie Seifen (lat. Sapo: Seife). Pflanzen mit Saponinen, die im Verdauungstrakt resorbiert werden, sind hochgiftig, da viele Saponine hämolytisch wirksam sind (z. B. Alpenveilchen, Kornrade). Saponine wirken haut- und schleimhautreizend und oft pilzhemmend. Saponindrogen werden zumeist als Expektorantien, Diuretika und Spasmolytika eingesetzt. Die besonderen Wirkungen von Ginseng, Rosskastanie und Süßholz sind ebenfalls auf Saponine zurückzuführen.

Scharfstoffe sind Verbindungen, die die Thermo- und Schmerzrezeptoren der Haut erregen, wie Paprika, Senf, Pfeffer und Meerrettich. Pharmazeutische Anwendung finden sie in Salben und Pflastern bei rheumatischen Beschwerden und bei Verstauchungen. Sie wirken durch Hautreizung durchblutungsfördernd.

Vitamine, Mineralien, Spurenelemente zählen zu den so genannten essentiellen Nährstoffen. Der Organismus benötigt sie, um Gerüstsubstanzen und Zellstrukturen aufzubauen. Sie liefern Bausteine für körpereigene Enzyme und Hormone, sie aktivieren Organfunktionen und beeinflussen den Wasserhaushalt.

Erläuterung der Symbole

Die Pflanze ist für den Menschen nicht giftig.

Die Pflanze ist für den Menschen giftig.

Die Pflanze bevorzugt einen sonnigen Standort.

Die Pflanze bevorzugt einen schattigen Standort.

Die Pflanze bevorzugt einen halbschattigen Standort.

Die Pflanze bevorzugt einen sonnigen bis halbschattigen Standort.

Die Pflanze bevorzugt einen halbschattigen bis schattigen Standort.

Die Pflanze bevorzugt einen sonnigen bis schattigen Standort.

I. Die Pflanze blüht vorwiegend im Frühjahr.

II. Die Pflanze blüht vorwiegend im Sommer.

III. Die Pflanze blüht vorwiegend im Herbst.

Baum.

Strauch.

Mehrjährige, krautige Pflanze.

Einjährige Pflanze.

Zweijährige Pflanze.

Kletterpflanze.

Sukkulente Pflanze.

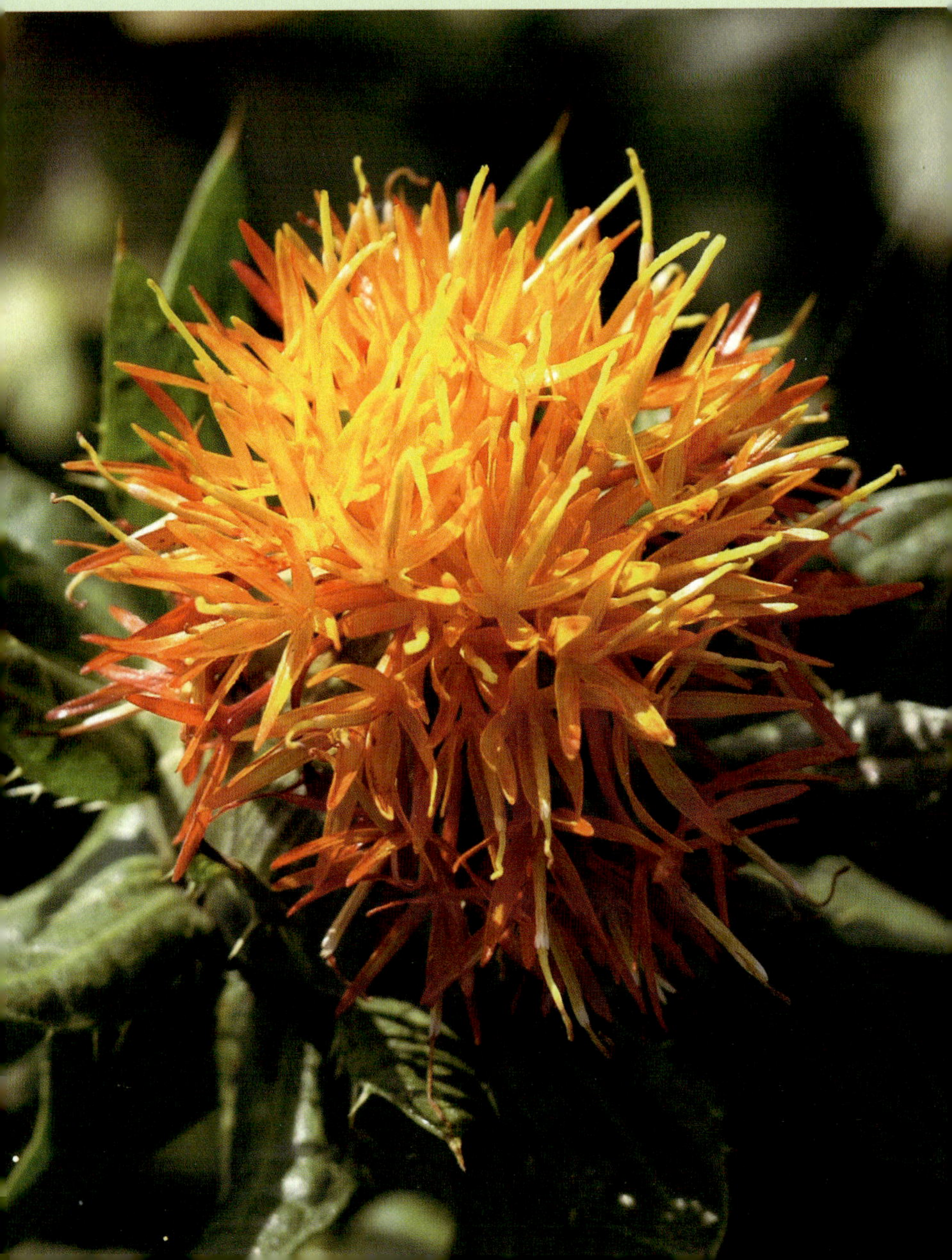

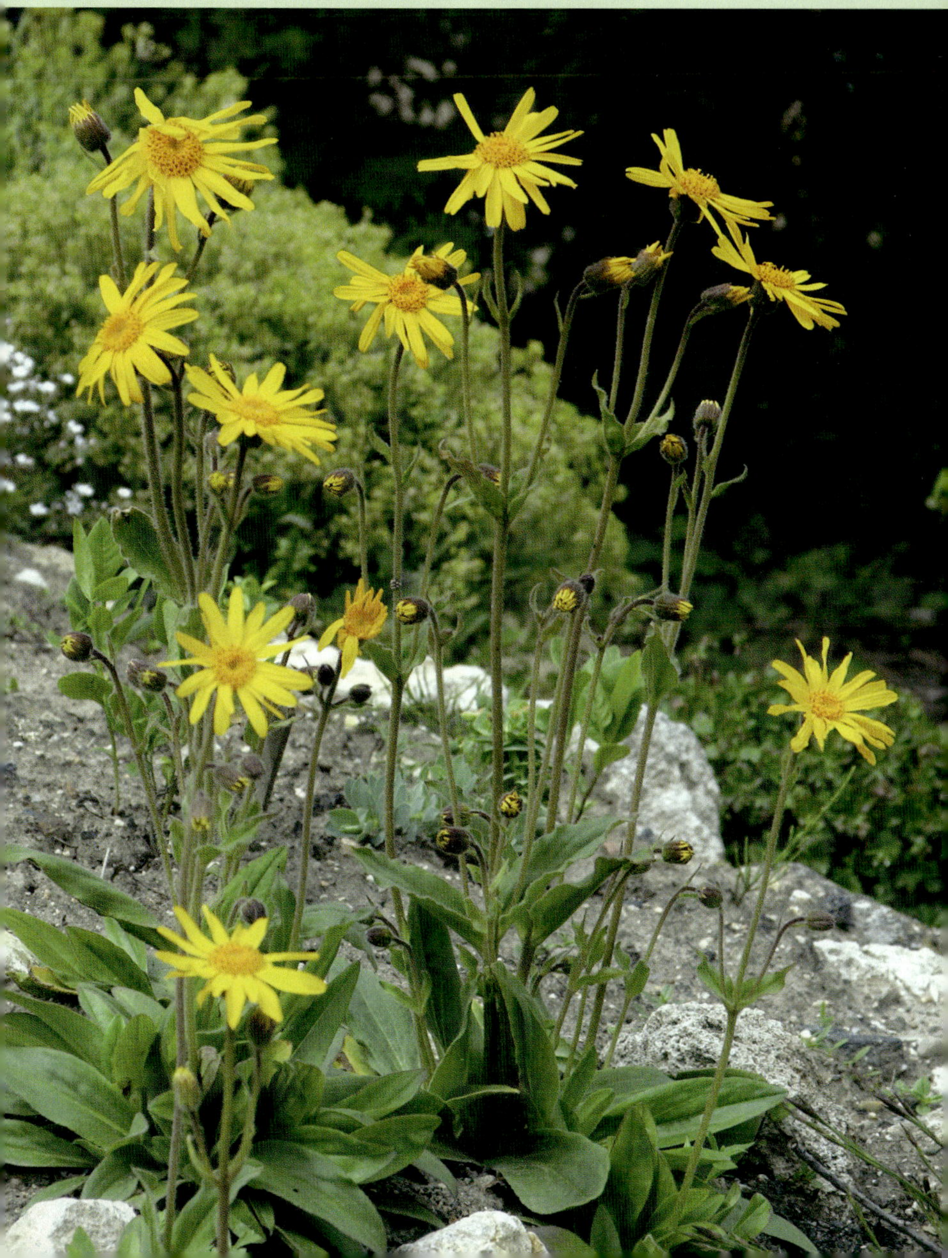

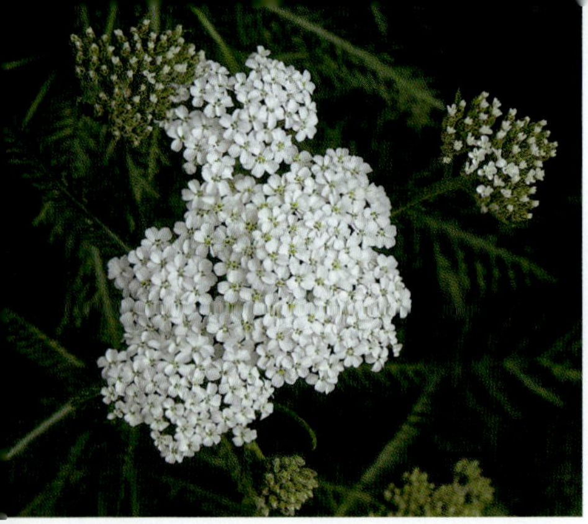

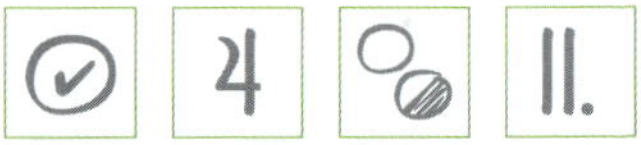

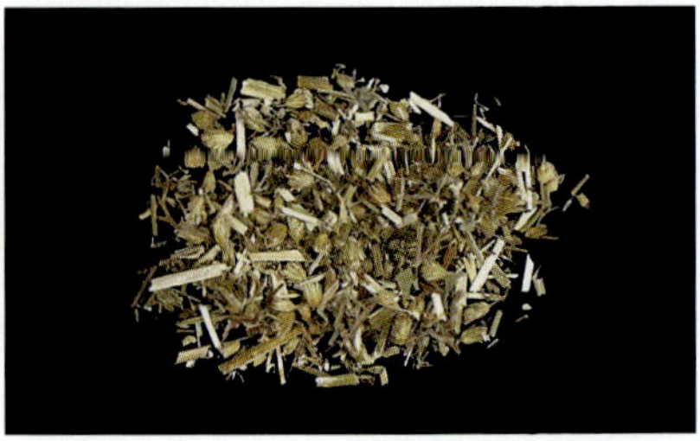

Achillea millefolium

Gewöhnliche Schafgarbe,
Gemeine Schafgarbe

Verbreitung: Europa; Kaukasusländer; Amerika; Mittelasien; Himalaja.
Blatt: Grün gefärbt; lineal lanzettlich; Blattspitzen spitz.
Blüte: Kleine Blütenkörbchen, weiß, teilweise auch rosa, in flachen Doldenrispen stehend; VI–IX.
Frucht: Achänen, länglich-keilförmig, papierartig dünn.
Wuchs: Staude; 0,3–0,5 m hoch.
Standort: Sonniger bis absonniger Standort; trockene bis frische, schwach saure bis schwach alkalische Böden mit normalem bis hohem Nährstoffgehalt.
Drogen: Schafgarbenkraut – *Millefolii herba*. Verwendet werden zur Blütezeit gesammelte und getrocknete oberirdische Pflanzenteile.
Inhaltsstoffe: Schafgarbenkraut enthält ätherisches Öl. Die Zusammensetzung des Öls ist von der Herkunft der Pflanze und dem Erntezeitpunkt des Krauts abhängig. Die Droge enthält auch Flavonoide, Cumarine, Gerbstoffe und Salicylsäurederivate.
Wirkungen: Schafgarbenkraut wirkt anregend auf die Sekretion der Verdauungsdrüsen und hat auch krampflösende und entzündungshemmende Eigenschaften.
Verwendungen: Schafgarbenkraut wird als Tee oder Bestandteil von Teemischungen bei leichten krampfartigen Magen-Darm-Galle-Störungen, bei Magenkatarrhen, zur Appetitanregung oder bei Menstruationsbeschwerden verwendet. Äußerlich wird Schafgarbenkraut als Bad zur Wundheilung und bei entzündlichen Hauterkrankungen angewendet. Als Tinktur oder Extrakt ist Schafgarbe Bestandteil von Fertigpräparaten.
Homöopathie: Das Homöopathikum *Millefolium* wird aus dem frischen blühenden Kraut hergestellt. Anwendungsgebiete sind u. a. Krampfschmerz, Krampfaderleiden und Hautveränderungen.
Allgemeines: Schafgarbe ist als Gewürz fetter Speisen regional verbreitet.

Schafgarbe ist eine in der Volksmedizin besonders beliebte Heilpflanze. Bereits Dioskurides beschreibt die Schafgarbe als „Tausendblättriges Soldatenkraut“. Wegen ihrer blutstillenden Wirkung wurde die Pflanze bei Kriegern und Soldaten zur Wundheilung eingesetzt.

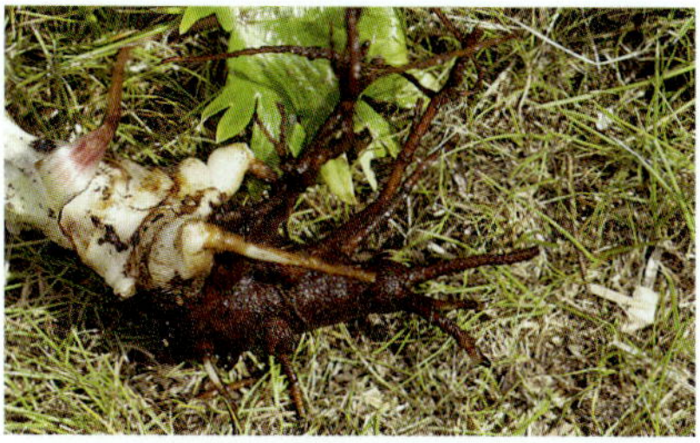

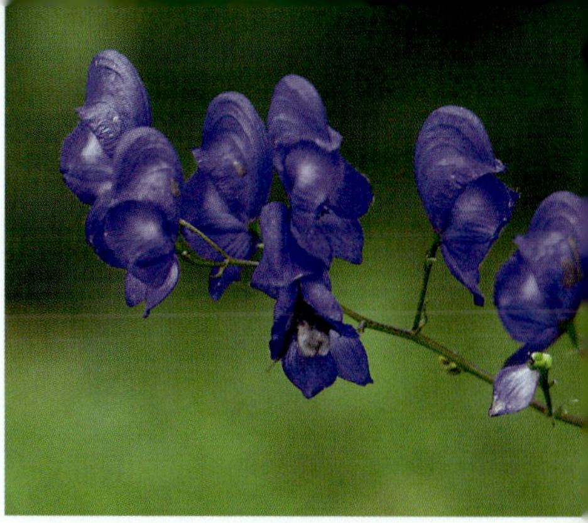

Aconitum napellus

Blauer Eisenhut, Echter Eisenhut

Verbreitung: Europa.
Blatt: Dunkelgrün gefärbt; 5- bis 7-teilig; Blattspitzen spitz.
Blüte: Helmförmige Einzelblüten, dunkelblau, in Trauben stehend; VII–VIII.
Frucht: Aufspringende Balgfrüchte.
Wuchs: Staude; 1,0–2,0 m hoch.
Standort: Absonniger bis halbschattiger Standort; frische bis sehr feuchte, schwach saure bis schwach alkalische Böden mit hohem bis sehr hohem Nährstoffgehalt.
Drogen: Eisenhutknollen – *Aconiti tuber*. Aufgrund hoher Risiken werden die Droge und ihre Zubereitungen heute praktisch nicht mehr verwendet. *Aconitum* (HAB). Das Homöopathikum *Aconitum* wird aus der frischen blühenden Pflanze bereitet. Verwendet werden oberirdische Pflanzenteile und Wurzelknollen.
Inhaltsstoffe: Eisenhutknollen enthalten Aconitin und andere Alkaloide.
Wirkungen: Wegen der sehr starken Giftigkeit der Eisenhutknollen kann heute keine therapeutische Anwendung mehr empfohlen werden.
Homöopathie: Homöopathische Anwendungsgebiete sind fieberhafte Erkältungskrankheiten, Neuralgien, Ischias und Herzstörungen.
Vergiftungserscheinungen: Die gesamte Pflanze ist sehr stark giftig (besonders Wurzeln und Samen). Es hat zuerst erregende, später lähmende Wirkung auf sensible und motorische Nerven; bereits 2–5 mg (!) oral aufgenommen können durch Atemlähmung und Herzstillstand zum Tod führen. Aconitin wird auch über die unverletzte Haut aufgenommen.
Warnungen: Vorsicht beim Umgang mit der Pflanze! Eisenhut ist eine der giftigsten bei uns vorkommenden Pflanzen.

> Eisenhut war bereits im Altertum als Giftpflanze bekannt und wurde genutzt um Schwerter und Pfeilspitzen zu vergiften.

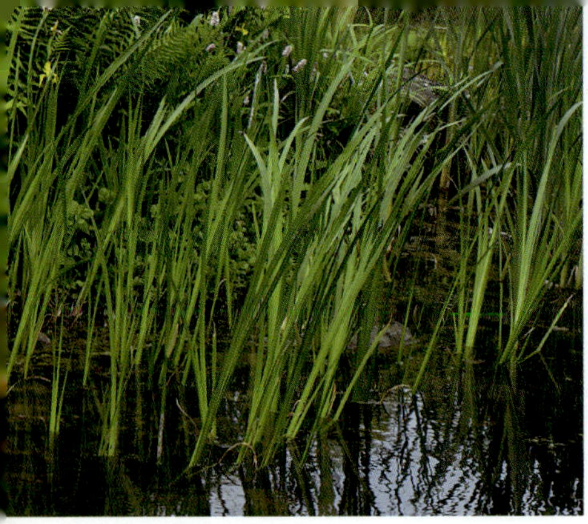

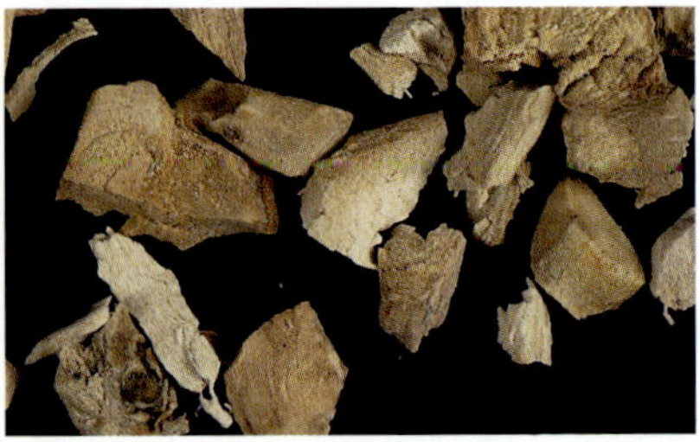

Acorus calamus

Kalmus

Verbreitung: Europa; Amerika; Himalaja; Asien; Indien.
Blatt: Frischgrün gefärbt; schwertförmig; Blattspitzen zugespitzt.
Blüte: Kolben mit laubblattartigem Hochblatt, gelblich grün; VI–VII.
Frucht: Bildet in Mitteleuropa keine Früchte.
Wuchs: Staude; 0,6–1,0 m hoch.
Standort: Sonniger bis halbschattiger Standort; an Teich- und Flußufern bis 10 cm Wassertiefe oder im nassen Uferbereich.
Drogen: Kalmus – *Calami rhizoma* (DAB). Verwendet werden getrocknete Wurzelstöcke. *Acorus calamus, Calamus aromaticus* (HAB).
Inhaltsstoffe: Kalmus enthält ätherisches Öl, Gerbstoffe, u. a.
Wirkungen: Kalmus wirkt appetitanregend und blähungstreibend.
Verwendungen: Kalmus wird als Tee, in Teemischungen, als Extrakt und als Tinktur bei Appetitmangel und bei Verdauungsbeschwerden verwendet. Äußerlich wird Kalmus in hautreizenden Bädern bei Erschöpfungszuständen und als Gurgelwasser bei Zahnfleischentzündungen angewendet.
Vergiftungserscheinungen: Giftige Pflanzenteile: Rhizom (mittel giftig). Das Rhizom enthält möglicherweise krebserzeugende Substanzen.
Allgemeines: Das ätherische Öl des Kalmus ist häufig in Kräuterschnäpsen enthalten.
Warnungen: Vom Dauergebrauch des Kalmus wird abgeraten.

Kalmus war in Indien, China und Persien schon lange vor unserer Zeitrechnung als hervorragendes Magenmittel bekannt. P. A. Matthiolus (ca. 1560 n. Chr.) führte die Pflanze in Europa ein. Die Volksmedizin verwendet Kalmus seit dieser Zeit als Mittel gegen Verdauungsstörungen.

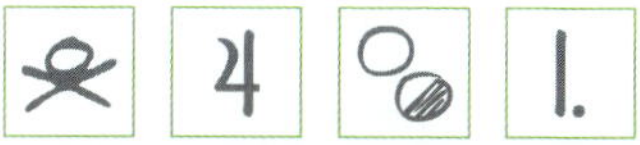

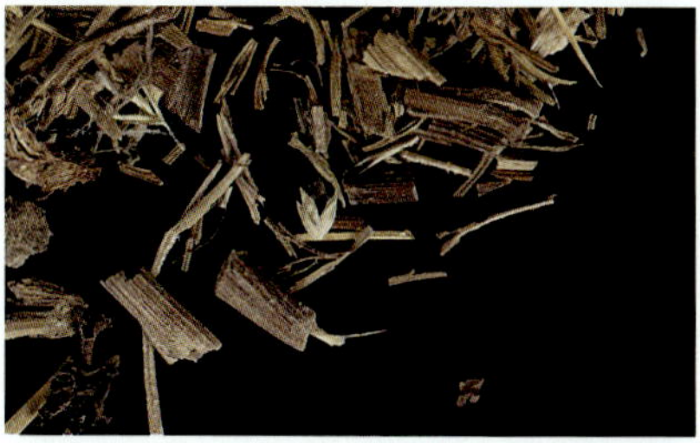

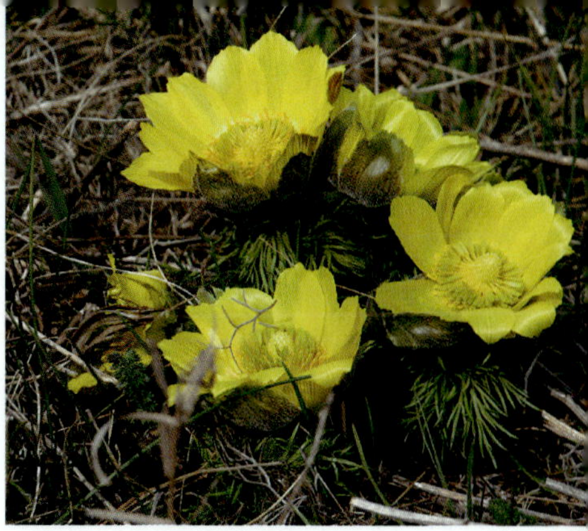

Adonis vernalis

Frühlings-Adonisröschen

Verbreitung: Europa; Kaukasusländer; Russland.
Blatt: Grün gefärbt; linealisch; Blattspitzen zugespitzt.
Blüte: Schalenförmige Blüten, goldgelb; IV–V.
Frucht: Kugelig abgeflachte bis verkehrt eiförmige Nüsschen.
Wuchs: Staude; 0,15–0,25 m hoch.
Standort: Sonniger bis absonniger Standort; trockene, neutrale bis alkalische Böden mit sehr geringem bis geringem Nährstoffgehalt.
Drogen: Adoniskraut – *Adonidis herba* (DAB). Verwendet werden aus Wildbeständen zur Blütezeit gesammelte und getrocknete oberirdische Pflanzenteile. *Adonis vernalis* (HAB).
Inhaltsstoffe: Adoniskraut enthält herzwirksame Glykoside, Flavonoide. Da die Pflanzen aus Wildbeständen stammen und einzelne Pflanzenteile unterschiedliche Konzentrationen an Inhaltstoffen aufweisen, ist der Wirkwert der Droge nicht konstant.
Wirkungen: Adoniskraut ist herzwirksam. Seine Wirkung ähnelt der des Roten Fingerhutes; sie ist aber schwächer und weniger anhaltend.
Verwendungen: Adoniskraut wurde als Extrakt oder Tinktur in Kombinationspräparaten zur Behandlung von leichter Herzschwäche sowie von funktionellen Herzbeschwerden mit nervösen Begleiterscheinungen angewendet. Heute werden die Inhaltsstoffe nur noch als Reinsubstanzen verwendet.
Homöopathie: Homöopathische Anwendungsgebiete sind Herzrhythmusstörungen auf nervöser Grundlage und die Kreislaufunterstützung bei Infektionskrankheiten.
Vergiftungserscheinungen: Die gesamte Pflanze ist stark giftig. Die Vergiftungserscheinungen ähneln in abgeschwächter Form denen der Digitalisvergiftung: Übelkeit, Erbrechen, Lähmungen, Krämpfe, Sehstörungen und Herzstillstand.

> Früher wurde Adonis als Mittel gegen Wassersucht, Gicht und Nierensteine verwendet. Die Herzwirkung wurde erst Ende des 19. Jahrhunderts entdeckt.

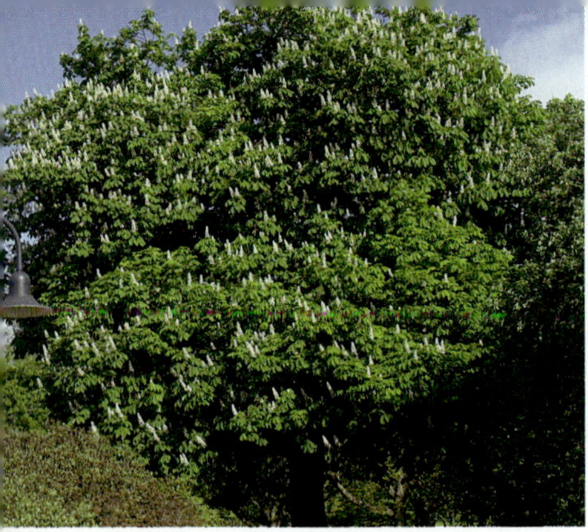

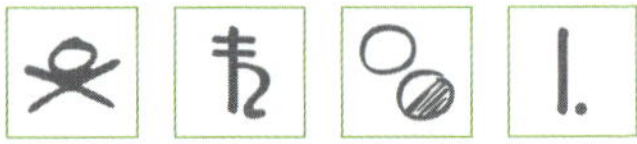

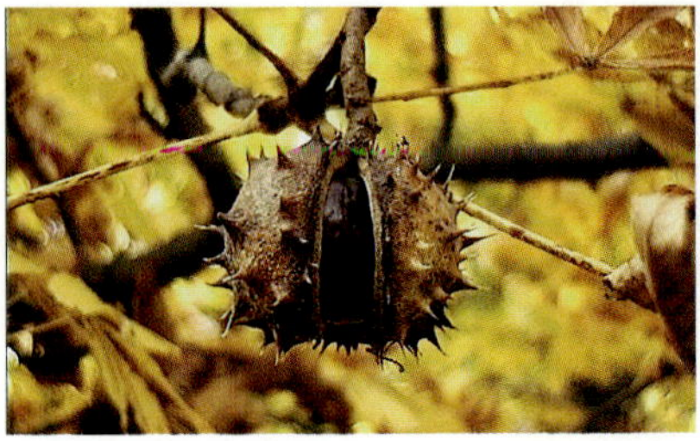

Aesculus hippocastanum
Gewöhnliche Rosskastanie

Verbreitung: Balkanhalbinsel; Himalaja; Iran.
Blatt: Oberseite dunkelgrün, Unterseite hellgrün gefärbt; gefingert mit 5–7 Blättchen; Blattspitzen zugespitzt.
Blüte: 5-zählige Einzelblüten, weiß mit gelbem, später rotem Saftmal, Staubblätter gebogen, über die Blütenkrone hinausragend, in aufrechten Rispen stehend; einhäusig; IV–V.
Frucht: Rundliche, stachelige Kapseln, grün, später braun, aufspringend, mit 1–2 großen braunen Nüssen.
Wuchs: Gehölz; 20–30 m hoch; Durchmesser 15–20 m.
Standort: Sonniger bis absonniger Standort; frische bis feuchte, schwach saure bis alkalische Böden mit normalem bis hohem Nährstoffgehalt.
Drogen: Rosskastaniensamen – *Hippocastani semen* (DAB). Im Herbst werden reife Früchte gesammelt und ungeschält getrocknet. *Aesculus hippocastanum, Aesculus* (HAB). Neben frischen geschälten Früchten werden auch Blätter, Blüten und Rinden verwendet.
Inhaltsstoffe: Rosskastaniensamen enthalten Aesculus-Saponine (Aescin), Gerbstoffe, Flavonoide.
Wirkungen: Kastanienpräparate wirken ödemausschwemmend und entzündungshemmend. Aus der Rinde wird das UV-B absorbierende Aesculin gewonnen.
Verwendungen: Die Droge oder Drogenauszüge (niemals der Tee) werden in zahlreichen Präparaten gegen Beschwerden bei chronischer Venenschwäche (Schwellungen in den Beinen, Krampfadern, Hämorrhoiden) verwendet. Sie sind häufig Bestandteil von Präparaten gegen Durchblutungsstörungen, Muskelprellungen und Frostschäden.
Homöopathie: Homöopathische Anwendungsgebiete sind trockene Katarrhe im Nasen- und Rachenraum, Hämorrhoiden und Unterschenkelgeschwüre.
Vergiftungserscheinungen: Giftige Pflanzenteile: Samen und Frucht (schwach giftig). Bei Vergiftungen kommt es zu Erbrechen, Durchfall, Unruhe, Sehstörungen und Bewusstseinsstörungen.
Allgemeines: Aesculin wird in Sonnenschutzmitteln verwendet.

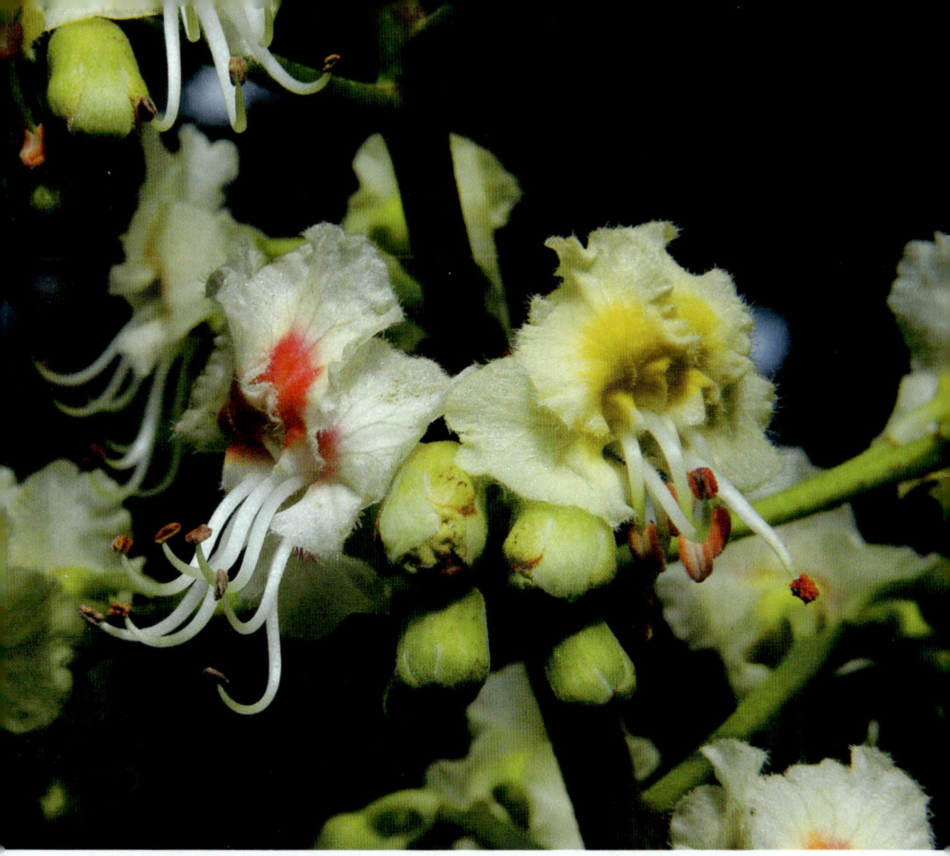

Die Gemeine Rosskastanie gelangte in der zweiten Hälfte des 16. Jahrhunderts aus dem nördlichen Griechenland zu uns. Sie ist heute eine unserer schönsten, bekanntesten und beliebtesten Stadt- und Alleebaumarten. Der Baum beeindruckt uns mit seinen großen Knospen, gefingerten Blätter, einem wahren Blütenmeer und mit großen glänzenden Samen.
Die Kastanien haben von Anfang an verschiedenartige Verwendungen gefunden: Ein alter Aberglaube besagt es soll genügen immer drei Kastanien in der Tasche zu tragen, um sich vor rheumatischen Krankheiten und Gicht zu schützen.
Die alten Griechen wussten, dass Einreibungen mit einer Weinbrand-Essenz aus Kastanienblüten die Manneskraft stärkt. Kastanien werden heute sowohl als Stärkelieferant, als Mastfutter und zur Wildfütterung verwendet. Ihre eigentliche Heilkraft ist erst seit 1896 bekannt.

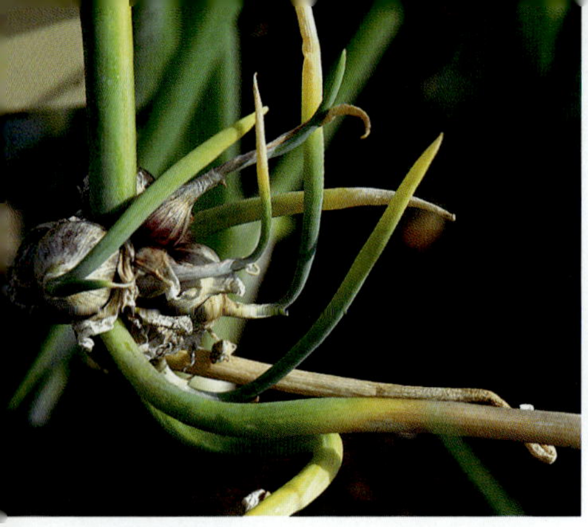

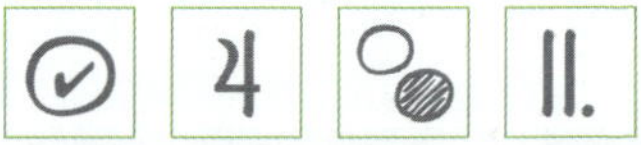

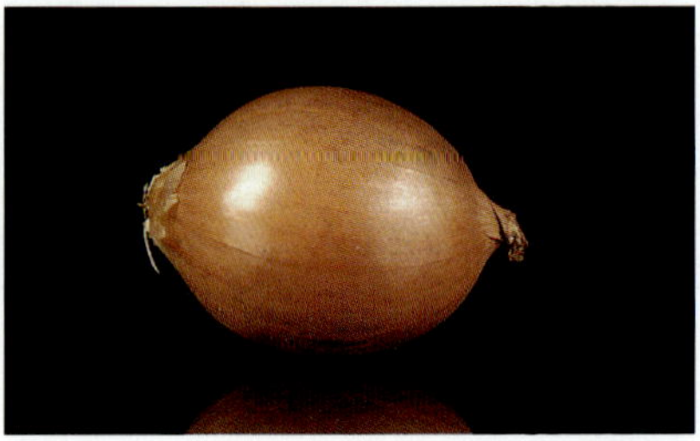

Allium cepa

Küchen-Zwiebel, Sommer-Zwiebel

Verbreitung: Gartenherkunft.
Blatt: Blaugrau gefärbt; röhrig; Blattspitzen zugespitzt.
Blüte: Einzelblüten cremeweiß, in rundlichen Trugdolden stehend; VI–VIII.
Frucht: Kapseln.
Wuchs: Zwiebel; 0,6–1,2 m hoch.
Standort: Sonniger Standort; frische, schwach saure bis schwach alkalische Böden mit normalem Nährstoffgehalt.
Drogen: Küchenzwiebel – *Allii cepae bulbus. Allium cepa, Cepa* (HAB). Verwendet werden frische Zwiebelknollen.
Inhaltsstoffe: Die Zwiebel enthält organische Schwefelverbindungen wie Alliin, Allicin, Polysulfide, Propanthialoxid (verantwortlich für das Augentränen), Flavonoide (in der Zwiebelschale), Glutamylpeptide.
Wirkungen: Für die Zwiebel wurden antibakterielle, den Blutdruck und die Blutfettwerte senkende, blutverflüssigende und neuerdings auch antiasthmatische Eigenschaften nachgewiesen.
Verwendungen: Ausschließlich in der Volksheilkunde.
Homöopathie: Homöpathische Zubereitungen werden bei Fließschnupfen, bei Entzündungen der Atemwege, bei Blähungen, bei Ohren- und Nervenschmerzen angewendet.
Allgemeines: In der Küche ist die Zwiebel als gesundes und wohlschmeckendes Gewürz bekannt.

Die Zwiebel wird in der Volksheilkunde vielseitig verwendet. Sie gilt als vorbeugendes Mittel gegen altersbedingte Gefäßkrankheiten. Zwiebelsirup ist als wirkungsvolles Mittel gegen Husten und Erkältungskrankheiten bekannt. Die frische Zwiebel gilt als verdauungsfördernd und unterdrückt entzündliche Reaktionen nach Insektenstichen.

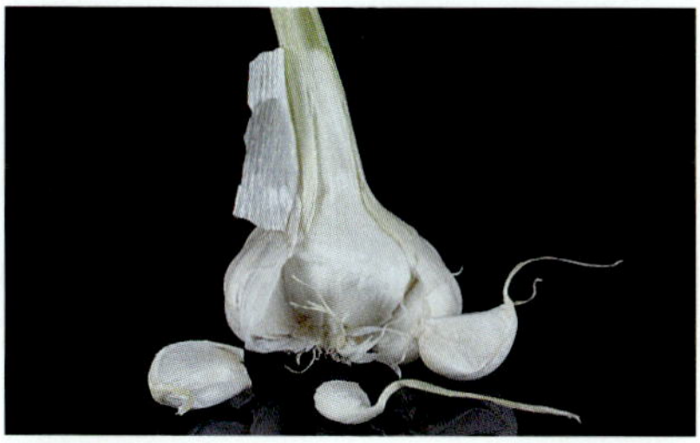

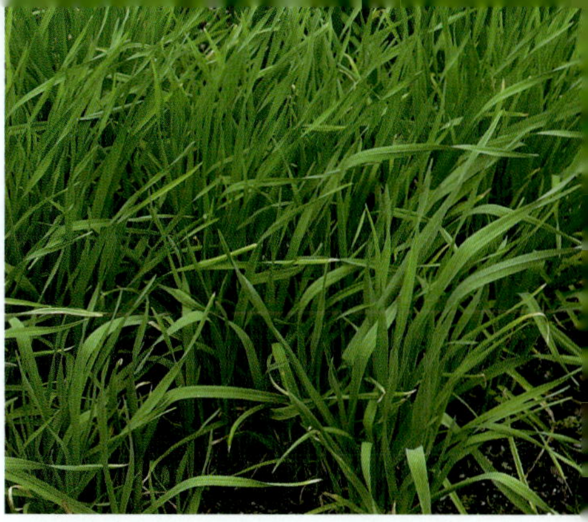

Allium sativum

Knoblauch

Verbreitung: Gartenherkunft.
Blatt: Grün gefärbt; lineal lanzettlich; Blattspitzen zugespitzt.
Blüte: Sternförmige Einzelblüten, weiß bis rötlich, in halbkugeligen Dolden stehend, Dolden mit Brutzwiebeln; V–VI.
Frucht: Kapseln.
Wuchs: Zwiebel; 0,3–0,6 m hoch.
Standort: Sonniger Standort; frische, schwach saure bis schwach alkalische Böden mit normalem bis hohem Nährstoffgehalt.
Drogen: Knoblauchknolle – *Allii sativi bulbi*. Verwendet werden reife, nicht getrocknete Knoblauchknollen. *Allium sativum* (HAB).
Inhaltsstoffe: Knoblauchknollen enthalten organische Schwefelverbindungen wie z. B. Alliin. Beim Zerkleinern entstehen Lauchöle wie Allicin, das durch die Einwirkung von Sauerstoff wiederum zu unangenehm riechenden Diallylsulfiden abgebaut wird.
Wirkungen: Nachgewiesen sind antibakterielle, antimykotische und lipidsenkende Wirkungen. Außerdem wirkt Knoblauch gefäßerweiternd, blutverflüssigend und blähungstreibend.
Verwendungen: Frische Sprosszwiebeln werden zur Herstellung von standardisierten Extrakten und als Bestandteil von Fertigpräparaten genutzt. Knoblauch ist wirksam bei Blähungen, bei chronischen Darminfektionen und bei Erkrankungen der Atemwege. Knoblauchkapseln werden zur Vorbeugung von altersbedingten Gefäßveränderungen, zur unterstützenden Behandlung von Bluthochdruck und bei erhöhten Blutfettwerten angewendet.
Homöopathie: Homöopathische Anwendungsgebiete sind Entzündungen der unteren Luftwege, Verdauungsstörungen und rheumatische Beschwerden.
Allgemeines: Frische Sprosszwiebeln werden als Gewürz genutzt.
Warnungen: Knoblauch verursacht Reizungen an Haut und Schleimhäuten.

Seit 5000 Jahren wird der Knoblauch arzneilich genutzt. Es ist bekannt, dass Ägypter, Phönizier, Römer, Griechen und Germanen den Knoblauch als Gewürz und auch als Heilmittel schätzten. Die Volksheilkunde nutzt Knoblauch bei Erkrankungen der Atemwege und bei Verdauungsstörungen.

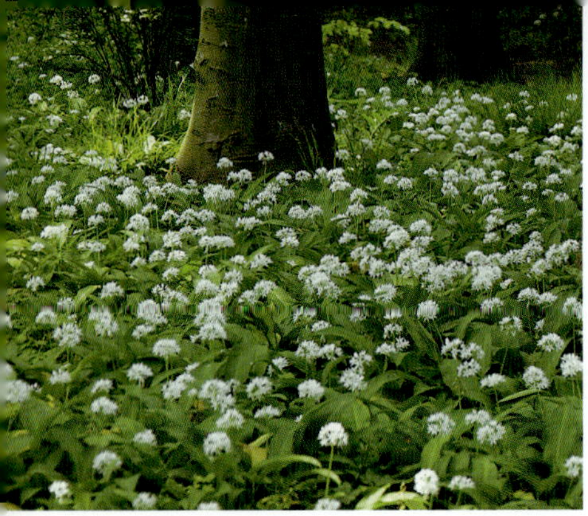

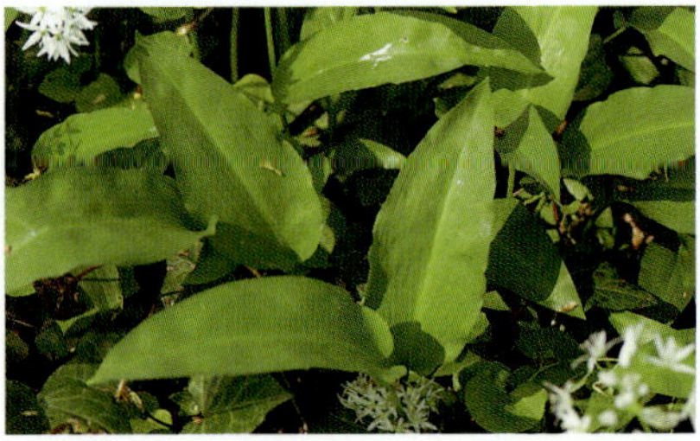

Allium ursinum

Bärlauch, Wald-Knoblauch

Verbreitung: Europa; Kaukasusländer.
Blatt: Grün bis hellgrün gefärbt; lanzettlich; Blattspitzen lang zugespitzt.
Blüte: Sternförmige Einzelblüten, weiß, in Dolden stehend, keine Brutzwiebeln bildend; V–V.
Frucht: 3-fächrige Kapseln mit schwarzen Samen.
Wuchs: Zwiebel; 0,2–0,3 m hoch.
Standort: Halbschattiger bis schattiger Standort; frische bis feuchte, schwach saure bis schwach alkalische Böden mit hohem bis sehr hohem Nährstoffgehalt.
Drogen: Bärlauchkraut – *Alii ursini herba*. Bärlauchzwiebel – *Alii ursini bulbus*. Das Kraut wird im April und Mai gesammelt, die Zwiebeln werden im Herbst ausgegraben. Bärlauch verliert beim Trocknen seine Wirkung, er muss daher frisch verwendet werden.
Inhaltsstoffe: Bärlauch enthält genau wie Knoblauch organische Schwefelverbindungen, allerdings in anderer Zusammensetzung.
Wirkungen: siehe Allium sativum (S. 19).
Verwendungen: Die Schulmedizin nutzt den Bärlauch wenig.
Homöopathie: Die Homöopathie nutzt Bärlauch bei Verdauungsschwäche.
Allgemeines: Das Bärlauchkraut wird häufig zum Würzen von Suppen und Salaten verwendet.
Gefahren: Vorsicht beim Sammeln der Blätter: Verwechslungsgefahr mit den giftigen Blättern von Maiglöckchen und den stark giftigen Blättern der Herbstzeitlosen!
Ein hilfreiches Erkennungsmerkmal kann der beim Zerreiben der Blätter freigesetzte Knoblauchgeruch sein.

Die Volksheilkunde nutzt Bärlauch genau wie den Knoblauch bei Verdauungsstörungen, gegen Bluthochdruck und vorbeugend gegen altersbedingte Gefäßerkrankungen. Seine Wirkung tritt ohne den oft lästigen Knoblauchgeruch ein.

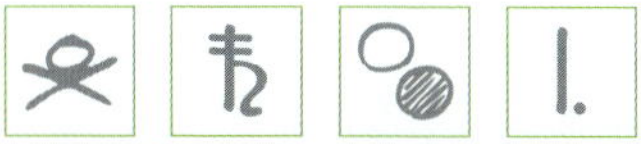

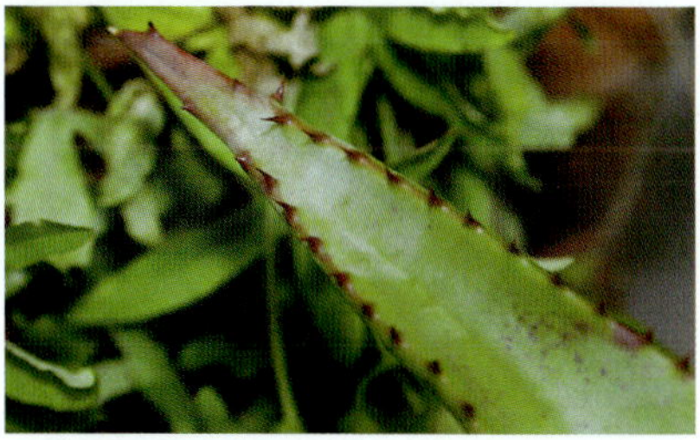

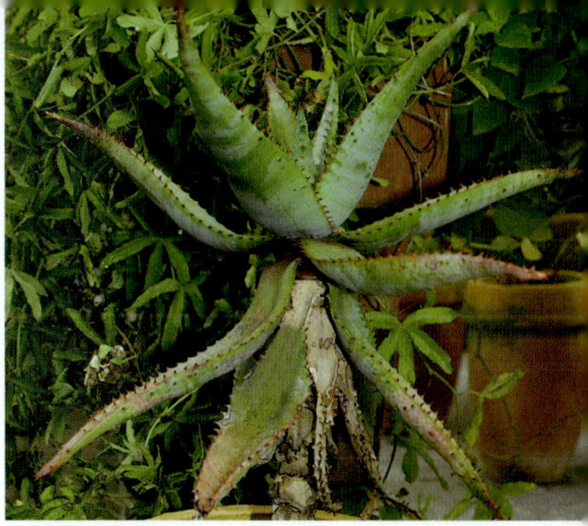

Aloe ferox

Kap-Aloe

Verbreitung: Südafrika.
Blatt: Grün gefärbt; lanzettlich; Blattspitzen stachelspitzig.
Blüte: Schmal röhrenförmige Einzelblüten, blassrot, in aufrechten Trauben stehend; VI–IX.
Frucht: Kapseln.
Wuchs: Staude; am Naturstandort 2,0–3,0 m hoch.
Standort: Sonniger Standort; Topfpflanzensubstrat mit Sandzusatz (mit einem pH-Wert zwischen 6,0 und 7,0).
Drogen: Kap-Aloe. Es handelt sich um den durch Erhitzen eingedickten Saft der von August bis Oktober geernteten Blätter.
Inhaltsstoffe: Kap-Aloe enthält Aloin, Harze und Bitterstoffe.
Wirkungen: Kap-Aloe wirkt stark abführend und fördert die Gallensekretion.
Verwendungen: Kap-Aloe ist Bestandteil vieler Abführmittel und spielt auch eine Rolle als bitteres Magenmittel. Die Tinktur hilft äußerlich angewendet bei schlecht heilenden Wunden und bei Verbrennungen.
Homöopathie: Die Homöopthie verwendet Aloe bei Schwäche der Verdauungsorgane, bei schlecht heilenden Wunden und bei Verbrennungen.
Vergiftungserscheinungen: Die gesamte Pflanze ist mittel giftig. Aloine haben stark abführende Wirkung, es kann zu Darmblutungen und im Extremfall zu Uterusblutungen kommen. Bei der Herstellung der Droge ist Kontaktdermatitis beobachtet worden.
Gefahren: Der Missbrauch von Abführmitteln mit Aloe ruft erhebliche Nebenwirkungen hervor.

Die Verwendung der Aloe ferox als Arzneipflanze ist schon sehr alt. Im Altertum gehörte Aloe zu den drei heiligen Räucherstoffen und wurde bei religiösen Handlungen verbrannt.

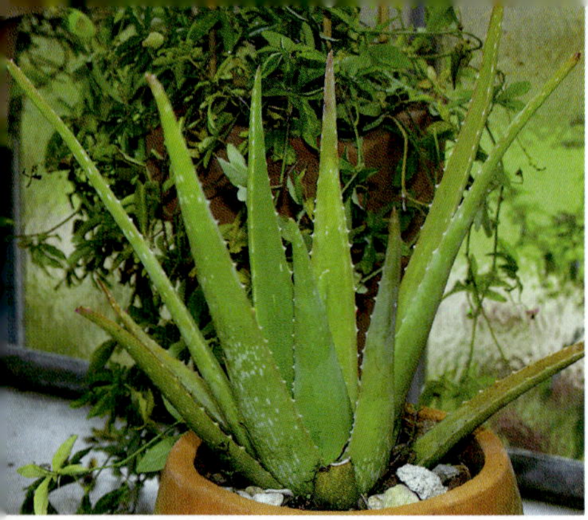

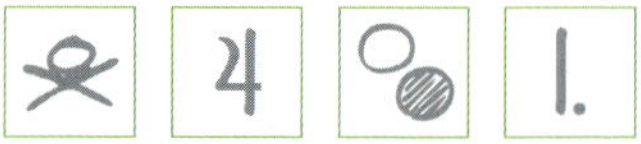

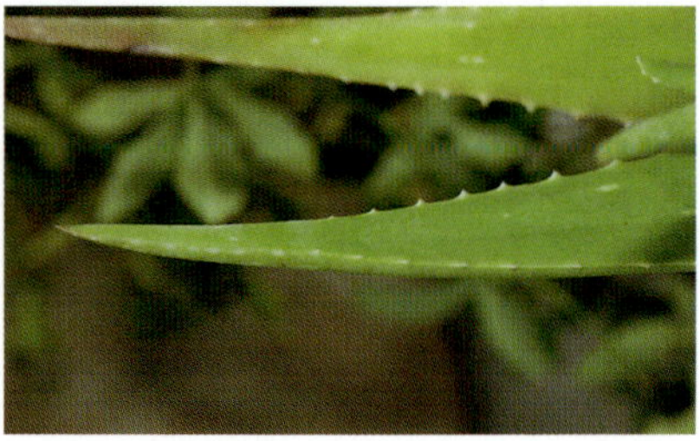

Aloe vera

Barbados-Aloe, Echte Aloe

Verbreitung: Indien; Arabien; Südafrika; Tropen.
Blatt: Grün gefärbt; lanzettlich; Blattspitzen stachelspitzig.
Blüte: Röhrenförmige Einzelblüten, goldgelb, grün gestreift, in aufrechten Trauben stehend.
Wuchs: Halbstrauch/Staude; am Naturstandort 2,0–3,0 m hoch.
Standort: Sonniger Standort; Topfpflanzensubstrat mit Sandzusatz (mit einem pH-Wert zwischen 6,0 und 7,0).
Drogen: Barbados-Aloe. Es handelt sich um den durch Erhitzen eingedickten Saft der von August bis Oktober geernteten Blätter.
Inhaltsstoffe: Barbados-Aloe enthält Aloin, Harze und Bitterstoffe.
Wirkungen: Barbados-Aloe wirkt stark abführend und fördert die Gallensekretion.
Verwendungen: Barbados-Aloe ist Bestandteil vieler Abführmittel und spielt auch eine Rolle als bitteres Magenmittel. Die Tinktur hilft äußerlich angewendet bei schlecht heilenden Wunden und bei Verbrennungen.
Homöopathie: Die Homöopthie verwendet Aloe bei Schwäche der Verdauungsorgane, bei schlecht heilenden Wunden und bei Verbrennungen.
Vergiftungserscheinungen: Die gesamte Pflanze ist mittel giftig. Aloine haben stark abführende Wirkung, es kann zu Darmblutungen und im Extremfall zu Uterusblutungen kommen. Bei der Herstellung der Droge ist Kontaktdermatitis beobachtet worden.
Allgemeines: Der nicht eingedickte Saft der Blätter wird in der Kosmetik verwendet.
Gefahren: Der Missbrauch von Abführmitteln mit Aloe ruft erhebliche Nebenwirkungen hervor.

Bereits die alten Ägypter entdeckten die Heilkraft der Aloe und verwendeten das Gel ihrer Blätter zur Behandlung von Verbrennungen und Wunden. Die berühmten Ärzte der Antike lobten Aloe als besonders wirksames Abführmittel. Die Klosterheilkunde setzte die Pflanze schon früh als Mittel gegen Magen- und Darmbeschwerden ein. Seit dem Mittelalter gehört die Aloe zum festen Arzneimittelschatz.

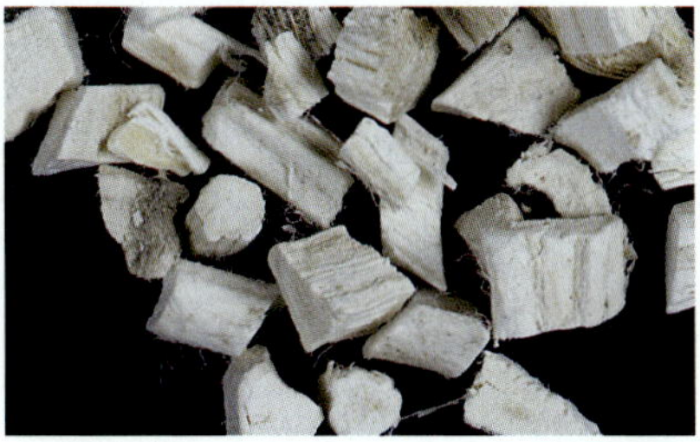

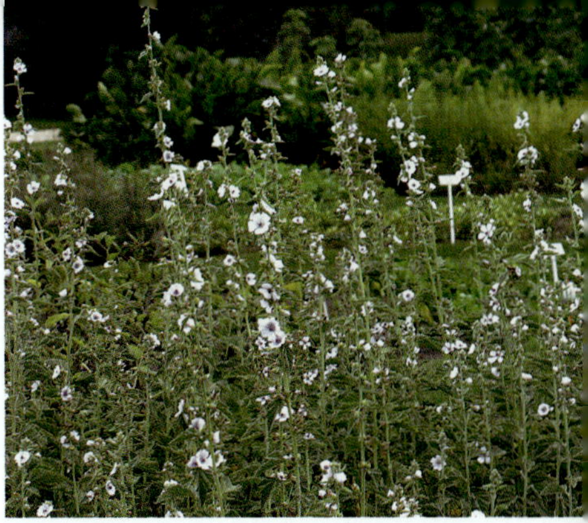

Althaea officinalis

Echter Eibisch

Verbreitung: Europa; Kaukasusländer; Mittelasien; Türkei; Algerien.
Blatt: Graugrün gefärbt; 3–5 lappig; Blattspitzen spitz.
Blüte: Breit trichterförmige Einzelblüten, helllila bis blassrosa, in Büscheln in den Blattachseln stehend; VII–IX.
Frucht: Kapseln, in flache Teilfrüchte zerfallend.
Wuchs: Staude; 1,5–2,0 m hoch.
Standort: Sonniger bis halbschattiger Standort; frische bis sehr feuchte, schwach saure bis alkalische Böden mit geringem bis normalem Nährstoffgehalt.
Drogen: Eibischwurzel – *Althaeae radix*. Eibischblätter – *Althaeae folium* (DAC). Verwendet werden im Herbst geerntete und getrocknete Wurzelzweige oder Nebenwurzeln, seltener die Blätter und Blüten, der zweijährigen Pflanze. *Althaea officinalis, Althaea* (HAB).
Inhaltsstoffe: Eibisch enthält 10–20 % Schleimstoffe und 30 % Stärke.
Wirkungen: Eibisch hat entzündungs- und reizmildernde Wirkung auf die Schleimhäute.
Verwendungen: Die Eibischwurzel wird als Bestandteil von Teemischungen oder als Sirup bei trockenem Reizhusten sowie bei entzündlichen Schleimhautreizungen in Mund, Rachen und Magen angewendet. Eibisch ist häufig Bestandteil von Gurgelwasser.
Allgemeines: Eibischschleim wird als Seifenzusatz in der Kosmetikindustrie verwendet.

Die Wirkung des Eibischs ist seit der Antike bekannt. Die Pflanze wurde auch in den mittelalterlichen Klostergärten kultiviert und seit dieser Zeit wie oben beschrieben verwendet.

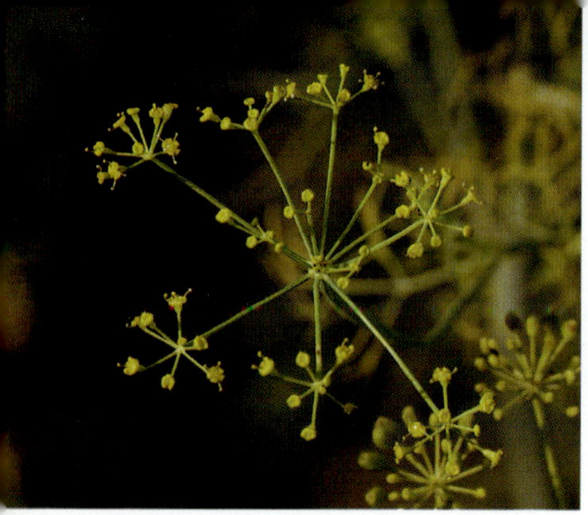

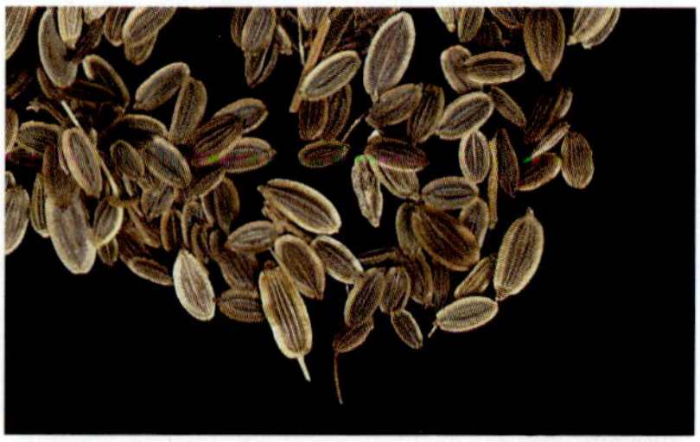

Anethum graveolens

Dill

Verbreitung: Europa; Indien.
Blatt: Grün gefärbt; 3 bis 4fach gefiedert.
Blüte: Kleine, grünlich gelbe Einzelblüten, in gewölbten Doppeldolden stehend; VII–IX.
Frucht: Flach ovale Spaltfrüchte, breit geflügelt, bräunlich.
Wuchs: Einjährig; 0,8–1,0 m hoch.
Standort: Sonniger Standort; trockene bis frische, schwach saure bis neutrale Böden mit normalem Nährstoffgehalt.
Drogen: Dillfrüchte – *Anethi fructus*. Verwendet werden reife Früchte. *Anethum graveolens* (HAB). Verwendet werden ganze, frische, blühende Pflanzen.
Inhaltsstoffe: Dill enthält ätherisches Öl, Furanocumarine und Hydroxycumarine.
Wirkungen: Dillfrüchte haben leicht verdauungsfördernde, blähungstreibende und krampflösende Eigenschaften.
Homöopathie: Homöopathisch wird Anethum graveolens bei Bluthochdruck angewendet.
Allgemeines: Frisches Kraut und unreife Samen sind ein beliebtes Gewürz.

Die Urheimat des Dill ist Persien. Schon die Ägypter nutzten ihn als Heilpflanze gegen Kopfschmerzen. In Deutschland wurde die Pflanze erstmals im Klosterplan von St. Gallen erwähnt und wird seither auch als Gewürz sehr geschätzt. Die Volksmedizin verwendet Dillfrüchte bei Verdauungsstörungen und Appetitlosigkeit.

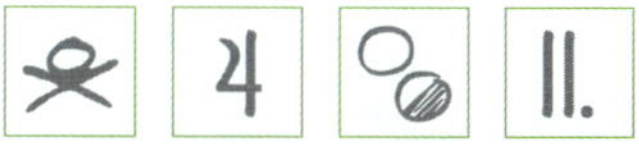

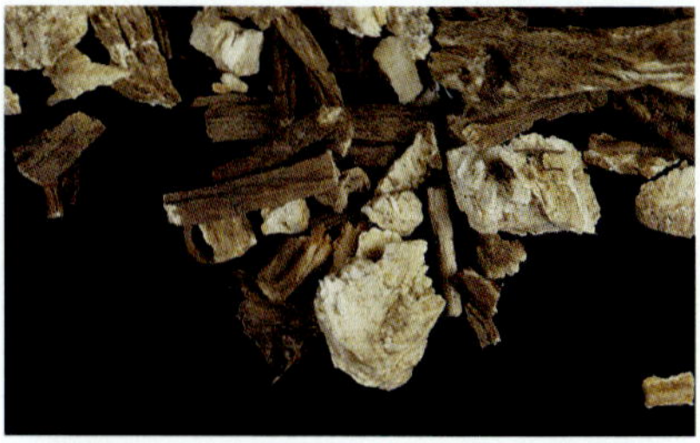

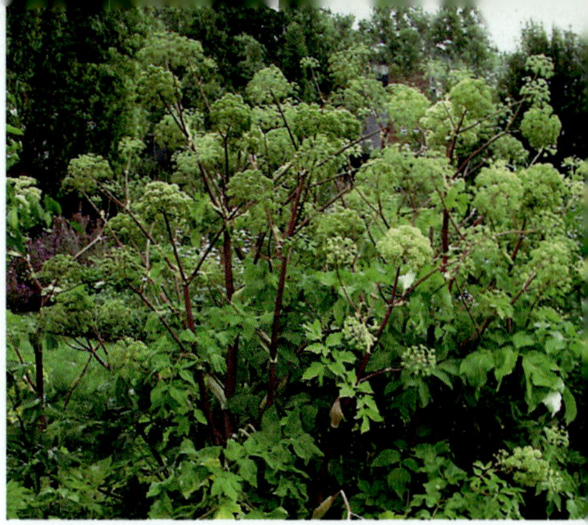

Angelica archangelica

Echte Engelwurz

Verbreitung: Osteuropa; Kaukasusländer; Russland.
Blatt: Grün gefärbt; 2 bis 3fach gefiedert, handförmig gelappt; Blattspitzen spitz.
Blüte: Grünliche Einzelblüten, in halbkugeligen Dolden stehend; VI–VII.
Frucht: Breit elliptische, flache Spaltfrüchte.
Wuchs: Staude; 1,0–2,5 m hoch; am Naturstandort 1,0–2,0 m hoch.
Standort: Sonniger bis absonniger Standort; frische bis feuchte, schwach saure bis schwach alkalische Böden mit hohem bis sehr hohem Nährstoffgehalt.
Drogen: Angelicawurzel – *Angelicae radix*. Verwendet werden im September von zweijährigen Pflanzen geerntete und getrocknete Wurzelstöcke mit Nebenwurzeln. *Angelica archangelica, ethanol. Decoctum* (HAB).
Inhaltsstoffe: Angelicawurzeln enthalten neben ätherischem Öl auch Bitterstoffe, Gerbstoffe, Harze, Cumarine und Furanocumarine.
Wirkungen: Die Wirkung von Angelicawurzeln ist auf die in ihr enthaltenen ätherischen Öle und Bitterstoffe zurückzuführen. Sie gilt als appetitanregendes und verdauungsförderndes Magenmittel mit desinfizierenden Eigenschaften.
Verwendungen: Angelicawurzeln gelten als appetitanregender, blähungstreibender und krampflösender Bestandteil von Teemischungen gegen Magen- und Darmstörungen. Der Extrakt ist Bestandteil von Kombinationspräparaten zur Behandlung von Magen-Darm-Störungen und Gallenkrankheiten. Das ätherische Öl zeigt Wirkung in Kreislaufbädern und in Einreibemitteln gegen rheumatische Beschwerden.
Vergiftungserscheinungen: Die gesamte Pflanze ist schwach giftig. Phototoxische Substanzen können auf der Haut Dermatitis erzeugen.
Allgemeines: Die Angelicawurzel wird als Gewürz verwendet und von der Likörindustrie zu Bitterschnäpsen verarbeitet.
Gefahren: Die Pflanze muss sehr sorgfältig bestimmt werden, die Wurzel kann leicht mit der des stark giftigen Wasserschierlings verwechselt werden.

> In Mitteleuropa fand Engelwurz als Heilpflanze erst seit dem 14. Jahrhundert große Verbreitung.

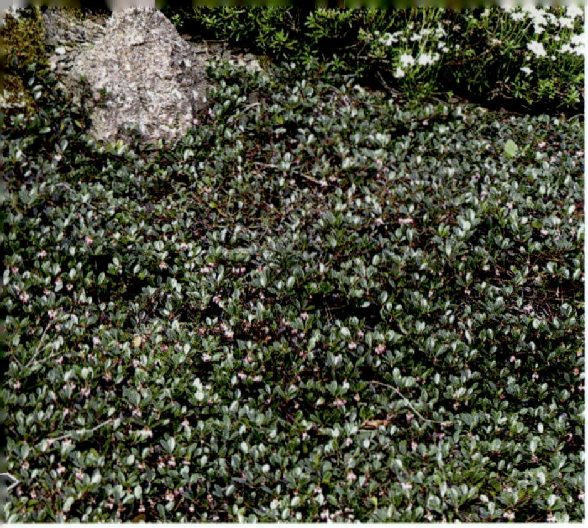

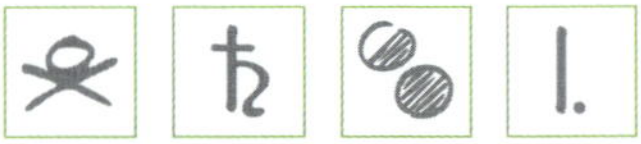

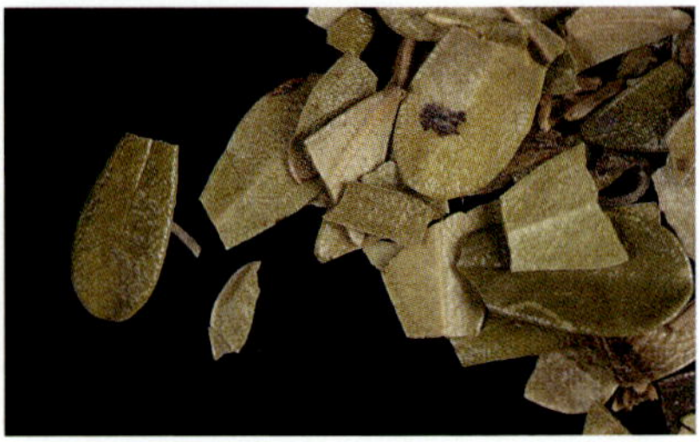

Arctostaphylos uva-ursi

Rotfrüchtige Bärentraube,
Immergrüne Bärentraube

Verbreitung: Europa; Amerika.
Blatt: Dunkelgrün gefärbt; verkehrt eiförmig; Blattspitzen abgerundet.
Blüte: Krugförmige Einzelblüten, weiß, in kurzen Trauben stehend; IV–V.
Frucht: Beerenartige Steinfrüchte, erbsengroß, rot glänzend.
Wuchs: Halbstrauch; 0,3–0,4 m hoch.
Standort: Absonniger bis licht schattiger Standort; frische bis feuchte, saure bis neutrale Böden mit geringem bis hohem Nährstoffgehalt.
Drogen: Bärentraubenblätter – *Uvae ursi folium*. Verwendet werden von wild wachsenden Pflanzen gesammelte und getrocknete Laubblätter. *Arctostaphylos uva-ursi, Uva ursi* (HAB).
Inhaltsstoffe: Bärentraubenblätter enthalten Arbutin, Methylarbutin (5–11 %), Gerbstoffe und Flavonoide.
Wirkungen: Bärentraubenblätter wirken wegen des enthaltenen Hydrochinons antibakteriell.
Verwendungen: Bärentraubenblättertee (Kaltauszug) wird bei leicht entzündlichen Erkrankungen der Harnwege angewendet. Bärentraubenblätter sind häufig Bestandteil von Blasen- und Nierentees. Der Extrakt ist Bestandteil verschiedener Kombinationspräparate.
Homöopathie: Homöopathische Zubereitungen werden bei Erkrankungen der Harnwege angewendet.
Vergiftungserscheinungen: Giftige Pflanzenteile: Laub (schwach giftig). Bei Überdosierung können Magenreizungen und Erbrechen ausgelöst werden.
Gefahren: Wegen der großen Gerbstoffmenge kann eine Überdosierung zu Magenunverträglichkeiten führen. Bei längerem Gebrauch besteht die Gefahr von Hydrochinonvergiftungen.

Bärentraubenblätter wurden in England bereits im 13. Jahrhundert verwendet. Bei uns setzte sich die Anwendung der Pflanze erst im 18. Jahrhundert durch.

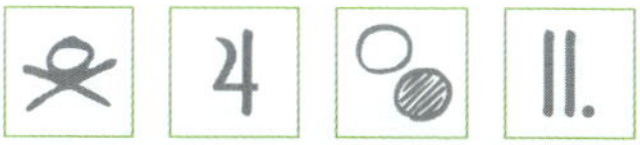

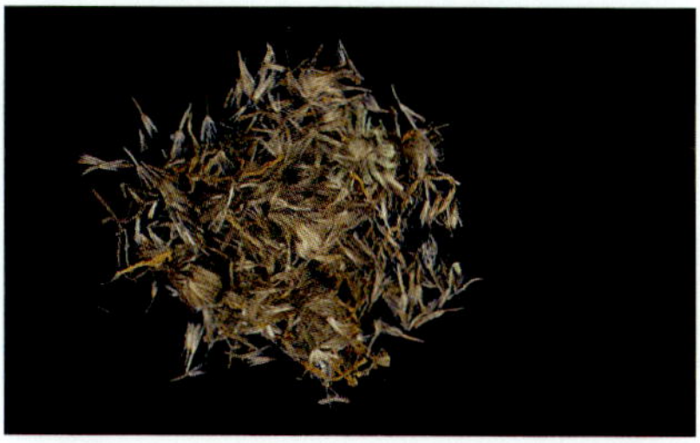

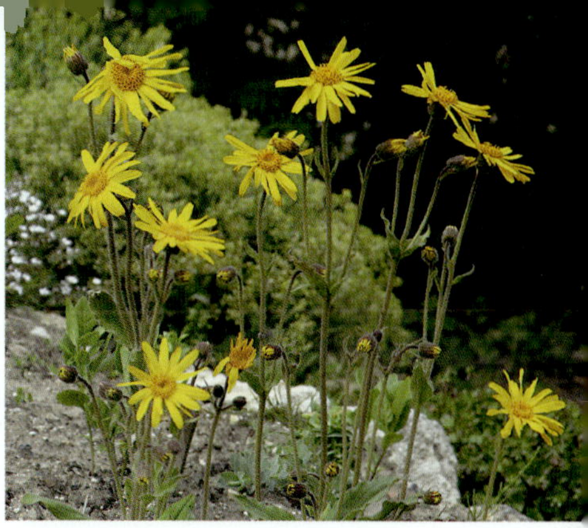

Arnica montana

Echte Arnika, Berg-Arnika

Verbreitung: Europa.
Blatt: Grün gefärbt; lanzettlich-verkehrt lanzettlich; Blattspitzen abgerundet.
Blüte: Körbchenartiger Blütenstand mit randständigen Zungenblüten, gold- bis orangegelb mit dunklerer Mitte; VI–VII.
Frucht: Stäbchenförmige Achänen.
Wuchs: Staude; 0,3–0,5 m hoch.
Standort: Sonniger Standort; frische, saure bis schwach saure Böden mit sehr geringem bis geringem Nährstoffgehalt.
Drogen: Arnikablüten – *Arnicae flos*. Verwendet werden im Sommer geerntete und getrocknete Blüten. *Arnica montana, Arnica* (HAB). Verwendet werden getrocknete unterirdische Pflanzenteile. Das äußerlich anzuwendende *Arnika extern* wird aus dem frischen, blühenden Kraut bereitet. Da *Arnica montana* durch Schutzbestimmungen nicht ausreichend zur Verfügung steht, wird zur Drogengewinnung auch *Arnica chamissonis* subsp. *foliosa* verwendet.
Inhaltsstoffe: Arnikablüten enthalten Sesquiterpenlactone, ätherisches Öl, Flavonoide und Cumarine.
Wirkungen: Arnikablüten wirken desinfizierend, entzündungshemmend, schmerzlindernd und blutdrucksenkend.
Verwendungen: Arnika wird als standardisierter Extrakt zu Fertigpräparaten (Salben, Tinkturen) verarbeitet und äußerlich als Wundheilmittel, bei Prellungen, Verstauchungen und Quetschungen, bei Blutergüssen und bei rheumatischen Muskel- und Gelenkbeschwerden angewendet. Außerdem wird Arnika zum Pinseln und zum Gurgeln bei Mund- und Zahnfleischerkrankungen verwendet.
Homöopathie: *Arnica* gilt als das wichtigste homöopathische Wundheilmittel.
Vergiftungserscheinungen: Die gesamte Pflanze ist sehr schwach giftig. Durch die äußerliche Anwendung unverdünnter Tinkturen treten häufig Hautentzündungen und Blasen auf.
Warnungen: Arnika sollte wegen der giftigen Nebenwirkungen innerlich nicht angewendet werden.

Arnika galt als magisches Kraut und sollte vor Blitzschlag und dem bösen Treiben von Hexen schützen. Außerdem wurde sie als Niespulver und als Rauchtabak genutzt. Erst seit dem 18. Jahrhundert wurde Arnika als Heilpflanze verwendet.

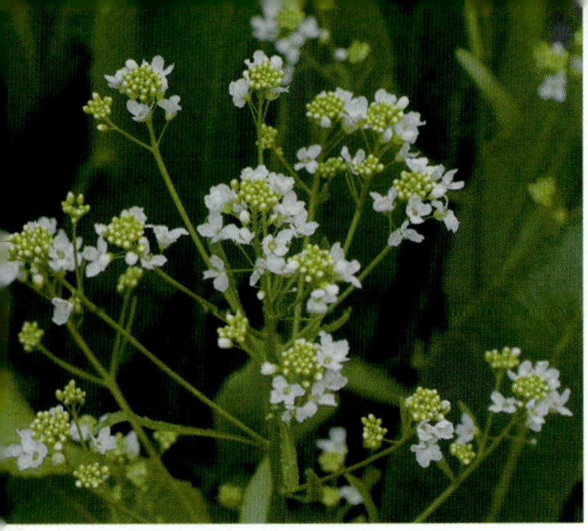

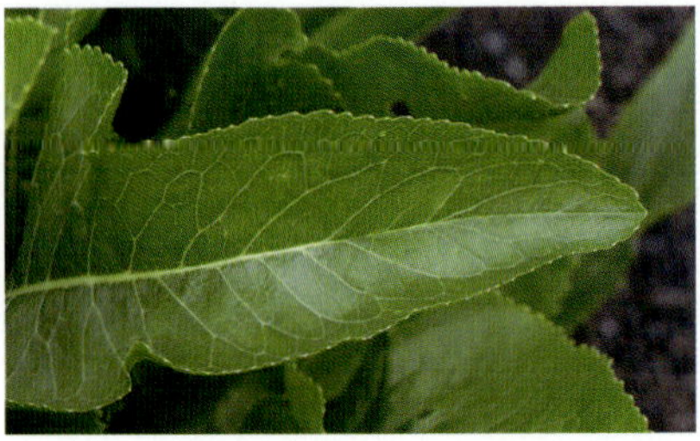

Armoracia rusticana

Gewöhnlicher Meerrettich

Verbreitung: Europa; Kaukasusländer; Amerika.
Blatt: Grün gefärbt; linealisch-eiförmig; Blattspitzen lang zugespitzt.
Blüte: Kleine, kreuzförmige Einzelblüten; weiß; in Trauben stehend; V–VII.
Frucht: Ovale Schoten.
Wuchs: Staude; 1,0–1,2 m hoch.
Standort: Sonniger bis absonniger Standort; frische, schwach saure bis schwach alkalische Böden mit hohem bis sehr hohem Nährstoffgehalt.
Drogen: Meerrettichwurzel – *Armoraciae radix*. Verwendet werden im Frühjahr gesammelte frische Wurzeln. *Armoracia rusticana, Armoracia* (HAB).
Inhaltsstoffe: Meerrettich enthält Senföl.
Wirkungen: Meerrettich wirkt antibakteriell, harntreibend, durchblutungsfördernd und krampflösend.
Homöopathie: Homöpathische Anwendungsgebiete sind Entzündungen der Augen, der Atemwege und Krämpfe im Bauchraum.
Verwendungen: Meerrettich wird zur Herstellung standardisierter Senfölpräparate genutzt, die bei Infektionen der Atemwege und der ableitenden Harnwege wirksam sind. Äußerlich angewendet wirken Senföle durchblutungsfördernd und helfen bei leichten Muskelschmerzen und bei rheumatischen Beschwerden.
Allgemeines: Geriebener Meerrettich ist ein beliebtes Gewürz für Fleischgerichte.

> Meerrettich ist seit vielen Jahrhunderten als Heilpflanze bekannt. Volksmedizinisch wird Meerrettich bei Verdauungsstörungen, bei Husten, bei infizierten Wunden und Insektenstichen, bei Blasen- und Nierenleiden sowie bei Rheuma verwendet.

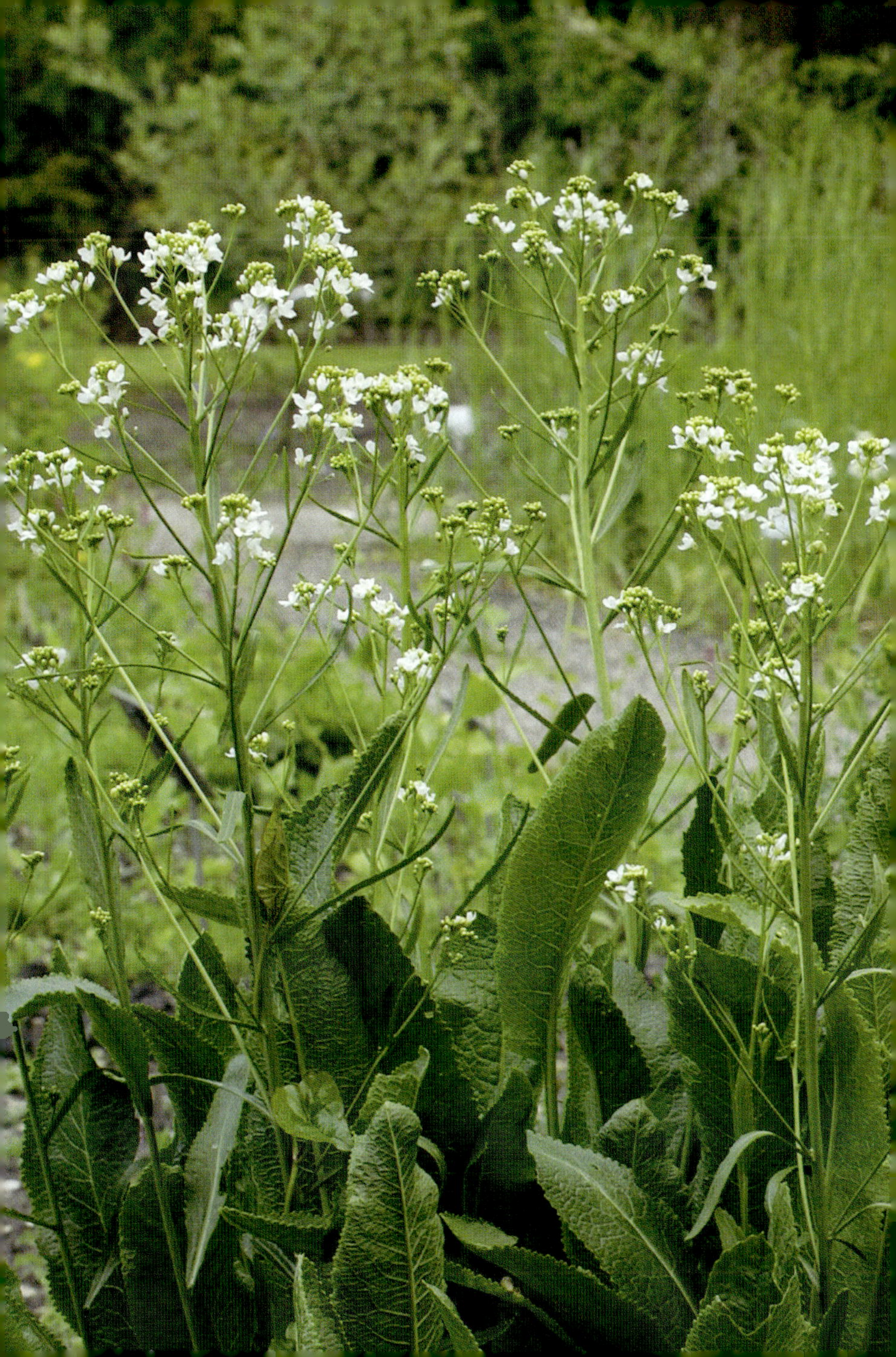

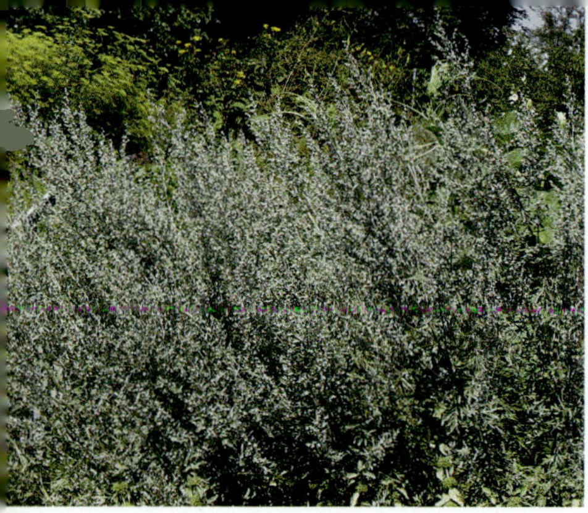

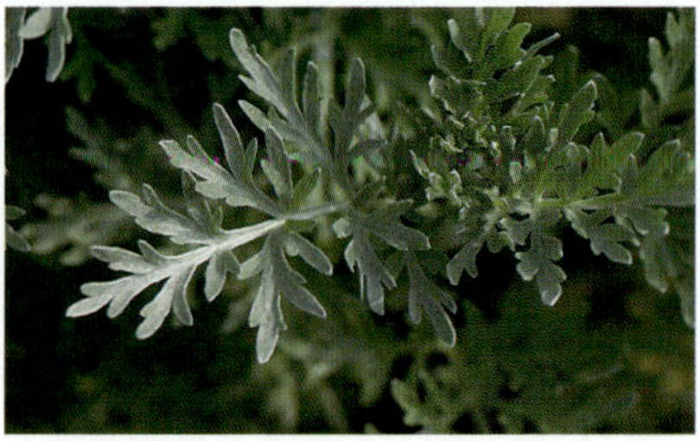

Artemisia absinthium

Echter Wermut, Absinth

Verbreitung: Europa; Kaukasusländer; Mittelasien; Türkei; Iran.
Blatt: Graugrün bis silbergrau gefärbt; länglich lanzettlich; Blattspitzen stumpf.
Blüte: Röhrige Einzelblüten, gelb, nach außen leicht gerötet, in kugeligen Köpfchen stehend; VII–IX.
Frucht: Eiförmige bis länglich-eiförmige Achänen.
Wuchs: Staude/Halbstrauch; 0,3–1,0 m hoch.
Standort: Sonniger Standort; trockene bis frische, schwach saure bis schwach alkalische Böden mit hohem bis sehr hohem Nährstoffgehalt.
Drogen: Wermutkraut – *Absinthii herba*. Verwendet werden zur Blütezeit gesammelte und getrocknete obere Sprossteile und Laubblätter. *Artemisia absinthium, Absinthium* (HAB). Verwendet werden frische junge Blätter und Blüten.
Inhaltsstoffe: Wermutkraut enthält ätherisches Öl, Bitterstoffe und Flavonoide.
Wirkungen: Wermutkraut regt die Magensaft- und Gallesekretion an und zeigt auch antimikrobielle Wirkung.
Verwendungen: Wermutkraut wird als Tee, als Bestandteil von Teemischungen oder als Extrakt in flüssigen Fertigpräparaten zur Appetitanregung, bei Verdauungsstörungen, bei Gastritis und bei Gallenbeschwerden verwendet.
Homöopathie: Homöopathische Anwendungsgebiete sind Erregungszustände, Krampfleiden und Magenschleimhautentzündungen.
Vergiftungserscheinungen: Die gesamte Pflanze ist schwach giftig. Hohe Dosen erzeugen Kopfschmerzen und Schwindel.

Der Wermut gehörte zu den bedeutendsten Pflanzen der antiken Medizin. Auch im Mittelalter war die Pflanze sehr geschätzt. Besonders beliebt war die Anwendung des Wermuts als Mittel bei Schlaflosigkeit und gegen Motten. Ende des 19. Jahrhunderts wurde Absinthlikör zu einer Modedroge, die 1923 wegen der hirnschädigenden Wirkung (Persönlichkeitsverfall) des Thujons verboten wurde. In den 90er Jahren des letzten Jahrhunderts wurde die Droge wieder zugelassen, allerdings ausschließlich mit Reglementierung des Thujongehaltes.

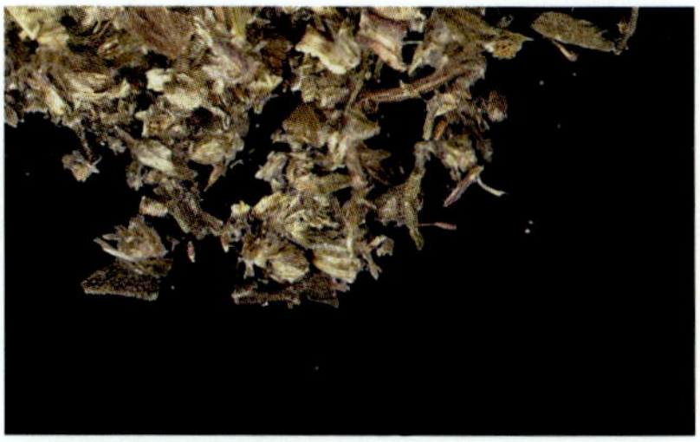

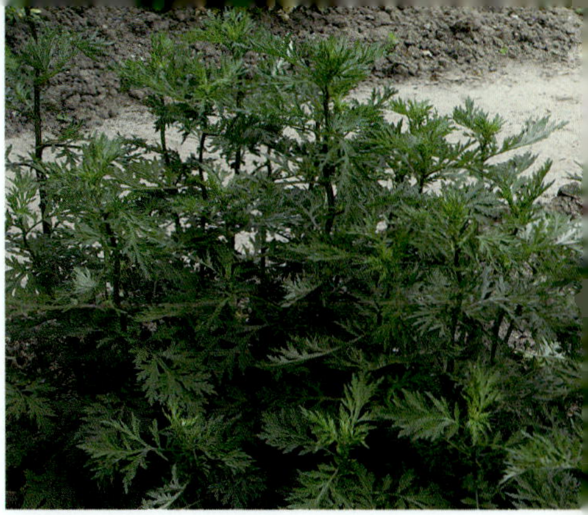

Artemisia vulgaris
Gewöhnlicher Beifuß

Verbreitung: Europa; Kaukasusländer; Alaska; Kanada; USA; Mittelasien; Iran; Algerien; Tunesien.
Blatt: Grün gefärbt; 1 bis 2fach gefiedert; Blattspitzen zugespitzt.
Blüte: Röhrige Einzelblüten, gelb bis rotbraun, in Köpfchen stehend; VII–VIII.
Frucht: Längliche Achänen.
Wuchs: Staude/Halbstrauch; 0,6–1,2 m hoch.
Standort: Sonniger bis halbschattiger Standort; frische bis feuchte, schwach saure bis schwach alkalische Böden mit hohem bis sehr hohem Nährstoffgehalt.
Drogen: Beifußkraut – *Artemisiae herba*. Verwendet werden zur Blütezeit gesammelte und getrocknete obere Sprossteile und Laubblätter. *Artemisia vulgaris* (HAB). Verwendet werden frische unterirdische Pflanzenteile.
Inhaltsstoffe: Beifußkraut enthält ätherisches Öl, Bitterstoffe, Flavonoide und Cumarine.
Wirkungen: Beifußkraut wirkt appetitanregend und verdauungsfördernd. Die Wirkung der Droge ist der des Wermuts ähnlich, allerdings wirkt sie etwas schwächer.

Allgemeines: Beifuß wird in erster Linie als Gewürzkraut verwendet.

Die Geschichte des Beifußes als Heilkraut lässt sich bis in die Antike zurückverfolgen. Die Pflanze wurde auch in den mittelalterlichen Klostergärten kultiviert. Beifußkraut wird in der Volksmedizin als Tee zur unterstützenden Behandlung bei Erkrankungen des Verdauungsapparates und bei Appetitmangel verwendet.

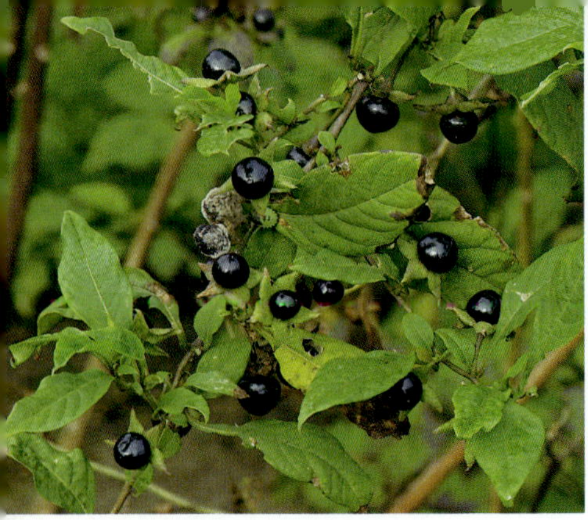

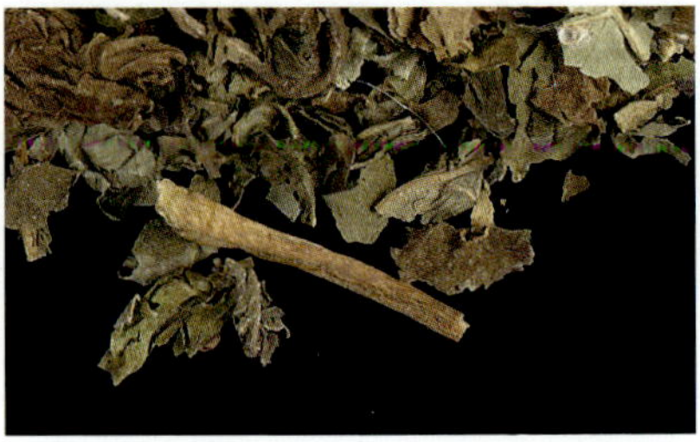

Atropa bella-donna

Echte Tollkirsche

Verbreitung: Europa; Skandinavien; Kaukasusländer; Türkei; Iran; Afrika.
Blatt: Blaugrün gefärbt; breit-lanzettlich; Blattspitzen spitz.
Blüte: Glockenförmige Einzelblüten, braunviolett, am Grund gelblich; VI–IX.
Frucht: Kugelige Beere, schwarz glänzend.
Wuchs: Staude; 1,0–1,5 m hoch.
Standort: Absonniger bis halbschattiger Standort; frische, neutrale bis alkalische Böden mit hohem bis sehr hohem Nährstoffgehalt.
Drogen: Tollkirschenblätter – *Belladonnae folium*. Verwendet werden vor oder während der Blütezeit geerntete und getrocknete Blätter oder blühende Zweigspitzen. Tollkirschenwurzel – *Belladonnae radix* (DAC). *Atropa bella-donna, belladonna* (HAB). Verwendet wird die am Ende der Blütezeit gesammelte ganze frische Pflanze.
Inhaltsstoffe: Die Tollkirsche enthält in den oberirdischen Pflanzenteilen Tropanalkaloide wie Hyoscyamin und wenig Scopolamin. Daneben sind Gerbstoffe, Cumarine und Flavonoide enthalten. Atropin, Racemat des Hyoscyamins, entsteht während der Trocknung und Aufbereitung.
Wirkungen: Die Alkaloide der Tollkirsche wirken krampflösend, sekretionseinschränkend, beruhigend auf das zentrale Nervensystem und pupillenerweiternd.
Verwendungen: Die Droge wird zur Gewinnung von Reinalkaloiden verwendet. Diese sind Bestandteil von Fertigpräparaten zur Behandlung von Krämpfen und kolikartigen Schmerzen im Magen-Darm-Trakt und im Bereich der Gallenwege sowie Asthma, Parkinson und Rheuma. Das pupillenerweiternd wirkende Atropin wird in der Augenheilkunde verwendet und gilt als Gegenmittel bei Vergiftungen (z. B. E605). Scopolamin wird als Beruhigungsmittel bei Angstzuständen, bei Reisekrankheit und zur Narkosevorbereitung verwendet.
Homöopathie: Homöopathische Anwendungsgebiete sind fieberhafte Entzündungen der Mandeln und Atemwege, Kopfschmerzen und Erregungszustände.
Vergiftungserscheinungen: Die gesamte Pflanze ist sehr stark giftig. Innerhalb von 15 Minuten stellen sich folgende Vergiftungserscheinungen ein: Rötung des Gesichts, Trockenheit der Schleimhäute, Pulsbeschleunigung, Pupillenerweiterung,

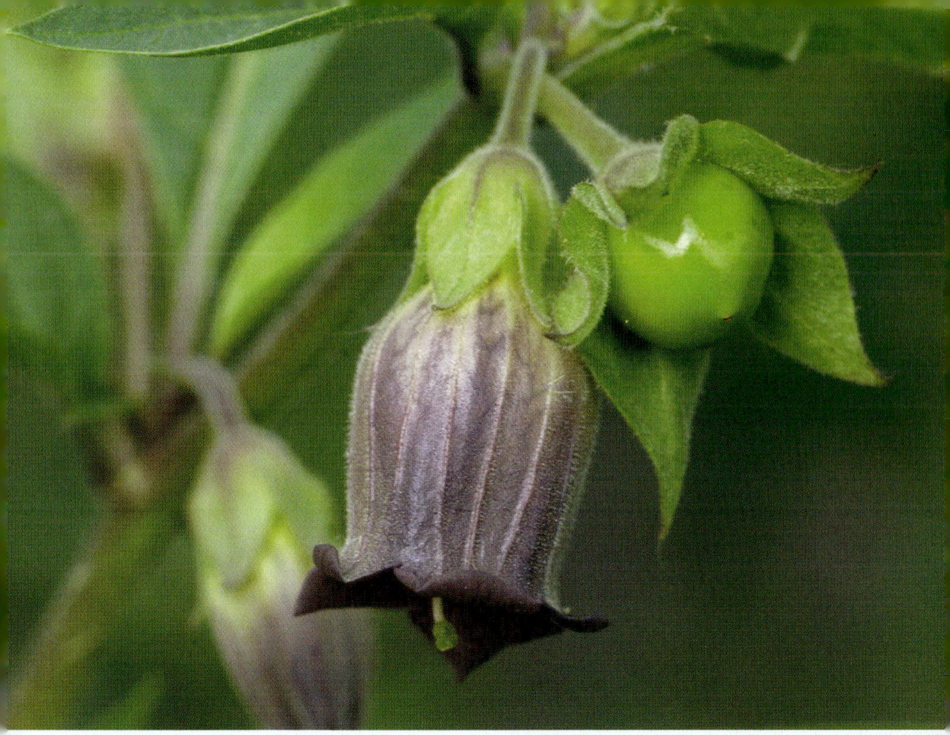

Unruhe, Halluzinationen, Tobsuchtsanfälle, Tod durch Atemlähmung.
Gefahren: Die Droge darf niemals selbst angewendet werden. Der Missbrauch kann zu schweren, auch lebensgefährlichen, Vergiftungen führen.

Die Giftwirkung der Tollkirsche war schon in der Antike bekannt. Der Saft der Beeren wurde zur Pupillenvergrößerung und damit als Kosmetik für schöne Augen verwendet (belladonna). Die Tollkirsche diente außerdem als Heilmittel und wurde zu Giftmorden missbraucht. Besonders im Aberglauben und Hexenkult des Mittelalters spielte die Pflanze eine große Rolle. Die Tollkirsche gehörte neben dem Bilsenkraut und dem Stechapfel zu den häufig angewendeten Hexendrogen. Ihre Heilwirkung wird in den Kräuterbüchern des Mittelalters beschrieben. Hieronymus Bock empfiehlt sie bei Leber- und Magen Entzündung, bei Augen- und Ohrenleiden sowie als Wundsalbe.

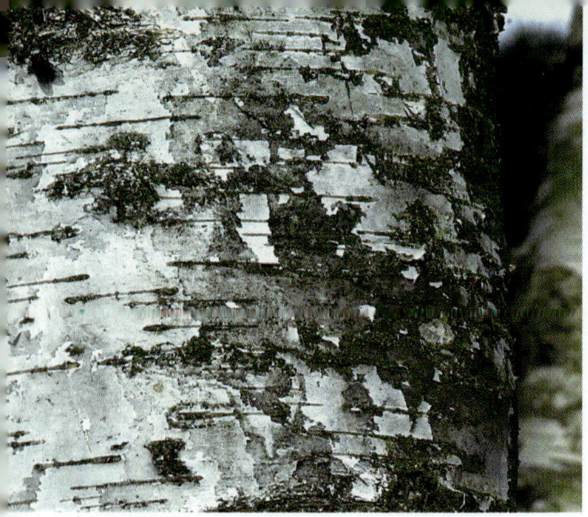

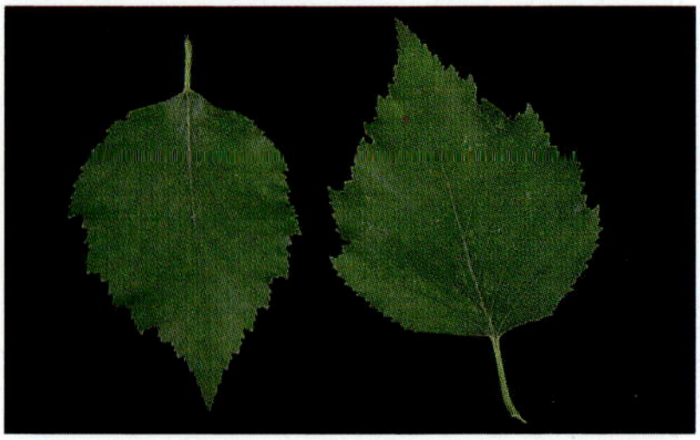

Betula pendula

Hänge-Birke, Europäische Weiß-Birke

Verbreitung: Europa; Kaukasusländer; Russland; Iran; Marokko.
Blatt: Oberseite mattgrün, Unterseite hellgrün gefärbt; rhombisch-dreieckig; Blattspitzen zugespitzt.
Blüte: Männliche Kätzchen walzlich, hängend, gelblich grün, weibliche Kätzchen zylindrisch, zunächst aufrecht, gelblich, später hängend, braun; einhäusig; III–V.
Frucht: Zylindrische Fruchtkätzchen, aus einsamigen, dünnhäutigen, geflügelten Nüssen bestehend.
Wuchs: Gehölz; 20–25 m hoch; Durchmesser 8–15 m.
Standort: Sonniger Standort; sehr trockene bis feuchte, saure bis schwach alkalische Böden mit sehr geringem bis hohem Nährstoffgehalt.
Drogen: Birkenblätter – *Betulae folium*. Im Mai und Juni werden frische Blätter gesammelt und getrocknet. Birkenrinde – *Betulae cortex*. Birkenrinde wird im Frühjahr vom Stamm oder älteren Ästen geschält und getrocknet. Die Rinde dient hauptsächlich der Gewinnung von Birkenteer.
Inhaltsstoffe: Als Wirkstoffe der Blätter gelten Flavonoide, die durch andere Inhaltsstoffe wie ätherisches Öl, Bitterstoffe, Gerbstoffe, Saponine u. a. ergänzt werden. Birkenrinde enthält Betulin, Gerbstoffe, Bitterstoffe, ätherisches Öl und Harze. Der Birkenteer enthält Phenole (Gujacol, Kresol u. a.). Birkensaft enthält Invertzucker, organische Säuren, Salze, Eiweißstoffe und pflanzliche Wuchsstoffe.
Wirkungen: Birkenblätter wirken harntreibend.
Verwendungen: Birkenblätter-Tee fördert die Wasserausscheidung ohne die Nieren zu reizen. Er wird daher zur Durchspülungstherapie bei Harnwegsinfektionen verwendet. Birkenteer ist gelegentlich Bestandteil von Salben gegen Hautparasiten und Ekzeme, die hauptsächlich in der Tiermedizin verwendet werden.

Noch heute erinnern die Pfingst- und Fronleichnamsbirken daran, dass die Birke im germanischen und im slawischen Volksglauben eine besondere Rolle gespielt hat. Als Heilpflanze wurde die Birke erstmals in der Physika der Hildegard von Bingen beschrieben.

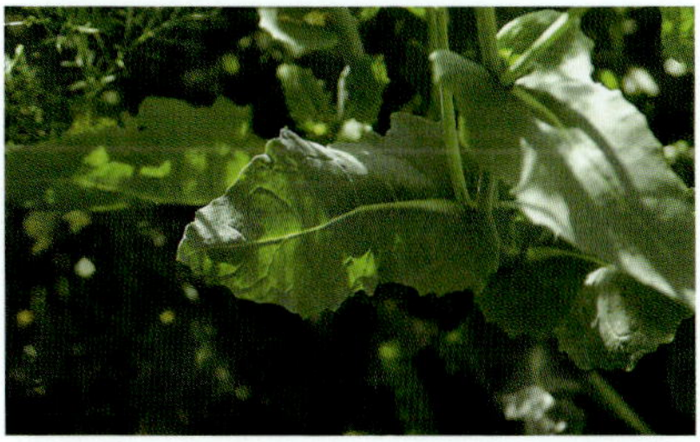

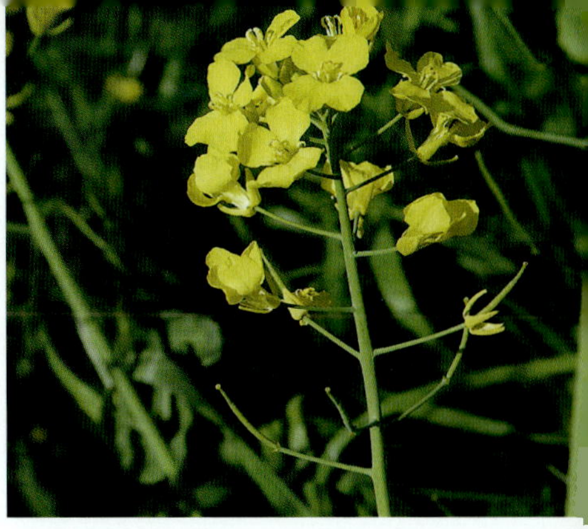

Brassica napus
Raps

Verbreitung: Gartenherkunft.
Blatt: Grün bis blaugrün gefärbt; rundlich–länglich lanzettlich, fiederspaltig; Blattspitzen spitz.
Blüte: Kreuzartige Einzelblüten, gelb, in Trauben stehend; IV–V.
Frucht: Längliche Schoten.
Wuchs: Zweijährig; 0,8–1,0 m hoch.
Standort: Sonniger Standort; frische, schwach saure bis schwach alkalische Böden mit normalem Nährstoffgehalt.
Drogen: Rapsöl – *Rapae oleum*. Verwendet wird das aus Samen kalt gepresste und raffinierte Öl.
Inhaltsstoffe: Raps enthält fettes Öl, das zu 90 % aus Triglyceriden besteht. Da die natürlich enthaltene Erucasäure als toxisch erkannt wurde, werden heute erucasäurearme Sorten angebaut. Ihre Durchschnittswerte: 60 % Ölsäure, 20 % Linolsäure, ca. 10 % Linolensäure.
Allgemeines: Kaltgepresstes Rapsöl wird als Speiseöl verwendet und dient in der Pharmazie als Träger für fettlösliche Arzneistoffe. Das Öl von Sorten mit hohem Linolsäuregehalt wird zur Herstellung von Margarine verwendet. Ungereinigtes Öl findet vielfältige Anwendung als technisches Öl, z. B. als alternativer Kraftstoff, als Schmieröl, als Lederöl, in der Farben- und Lackindustrie und in der Seifenproduktion.
Warnungen: Die heute angebauten Kulturpflanzen gelten als ungiftig.

Raps wird schon seit Jahrhunderten wegen des hohen Ölgehaltes seiner Samenkörner kultiviert. Ursprünglich stammt er aus dem östlichen Mittelmeerraum und wurde zur Gewinnung von Speise- und vor allem Lampenöl verwendet. In Mitteleuropa wird Raps etwa seit dem 14. Jahrhundert angebaut, aber erst ab dem 17. Jahrhundert in größerem Stil. Im Zweiten Weltkrieg diente er vor allem der Margarineherstellung.

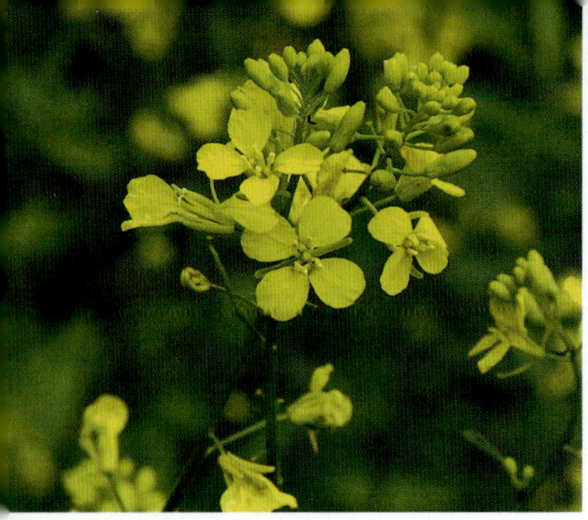

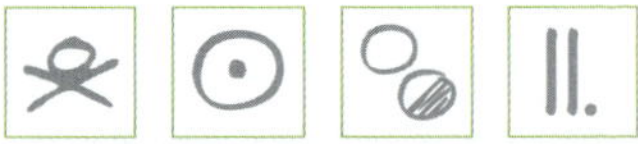

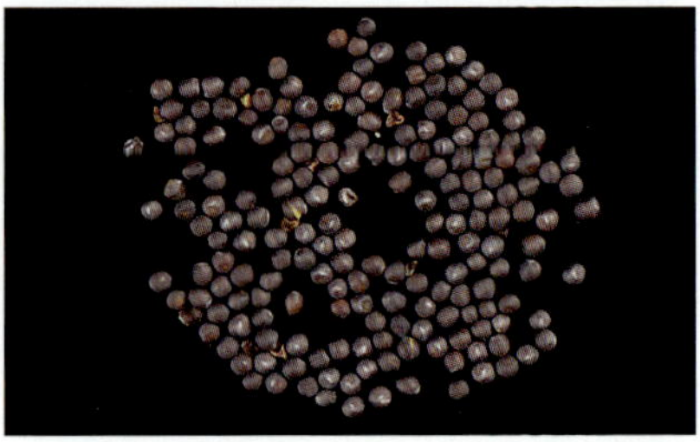

Brassica nigra

Schwarzer Senf, Senf-Kohl

Verbreitung: Europa; Kaukasusländer; Türkei; Sudan; Ägypten; Marokko.
Blatt: Grün gefärbt; lanzettlich, fiederteilig; Blattspitzen abgerundet.
Blüte: Kreuzförmige Einzelblüten, gelb, in Trauben stehend; VI–IX.
Frucht: Längliche aufrechte Schoten, Samen kugelig, dunkelrotbraun.
Wuchs: Einjährig; 0,8–1,0 m hoch.
Standort: Sonniger bis absonniger Standort; frische bis feuchte, neutrale bis alkalische Böden mit hohem Nährstoffgehalt.
Drogen: Schwarze Senfsamen – *Sinapis nigrae semen*. Verwendet werden reife getrocknete Samen. Das Homöopathikum *Sinapis* wird aus reifen Samen hergestellt.
Inhaltsstoffe: Wirksame Inhaltsstoffe sind das Senfölglykosid Sinigrin, das nach Zusatz von Wasser oder nach dem Zerkauen der Samen Allylsenföl bildet, fettes Öl, Eiweiß und Schleim.
Wirkungen: Allylsenföl hat stark durchblutungsfördernde Eigenschaften. Eingenommene Senfsamen (Speisesenf) wirken appetitanregend, verdauungsfördernd und auch antibakteriell.
Verwendungen: Die gepulverte Droge (Senfmehl) wird zu durchblutungsfördernden Senfwickeln bei Entzündungen von Lunge, Brustfell und Bronchien verarbeitet. Standardisierte Senfölpräparate werden bei grippalen Infekten, Harnwegsinfektionen und Entzündungen der Bronchialschleimhaut verordnet. Allylsenföl ist Wirkstoff von durchblutungsfördernden Einreibemitteln bei rheumatischen Beschwerden.
Homöopathie: Die Urtinktur wird äußerlich als Hautreizmittel gegen Rheuma und Gicht verwendet. Innerlich wird Sinapis bei Heuschnupfen, Schnupfen, Rachenkatarrhen, Heiserkeit und Sodbrennen angewendet.
Vergiftungserscheinungen: Die gesamte Pflanze ist schwach giftig (besonders die Samen). Die Pflanze ist besonders für Tiere giftig. Bei Menschen kann es durch den Genuss übermäßiger Mengen Senf zu Magenreizungen, Übelkeit, Erbrechen und Durchfall kommen. In schweren Fällen können Lähmungen des Zentralnervensystems auftreten. Bei nicht fachgerechter Anwendung von Senfwickeln kann es zu Hautentzündungen und Gewebeschädigungen kommen.

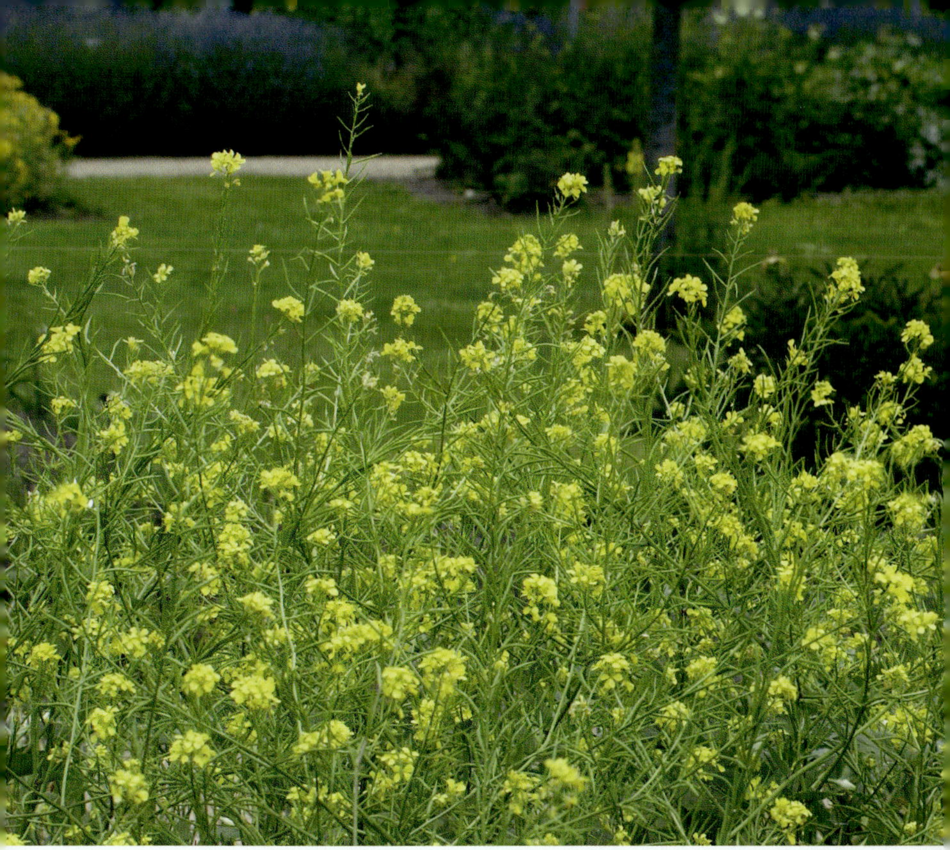

Allgemeines: Speisesenf ist eines der gesündesten Gewürze überhaupt. Er regt den Appetit an und fördert die Verdauung.
Warnungen: Allylsenföl wirkt stark hautreizend. Senfwickel dürfen daher nicht zu lange aufgelegt werden und die behandelten Hautbereiche müssen nach dem Abnehmen des Wickels gereinigt werden.

Der Senf wird schon seit Jahrtausenden als Würz- und Heilkraut verwendet. Die Kenntnis über Anbau und Verwendung verdanken wir den orientalischen und antiken Völkern. Sie wussten Senf herzustellen und aßen auch die Blätter als Salat. In der Römerzeit kam der Senf durch den Handel nach Mitteleuropa, wo er sich rasch einbürgerte. Mit Beginn der Klosterkultur wurde Senf als Heil- und Gewürzpflanze bei uns populär.

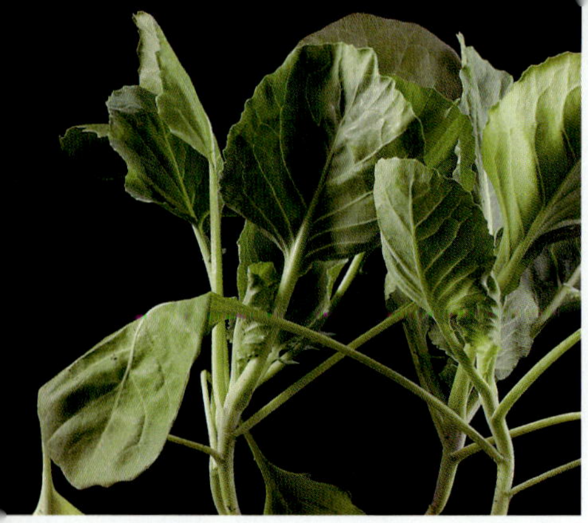

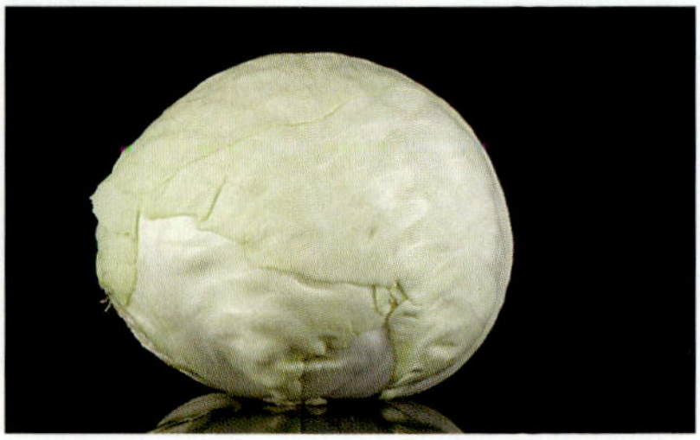

Brassica oleracea
Gemüsekohl

Verbreitung: Europa.
Blatt: Blaugrün gefärbt; rundlich; Blattspitzen abgerundet.
Blüte: Kreuzförmige Einzelblüten, gelb, in Trauben stehend; V–VIII.
Frucht: Längliche Schoten.
Wuchs: Einjährig/zweijährig; 0,4–0,6 m hoch.
Standort: Sonniger Standort; frische, schwach saure bis schwach alkalische Böden mit normalem Nährstoffgehalt.
Drogen: Weißkohlsaft – *Brassicae oleraceae succus*. *Brassica oleracea* (HAB). Verwendet werden frische Kohlköpfe.
Inhaltsstoffe: Die Inhaltsstoffe des Kohls unterscheiden sich nicht wesentlich von denen anderer Gemüsearten. Ausdrücklich erwähnt werden muss das ulkusprotektive S-Methylcysteinsulfoxid, außerdem sind Senfölglycoside enthalten.
Wirkungen: Weißkohlsaft wirkt verdauungsfördernd.
Verwendungen: Roher Kohlsaft beschleunigt die Heilung von Magen- und Zwölffingerdarmgeschwüren, indem die Schleimhäute vor dem Angriff der Magensalzsäure geschützt werden. Sauerkrautsaft hilft bei Verdauungsbeschwerden. Äußerlich können Kohlblätter bei Geschwüren und schlecht heilenden Wunden angewendet werden.
Homöopathie: Homöopathische Anwendungsgebiete sind Verdauungsstörungen und Kropfbildung mit Schilddrüsenunterfunktion.
Gefahren: Die einseitige Ernährung mit Kohl kann zur Schilddrüsenvergrößerung führen.

Kohl ist eines der ältesten bei uns bekannten Gemüse und wird bereits seit der Antike angebaut. Auch in Deutschland durfte Kohl in keinem Nutzgarten fehlen. Er ist im Klosterplan von Sankt Gallen genauso vorgesehen wie im Capitulare de villis Karls des Großen. Auch Hildegard von Bingen und Albertus Magnus beschreiben ihn und die Volksmedizin hat permanent auf die Heilwirkung des Gemüses hingewiesen.

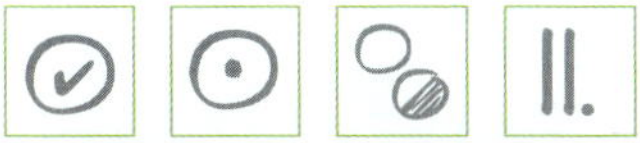

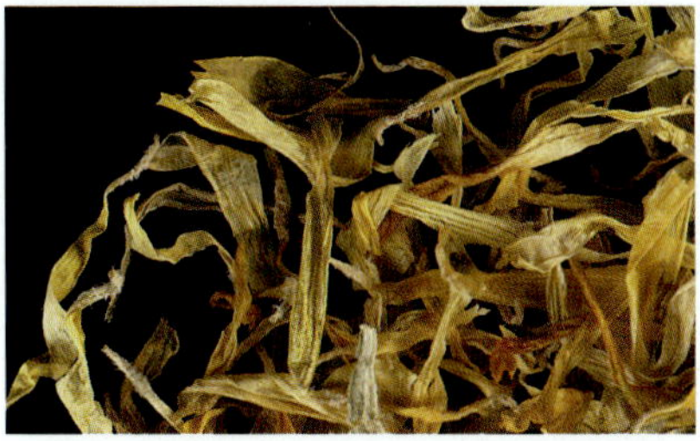

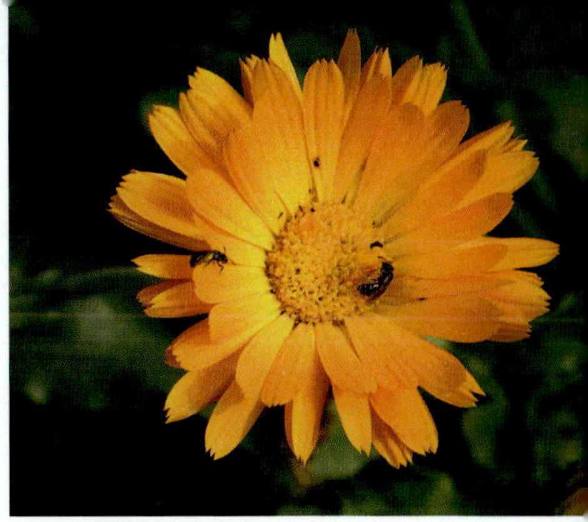

Calendula officinalis
Garten-Ringelblume

Verbreitung: Britische Inseln; Spanien; Italien.
Blatt: Blass grün gefärbt; spatelig; Blattspitzen spitz, gelegentlich abgerundet.
Blüte: Körbchenartige Blütenstände, Randblüten zungenförmig, orange bis gelb, Mitte gelb, orange bis braun; VI–X.
Frucht: Meist geflügelte Achänen.
Wuchs: Einjährig/zweijährig; 0,2–0,6 m hoch.
Standort: Sonniger bis absonniger Standort; trockene bis frische, schwach saure bis schwach alkalische Böden mit hohem Nährstoffgehalt.
Drogen: Ringelblumenblüten – *Calendulae flos*. Blütenköpfe gefüllt blühender Gartensorten werden bei trockenem Wetter geerntet und schnell getrocknet. Verwendet werden die vom Blütenboden befreiten Zungenblüten. Die Volksmedizin verwendet auch ganze Blüten. *Calendula officinalis, Calendula* (HAB). Verwendet wird frisches, blühendes Kraut.
Inhaltsstoffe: Ringelblumen enthalten Triterpenalkohole, Triterpensaponine, ätherisches Öl, Carotinoide, Flavonoide u. a.
Wirkungen: Ringelblumen wirken entzündungshemmend und sind wundheilungsfördernd.
Verwendungen: Ringelblumensalbe oder -tinktur wird bei schlecht heilenden Wunden, bei Entzündungen, bei Frostbeulen und bei Verbrennungen angewendet. Bei Mund- und Rachenentzündungen kann mit Tee gespült oder gegurgelt werden. In vielen Teemischungen ist Ringelblume als Schmuckdroge enthalten.
Homöopathie: Homöopathische Anwendungsgebiete sind Wunden, Erfrierungen und Verbrennungen.
Allgemeines: Ringelblumen werden in der Säuglingspflege und der Kosmetikindustrie verwendet.

Obwohl die Ringelblume im Mittelmeerraum häufig vorkommt, wurde sie in der antiken Medizin wohl nicht verwendet. Die Heilwirkung der Pflanze wurde erstmals von Hildegard von Bingen und später von Albertus Magnus beschrieben. Seitdem ist die Ringelblume in der Volksmedizin sehr beliebt.

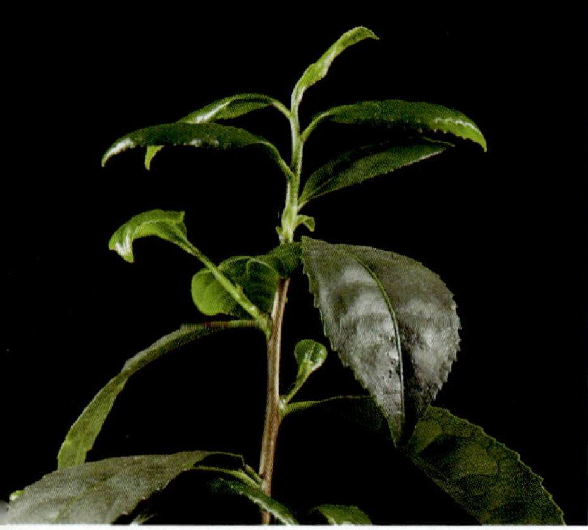

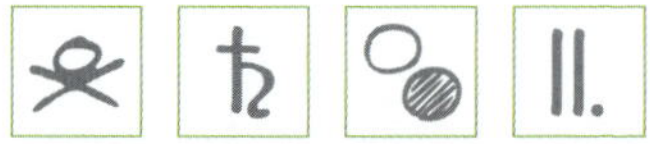

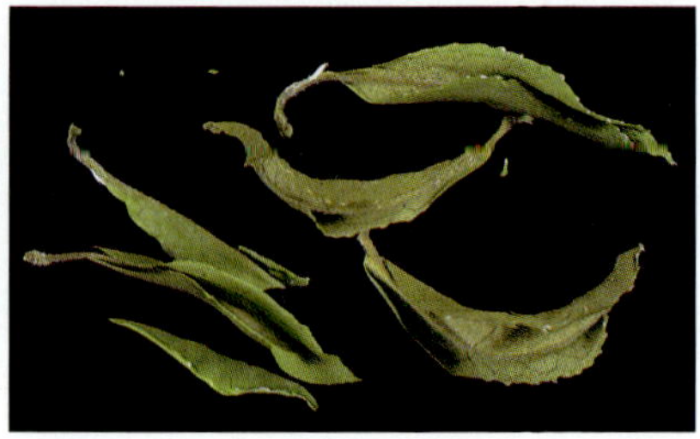

Camellia sinensis

Teepflanze

Verbreitung: China; Indien.
Blatt: Dunkelgrün gefärbt; länglich-eiförmig; Blattspitzen zugespitzt.
Blüte: Schalenförmige Einzelblüten, weiß, Antheren gelb, zahlreich; VI–X.
Frucht: Kapsel.
Wuchs: Strauch; 10–15 m hoch.
Standort: Sonniger Standort; Topfpflanzensubstrat.
Drogen: Junge Triebe und Blätter werden geerntet, fermentiert und getrocknet (Schwarzer Tee). Junge Triebe und Blätter werden geerntet, mit Wasserdampf unter Druck behandelt und getrocknet (Grüner Tee).
Inhaltsstoffe: Tee enthält Koffein (Thein), Theobromin, Gerbstoffe, Flavonoide, Aromastoffe und viele weitere Verbindungen.
Wirkungen: Tee wirkt nach kurzem „Ziehen“ anregend. Nach längerem „Ziehen“ gehen mehr Gerbstoffe in das Getränk über, die Aufnahme des Koffeins wird verzögert. „Langer Tee“ wirkt leicht stopfend.
Vergiftungserscheinungen: Sehr schwach giftig. Übermäßiger Genuss kann zu starken Erregungszuständen führen.
Allgemeines: Tee ist als anregendes Genussmittel weit verbreitet.
Warnungen: Die Pflanze gilt bei sachgemäßem Gebrauch als ungiftig.

Möglicherweise haben Mönche die anregende Wirkung der Teeblätter erkannt und für ihre Verbreitung gesorgt. Noch 300 v. Chr. wurden breiartige Suppen mit Teeblättern als Arzneimittel verwendet. Erst zwischen 600 und 900 n. Chr. entwickelte sich Tee zum Nationalgetränk der Chinesen. In Europa wurde Tee durch die Araber bekannt (1550) und gewann erst im 18. Jahrhundert an Bedeutung.

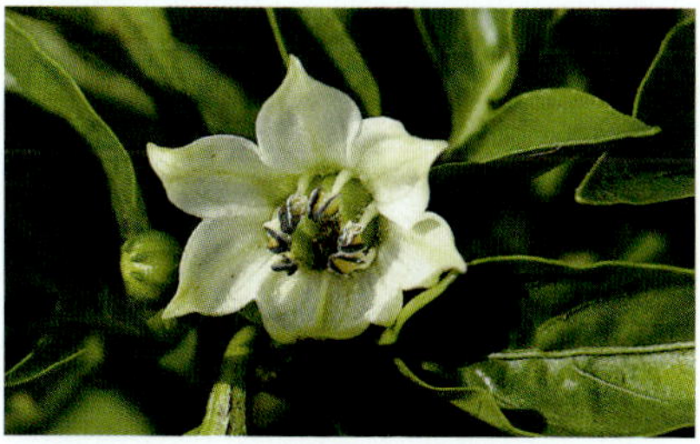

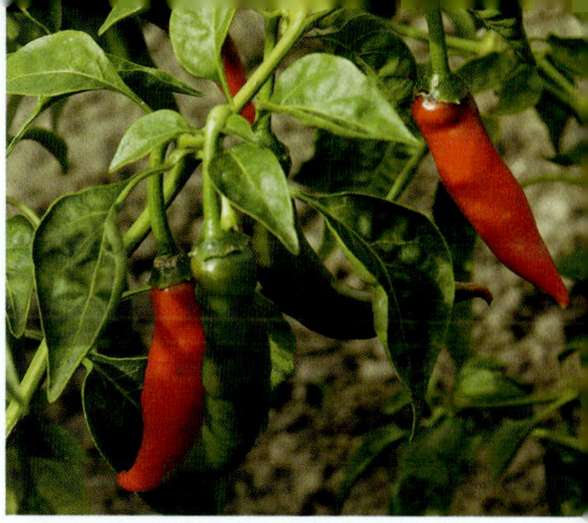

Capsicum annuum

Spanischer Pfeffer, Paprika

Verbreitung: Mexiko.
Blatt: Grün gefärbt; eiförmig–verkehrt eiförmig; Blattspitzen zugespitzt.
Blüte: Einzelblüten radiärsymmetrisch, Blütenblätter zugespitzt, weiß; VI–IX.
Frucht: Länglich kegelförmige bis rundliche Beeren, gelb, orange oder rot, glänzend.
Wuchs: Einjährig/Staude; 0,2–0,5 m hoch.
Standort: Absonniger bis halbschattiger Standort; frische, neutrale Böden mit normalem bis hohem Nährstoffgehalt.
Drogen: Paprika – *Capsici fructus*. Verwendet werden getrocknete Früchte. *Capsicum annuum, Capsicum* (HAB).
Inhaltsstoffe: Paprika enthält Scharfstoffe (Capsaicin), ätherisches Öl, Flavonoide, Saponine und Vitamine.
Wirkungen: Äußerlich angewendet wirkt Capsaicin durchblutungsfördernd und erzeugt Rötungen und Wärmeempfindungen auf der Haut. Innerlich angewendet wirkt es anregend auf die Magensaftsekretion.
Verwendungen: Capsaicin wird in Einreibungen und Pflastern gegen rheumatische Beschwerden, Muskelverspannungen und Hexenschuss verwendet.
Homöopathie: Homöopathische Anwendungsgebiete sind Entzündungen im Mund- und Rachenraum, der Verdauungsorgane, der ableitenden Harnwege und des Mittelohrs.
Vergiftungserscheinungen: Giftige Pflanzenteile: Frucht (sehr schwach giftig). Die Überdosierung als Gewürz kann zu Durchfall führen.
Allgemeines: Bei Verdauungsschwächen wird Paprika als Gewürz empfohlen.
Warnungen: Die äußerliche Anwendung kann Überempfindlichkeitsreaktionen (Rötung, Brennen, Blasen auf der Haut) auslösen.

Der Spanische Pfeffer kam vom tropischen Amerika nach Europa und wurde sowohl als Gewürz als auch als Heilmittel verwendet. Die Volksmedizin verwendete den Spanischen Pfeffer innerlich als magenstärkendes Mittel und äußerlich als Bestandteil hautreizender Präparate.

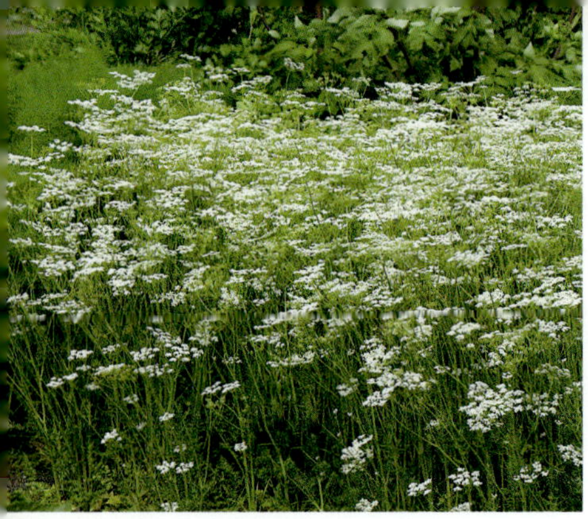

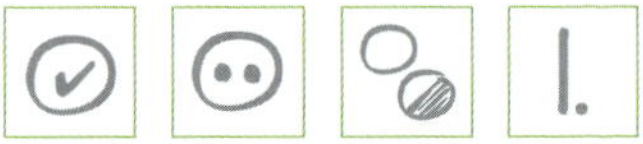

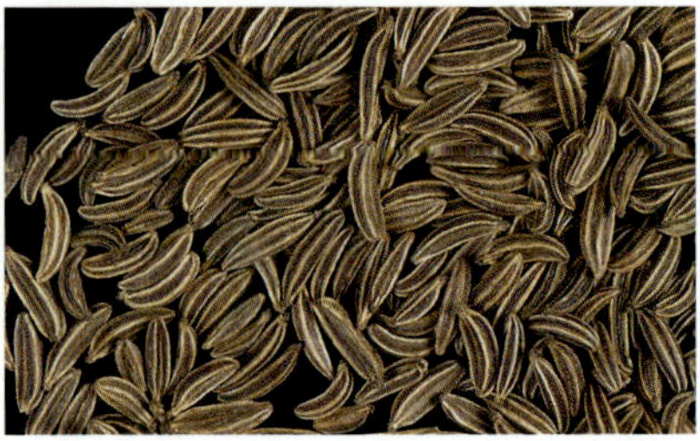

Carum carvi

Wiesen-Kümmel, Kreuz-Kümmel

Verbreitung: Europa; Kaukasusländer; Mittelasien; Himalaja; Iran; Afrika.
Blatt: Grün gefärbt; linealisch; Blattspitzen spitz.
Blüte: Einzelblüten klein, Kronblätter fehlend, weiß, selten rosa, in flachen Dolden zusammen stehend; V–VII.
Frucht: Schmal sichelförmige Spaltfrüchte.
Wuchs: Zweijährig; 0,4–0,6 m hoch.
Standort: Sonniger bis absonniger Standort; trockene bis frische, schwach saure bis schwach alkalische Böden mit normalem bis hohem Nährstoffgehalt.
Drogen: Kümmel – *Carvi fructus*. Verwendet werden getrocknete reife Früchte von Kulturpflanzen. Ätherisches Kümmelöl – *Carvi aetheroleum* (DAB). *Carum carvi* (HAB)
Inhaltsstoffe: Kümmel enthält ätherisches Öl, fettes Öl und Protein.
Wirkungen: Kümmel wirkt verdauungsfördernd, blähungstreibend und krampflösend. Das ätherische Öl hat antibakterielle Eigenschaften.
Verwendungen: Kümmelfrüchte werden als Tee bei Völlegefühl, bei krampfartigen Beschwerden im Magen-Darm-Bereich, bei Blähungen und bei Gallenbeschwerden verwendet. Das ätherische Öl ist Bestandteil von zahlreichen Kombinationspräparaten zur Anregung des Appetits und der Verdauung, aber auch von Mundwässern, von hautreizenden Einreibungen, von Gallenpräparaten und von Abführmitteln.
Allgemeines: Kümmel ist ein beliebtes Gewürz für schwer verdauliche Speisen. Die Früchte werden auch zur Herstellung von Likör und Branntwein verwendet.

Die Ärzte der Antike nutzten Kreuzkümmel als Mittel gegen Nasenbluten, Oberbauch- und Atembeschwerden. In mittelalterlichen Texten wird nicht immer deutlich zwischen den Kümmelarten unterschieden. Die Volksmedizin kennt Wiesen-Kümmel als Magenmittel, als Mittel gegen Galle- und Leberbeschwerden, gegen Koliken sowie als Hustenmittel.

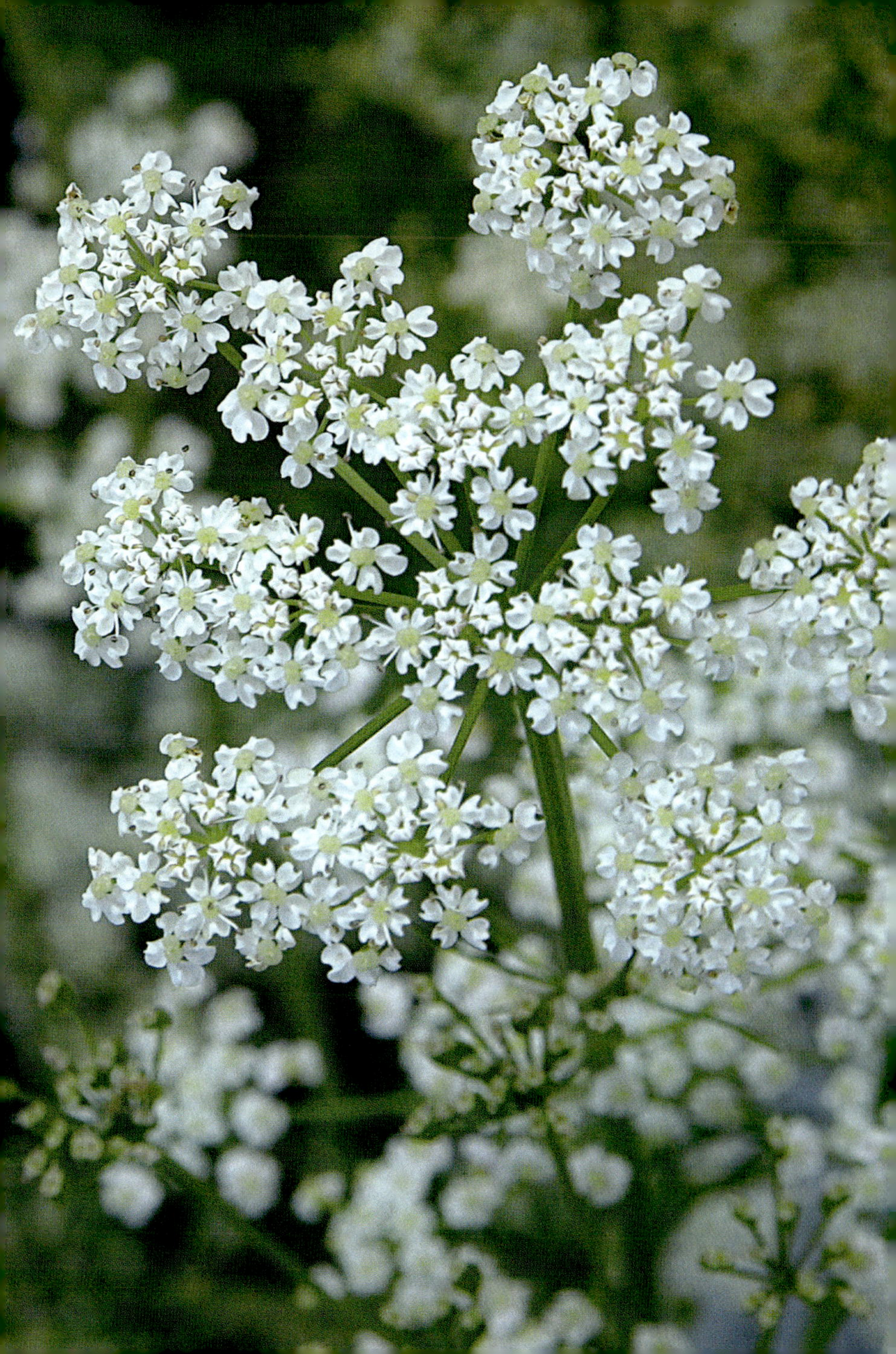

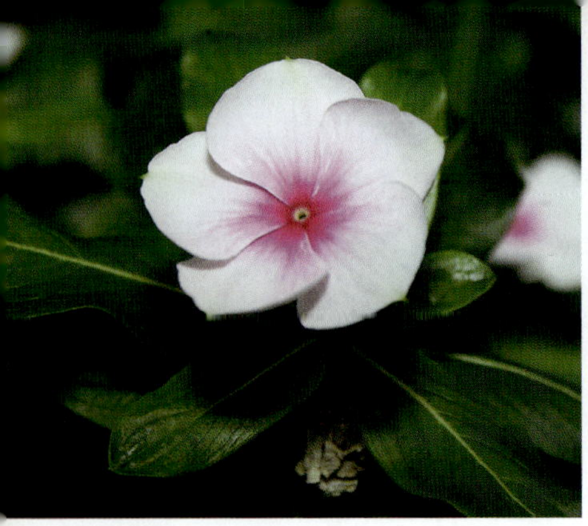

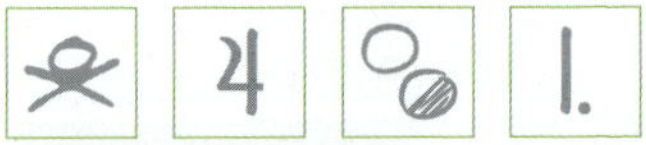

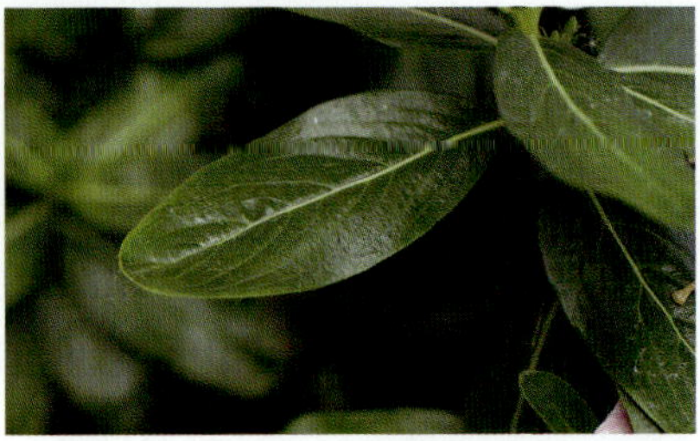

Catharanthus roseus

Rosafarbenes Zimmerimmergrün,
Tropisches Immergrün

Verbreitung: Madagaskar; Tropen.
Blatt: Dunkelgrün gefärbt; eiförmig; Blattspitzen stumpf.
Blüte: Blüten radiär, Blütenblätter kurz zugespitzt, weiß, blassrosa, rosarot; III–X.
Frucht: Balgfrüchte mit je 12–20 Samen.
Wuchs: Staude; 0,4–0,8 m hoch.
Standort: Sonniger bis absonniger Standort; Topfpflanzensubstrat.
Drogen: Blätter und Wurzeln werden ausschließlich zur Isolierung der Alkaloide verwendet.
Inhaltsstoffe: Das Tropische Immergrün enthält mehr als 100 Alkaloide.
Wirkungen: Die Alkaloide Vincristin und Vinblastin wirken hemmend auf die Zellteilung und die Biosynthese der DNA und RNA.
Verwendungen: Vincristin und Vinblastin werden als Reinsubstanzen in Fertigarzneimitteln zur Chemotherapie verschiedener Krebserkrankungen verwendet.
Vergiftungserscheinungen: Die gesamte Pflanze ist stark giftig (besonders die Wurzeln). Vergiftungserscheinungen sind u. a. Erbrechen, Fieber, Hautausschläge, vegetative Störungen und Wirkungen auf die Psyche.

Die Pflanze stammt ursprünglich aus Madagaskar. Heute ist sie weltweit in den Tropen verbreitet. Die Volksheilkunde verwendet den Blütenauszug gegen Halsschmerzen und Erkältungen. In Afrika werden die getrockneten Blätter als Rauschmittel und Aphrodisiaka geraucht. Achtung: Der Missbrauch der Pflanze als Rauschmittel kann zu Nieren- und Nervenschädigungen führen.

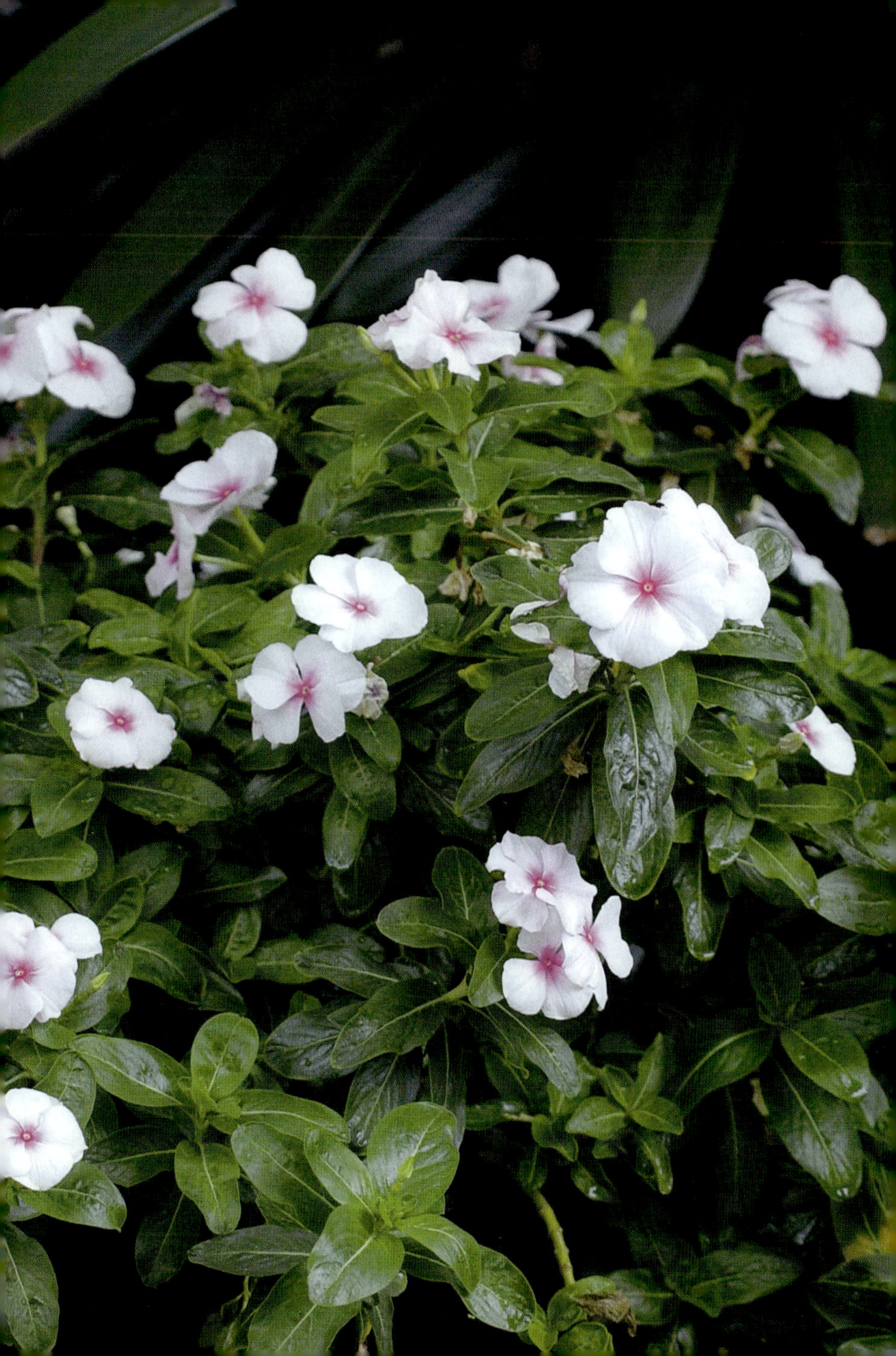

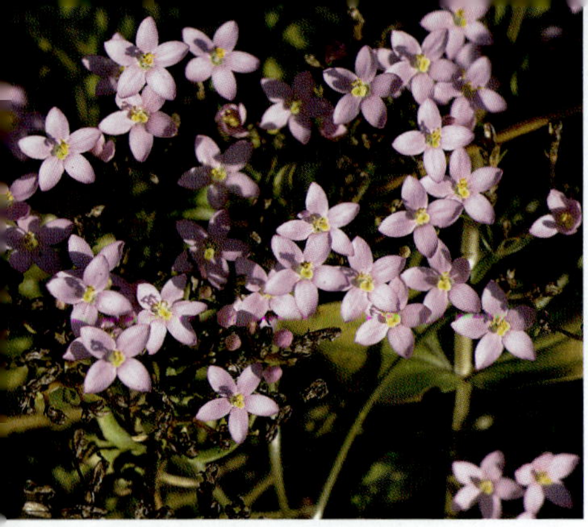

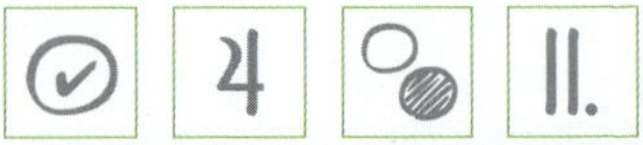

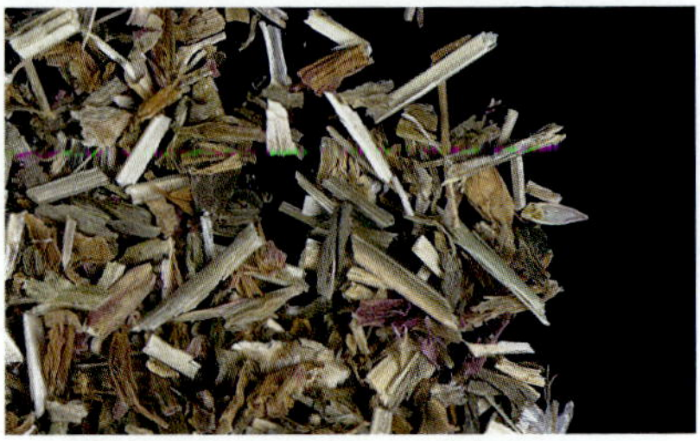

Centaurium erythraea

Tausendgüldenkraut,
Kopfiges Tausendgüldenkraut

Verbreitung: Europa; Kaukasusländer; Mittelasien; Türkei; Iran; Afrika.
Blatt: Hellgrün gefärbt; eiförmig–lanzettlich; Blattspitzen spitz.
Blüte: Sternförmige Einzelblüten, rötlich weiß, in Doldenrispen zusammen stehend; VII–IX.
Frucht: Aufspringende Kapseln.
Wuchs: Staude; 0,1–0,5 m hoch.
Standort: Sonniger Standort; frische, schwach saure bis schwach alkalische Böden mit normalem Nährstoffgehalt.
Drogen: Tausendgüldenkraut – *Centaurii herba*. Die blühenden oberirdischen Teile werden gesammelt und getrocknet.
Inhaltsstoffe: Tausendgüldenkraut enthält Bitterstoffe, Flavonoide und Alkaloide.
Wirkungen: Tausendgüldenkraut wirkt appetitanregend und verdauungsfördernd.
Verwendungen: Tausendgüldenkraut fördert die Magensaftsekretion und ist Bestandteil von Kombinationspräparaten gegen Völlegefühl, Übelkeit und Appetitlosigkeit.
Homöopathie: Homöopathische Anwendungsgebiete sind Magenbeschwerden.
Allgemeines: Das Kraut ist häufig Bestandteil von Bitterschnäpsen.

Die Geschichte des Tausendgüldenkrautes als Heilpflanze lässt sich bis in die Antike zurückverfolgen. Lange galt die Pflanze als Zauberpflanze gegen Erkrankungen, Vergiftungen und Hexerei.
Die Volksmedizin verwendete Tausendgüldenkraut als Tee bei nervöser Erschöpfung, bei Fieber und bei Magenbeschwerden.

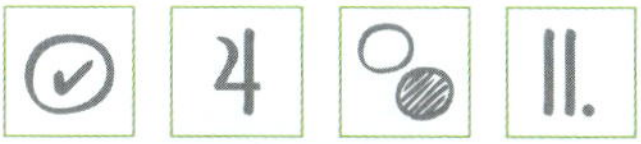

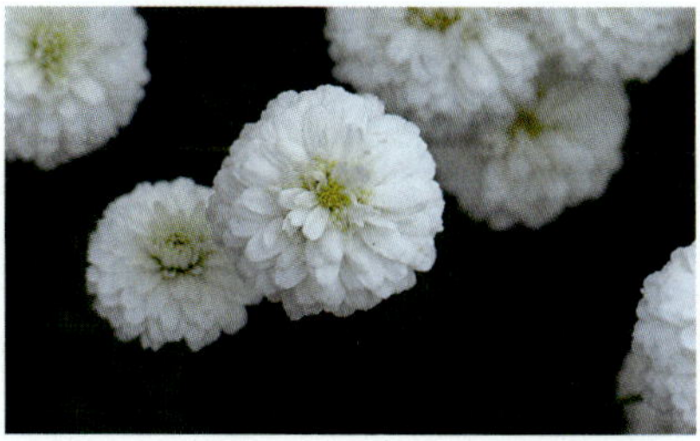

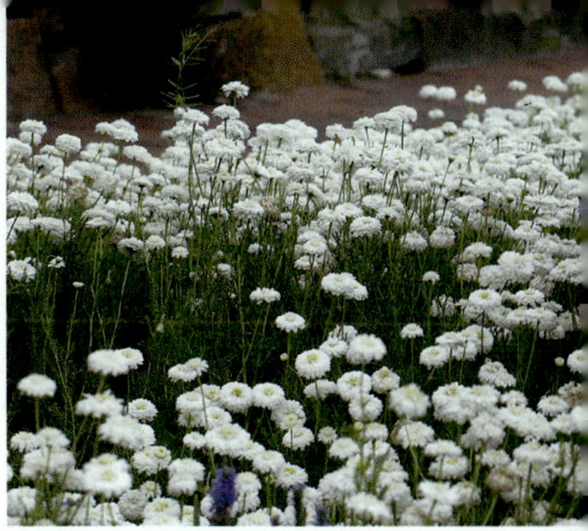

Chamaemelum nobile 'Plena'

Römische Kamille

Verbreitung: Kulturpflanze.
Blatt: Grün gefärbt; 2 bis 3fach gefiedert; aromatisch duftend.
Blüte: Köpfchen weiß, gefüllt; VI–IX.
Wuchs: Staude; 0,15–0,25 m hoch.
Standort: Sonniger Standort; trockene bis frische, schwach saure bis alkalische Böden mit geringem Nährstoffgehalt.
Drogen: Römische Kamille – *Chamomillae romanae flos, Anthemidis flos*. Verwendet werden voll erblühte Köpfchen der gefüllt blühenden Sorten. *Chamomilla romana* (HAB). Es werden oberirdische Teile der ungefüllt blühenden Pflanzen geerntet.
Inhaltsstoffe: Römische Kamille enthält ätherisches Öl, Bitterstoffe und Flavonoide.
Wirkungen: Römische Kamille wirkt entzündungshemmend und krampflösend. Die Wirkung ist etwas schwächer als die der Echten Kamille.
Verwendungen: Römische Kamille wird bei Beschwerden wie leichten krampfartigen Magen- und Darmstörungen, bei Entzündungen im Mund- und Rachenraum sowie bei schmerzhaften Monatsblutungen angewendet.
Homöopathie: Homöopathische Anwendungsgebiete sind nervöse Störungen und Magen-Darm-Beschwerden.
Allgemeines: Römische Kamille wird häufig als Spülung zum Bleichen von nachgedunkelten Haaren verwendet.

> Volksmedizinisch wird die Römische Kamille genau wie die Echte Kamille verwendet.

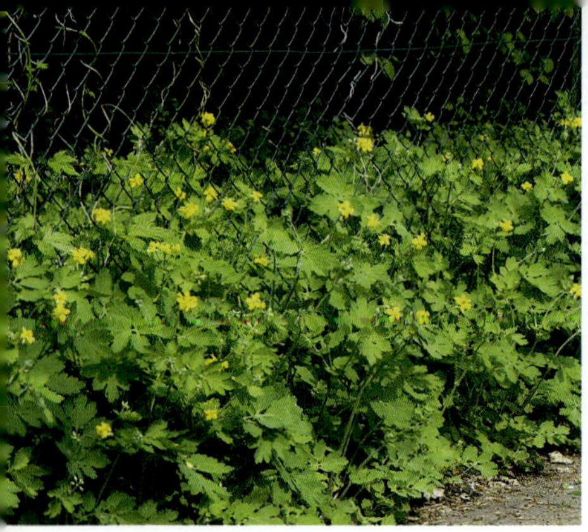

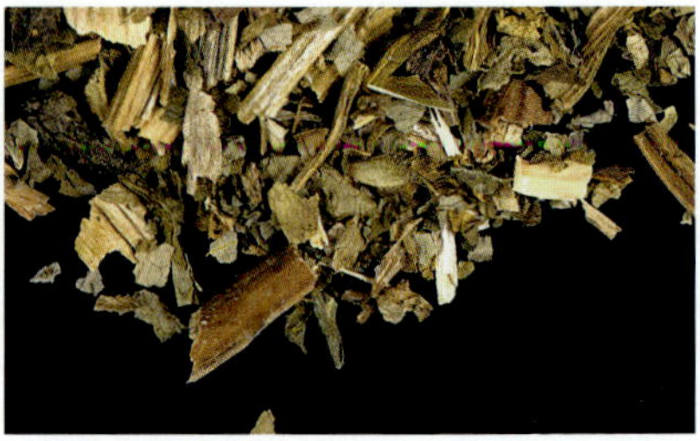

Chelidonium majus

Schöllkraut

Verbreitung: Kaukasusländer; Amerika; Mittelasien; Marokko; Algerien.
Blatt: Blaugrün gefärbt; unpaarig gefiedert, gelappt; Blattspitzen abgerundet.
Blüte: Radiärsymmetrische Einzelblüten, gelb, in 2–8-blütigen Dolden stehend; IV–X.
Frucht: Aufspringende Kapseln.
Wuchs: Staude; 0,3–0,6 m hoch.
Standort: Absonniger bis halbschattiger Standort; frische, neutrale bis alkalische Böden mit hohem bis sehr hohem Nährstoffgehalt.
Drogen: Schöllkraut – *Chelidonii herba* (DAB). Verwendet wird blühendes, rasch getrocknetes Kraut. Schöllkrautwurzel – *Chelidonii radix. Chelidonium majus, Chelidonium* (HAB). Verwendet werden die frischen unterirdischen Teile.
Inhaltsstoffe: Schöllkraut enthält mehr als 30 Alkaloide.
Wirkungen: Schöllkraut hat schwach schmerzlindernde, krampflösende, antimikrobielle, galleanregende und beruhigende Wirkung auf das zentrale Nervensystem. Die Anwendung der Droge erfolgt vorwiegend als Extrakt.
Verwendungen: Schöllkraut ist häufig Bestandteil von Teemischungen gegen Magen-, Darm- und Gallebeschwerden. Extrakt oder Tinktur sind Bestandteil von zahlreichen Leber- und Galletherapeutika.
Homöopathie: Homöopathische Anwendungsgebiete sind Leber- und Gallebeschwerden, Entzündungen der Atemwege und rheumatische Beschwerden.
Vergiftungserscheinungen: Die gesamte Pflanze ist mittel giftig (besonders der Milchsaft). Die Einnahme führt zu Brennen im Mund und Rachen, Übelkeit, Erbrechen, Benommenheit, Schwindel, Herzschwäche und Kollaps. Bei Hautkontakt können Hautentzündungen und später Geschwüre auftreten.

Die Anwendung von Schöllkraut hat eine lange Tradition. Schon vor unserer Zeitrechnung wurde die Pflanze bei Gelbsucht, Leber- und Gallebeschwerden und bei Verstopfungen verwendet. Später wurde die Pflanze in den Kräuterbüchern des Mittelalters beschrieben und fand Einzug in die Volksheilkunde. Äußerlich wurde der Milchsaft gegen Warzen angewendet.

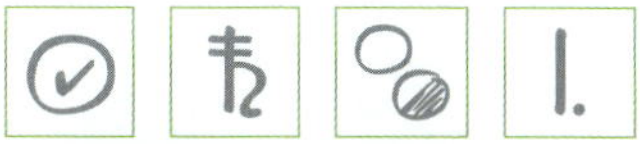

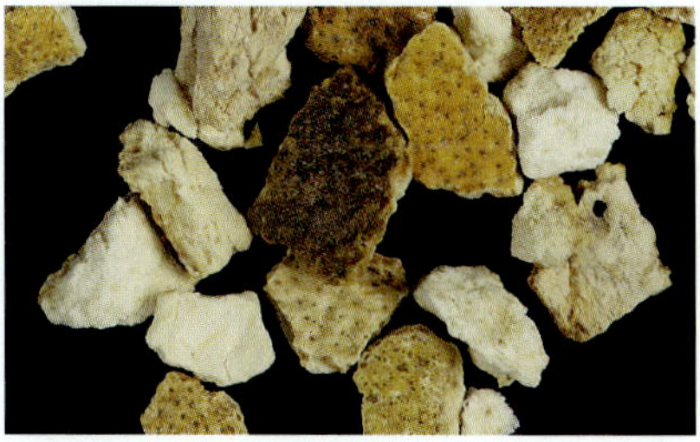

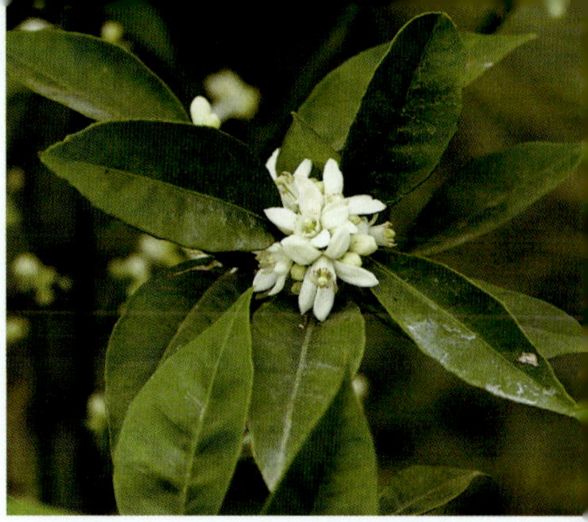

Citrus auranticum

Bitter-Orange, Pomeranze

Verbreitung: USA; Vietnam.
Blatt: Dunkelgrün gefärbt; breit elliptisch-eiförmig; Blattspitzen zugespitzt.
Blüte: Radiärsymmetrische Einzelblüten, weiß, in Trauben zusammen stehend oder auch einzeln; IV–VI (Hauptblüte).
Frucht: Rundliche Beeren, mit rauer Schale.
Wuchs: Strauch; 1,2–2,0 m hoch; am Naturstandort 7–10 m hoch.
Standort: Sonniger bis absonniger Standort; frische, schwach saure Böden mit geringem bis normalem Nährstoffgehalt.
Drogen: Pomeranzenschale – *Aurantii amari pericarpium, Aurantii amari flavedo* (DAB). Verwendet wird die äußere Schicht der Fruchtwand von reifen Früchten. Pomeranzenschalenöl – *Aurantii pericarpii aetheroleum*. Pomeranzenblütenöl – *Aurantii amari floris aetheroleum*. Ätherisches Öl wird aus Pomeranzenblüten gewonnen. *Citrus vulgaris* (HAB)
Inhaltsstoffe: Die Droge enthält ätherisches Öl, Bitterstoffe und auch Furanocumarine.
Wirkungen: Pomeranzenschale wirkt appetitanregend und verdauungsfördernd.
Verwendungen: Die Tinktur oder der Sirup wird häufig bei Appetitmangel oder Verdauungsbeschwerden verwendet.
Homöopathie: Homöopathische Zubereitungen werden bei Zahnfleischbluten verwendet.
Allgemeines: Pomeranzenschalenöl wird als Geschmackskorrigens in der Lebensmittelindustrie und als Bestandteil von Bitterschnäpsen verwendet. Pomeranzenschalenöl wird zur Aromatisierung von Teemischungen und als Grundstoff für die Kosmetikindustrie verwendet.

Die Bitter-Orange stammt aus den südöstlichen Gebieten Asiens und wurde von den Arabern auf der Iberischen Halbinsel eingeführt. Anfang des sechzehnten Jahrhunderts wurde sie durch spanische und portugiesische Seefahrer nach Amerika gebracht, wo sie schnell auswilderte. In Citrusanbauregionen ist die Bitter-Orange oft als Pflanzung entlang von Promenaden und Alleen zu finden.

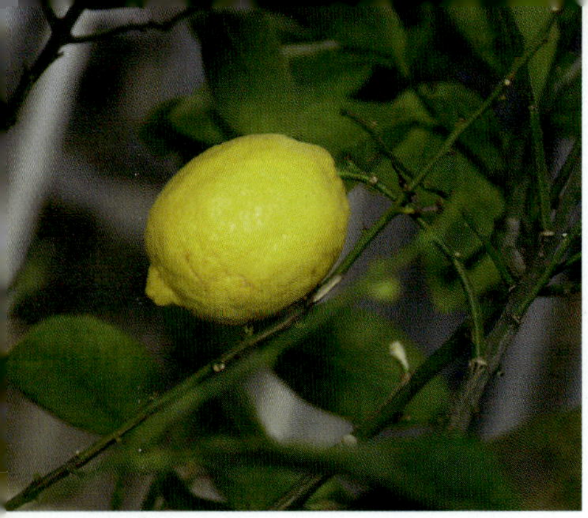

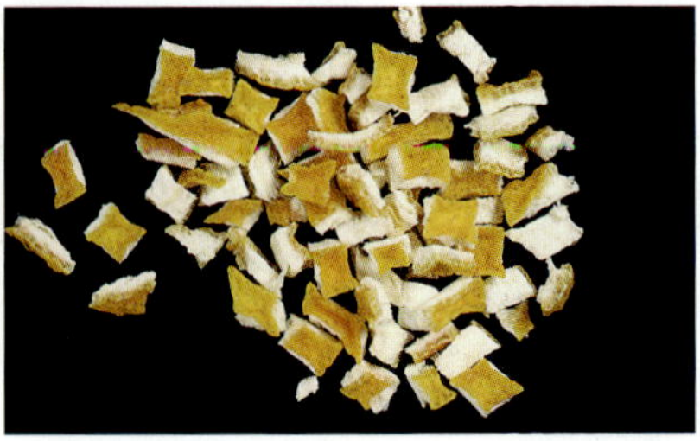

Citrus limon

Zitrone

Verbreitung: Tropen; USA; China; Indien.
Blatt: Dunkelgrün gefärbt; breit elliptisch-eiförmig; Blattspitzen zugespitzt.
Blüte: Radiärsymmetrische Einzelblüten, weiß, in Trauben zusammen stehend oder auch einzeln; IV–VI (Hauptblüte).
Frucht: Elliptische Beeren, gelb, leicht glänzend.
Wuchs: Kübelpflanze; 1,2–2,0 m hoch; am Naturstandort 5–7 m hoch.
Standort: Sonniger bis absonniger Standort; frische, schwach saure Böden mit geringem bis normalem Nährstoffgehalt.
Drogen: Zitronenöl – *Limonis aetheroleum*. Das ätherische Öl wird aus frischen Fruchtschalen gewonnen. Zitronenschale – *Citri pericarpium*. Verwendet wird die frische oder getrocknete äußere Schicht der Fruchtwand von reifen Früchten. *Citrus limon* (HAB). Verwendet werden frische reife Früchte.
Inhaltsstoffe: Wirksame Inhaltstoffe sind ätherisches Öl, Cumarinderivate und Flavonoide.
Wirkungen: Zitronenschale wirkt appetitanregend und verdauungsfördernd.
Verwendungen: Zitronenschale wird als Arzneimittel kaum eingesetzt. Das leicht hautreizend wirkende ätherische Öl ist gelegentlich Bestandteil von Einreibungen. Zitrus-Flavonoide sind Bestandteil von Präparaten gegen Venenerkrankungen und auch grippale Infekte.
Homöopathie: Homöopathische Zubereitungen werden bei Zahnfleischbluten angewendet.

Die Zitrone gelangte erst sehr spät aus dem Indischen Großraum in das chinesische Kaiserreich. Von dort aus gelangte sie über Handelwege nach Persien und Arabien. Zwischen dem 10. und 13. Jahrhundert verbreitete sich die Zitrone im Mittelmeergebiet. Bald galt Zitronensaft als Mittel gegen Skorbut, so wurden die Früchte von Seefahrern mitgenommen und die Samen der Pflanzen in aller Welt verbreitet.

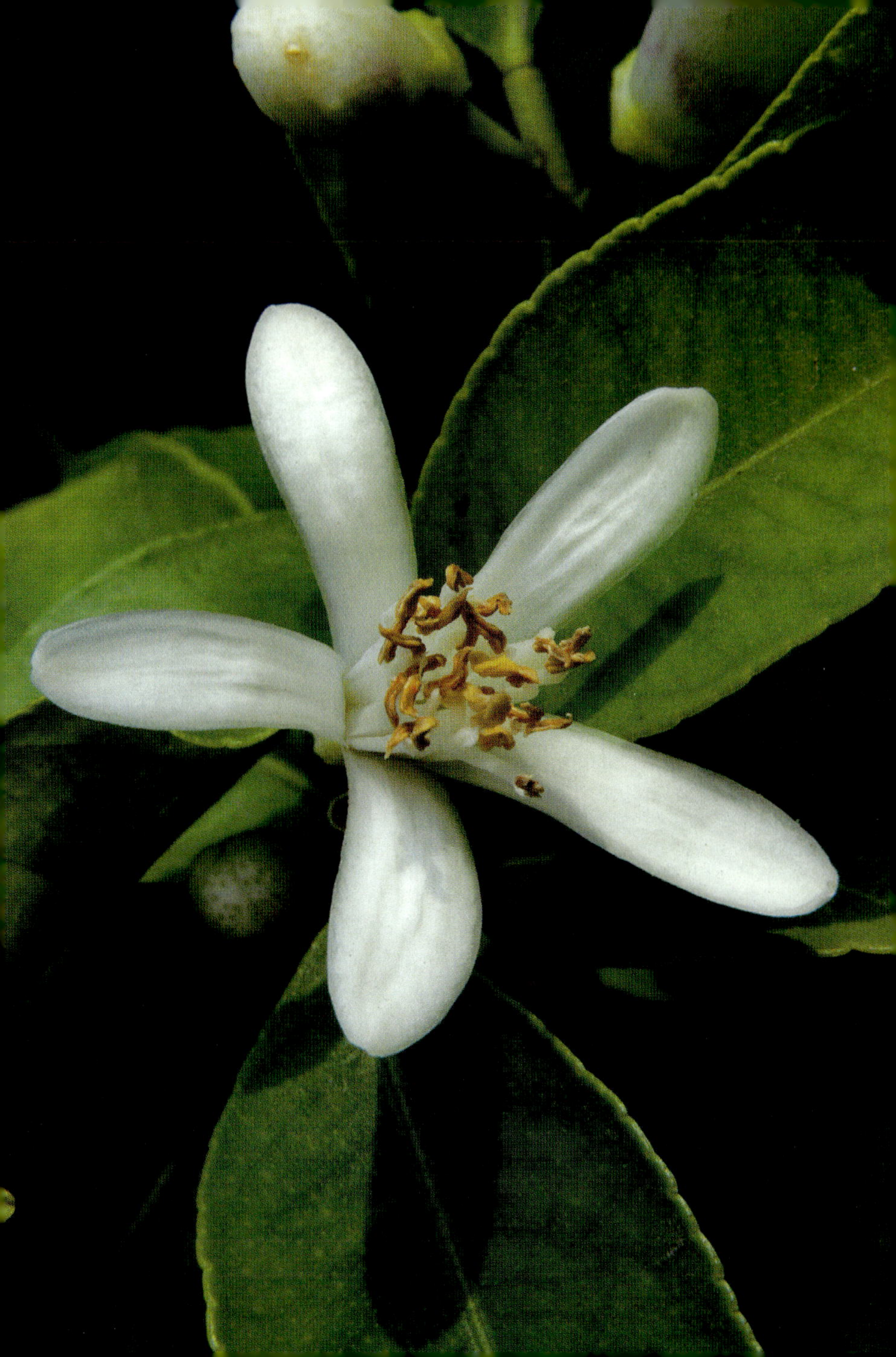

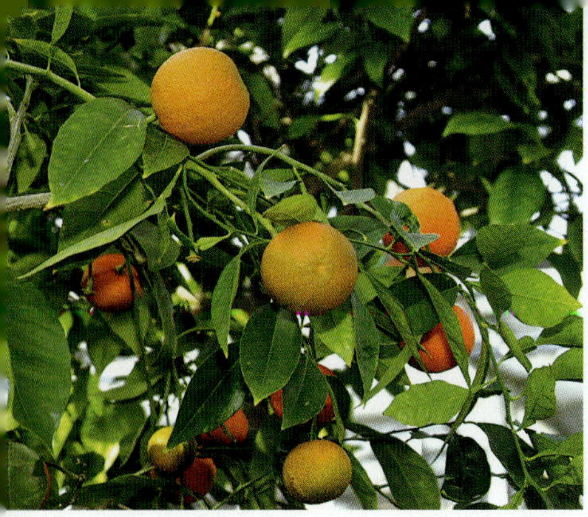

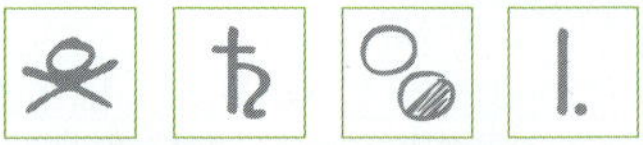

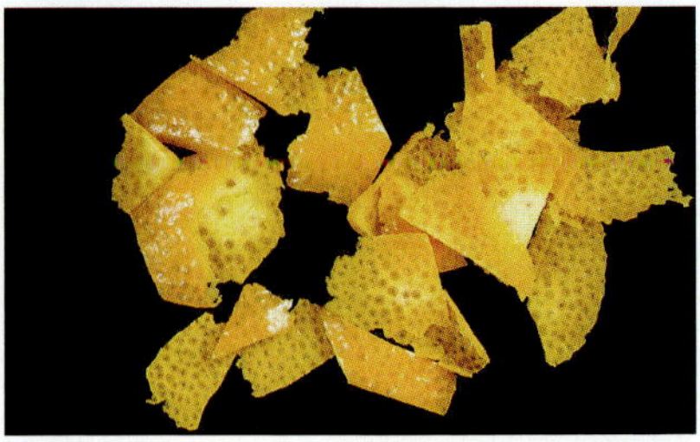

Citrus sinensis

Orange, Apfelsine

Verbreitung: USA; China.
Blatt: Leicht glänzend grün gefärbt; breit elliptisch; Blattspitzen zugespitzt.
Blüte: Radiärsymmetrische Einzelblüten, weiß, in Trauben zusammen stehend oder auch einzeln; IV–VI (Hauptblüte).
Frucht: Rundliche Beeren, orange.
Wuchs: Kübelpflanze; 1,2–2,0 m hoch; am Naturstandort 7–10 m hoch.
Standort: Sonniger bis absonniger Standort; frische, schwach saure Böden mit geringem bis normalem Nährstoffgehalt.
Drogen: Apfelsinenschalenöl – *Aurantii dulcis aetheroleum*. Das ätherische Öl wird aus frischen Fruchtschalen gewonnen. Apfelsinenschale – *Aurantii dulcis pericarpium*. Verwendet wird die frische oder getrocknete äußere Schicht der Fruchtwand von reifen Früchten.
Inhaltsstoffe: Wirksame Inhaltstoffe sind ätherisches Öl, Cumarinderivate und Flavonoide.
Wirkungen: Apfelsinenschale wirkt schwach appetitanregend und schwach verdauungsfördernd.
Verwendungen: Das ätherische Öl wird zum Aromatisieren von Arzneimitteln verwendet.
Vergiftungserscheinungen: Die gesamte Pflanze ist sehr schwach giftig. Photokontakt-Dermatitis und allergische Reaktionen sind möglich.
Allgemeines: Apfelsinenschalen sind häufig Bestandteil von Früchtetees.

Orangen wurde schon mehrere Jahrhunderte in China kultiviert, bevor sie in Europa Anfang des fünfzehnten Jahrhunderts (wahrscheinlich) durch die Araber eingeführt wurden. Christopher Kolumbus wird es zugeschrieben die ersten Samen nach Nordamerika gebracht zu haben, wo Pflanzungen von Orange und anderen Citrusarten angelegt wurden.

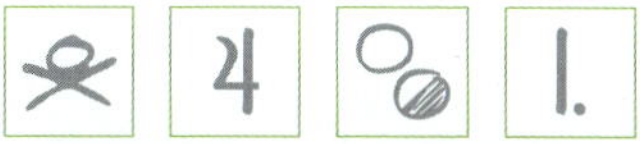

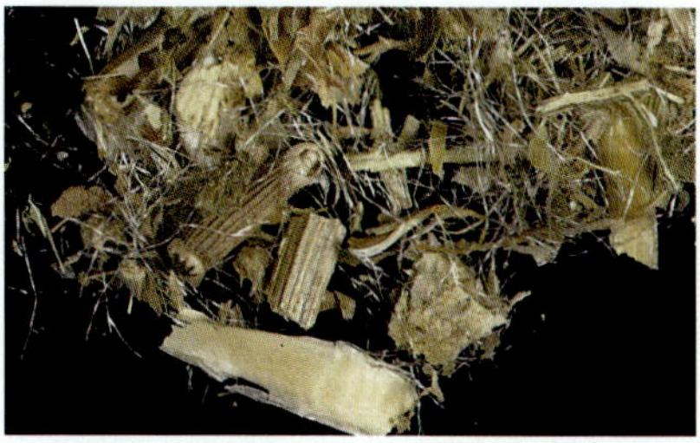

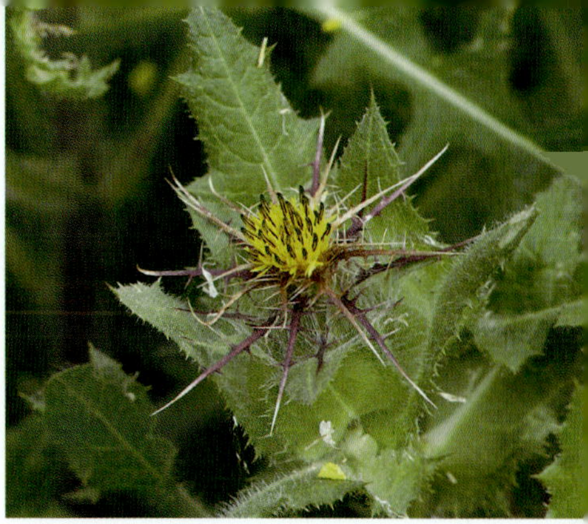

Cnicus benedictus

Benediktenkraut, Benediktendistel

Verbreitung: Frankreich und Benelux-Staaten; Iberische Halbinsel; Balkanhalbinsel; Mittelasien.
Blatt: Hellgrün gefärbt; länglich lanzettlich, fiederspaltig; Blattspitzen stachelspitzig – mit Stachelspitze.
Blüte: Körbchenartiger Blütenstand, gelb mit grüngelber Mitte, von großen, dornigen Hochblättern umgeben; IV–VII.
Frucht: Achänen.
Wuchs: Staude; 0,3–0,4 m hoch.
Standort: Sonniger bis absonniger Standort; trockene bis frische, schwach saure bis schwach alkalische Böden mit normalem bis hohem Nährstoffgehalt.
Drogen: Benediktenkraut – *Cnici benedicti herba*. Verwendet werden zur Blütezeit gesammelte und getrocknete oberirdische Pflanzenteile. *Cnicus benedictus* (HAB).
Inhaltsstoffe: Benediktenkraut enthält u. a. Bitterstoffe (Cnicin), Gerbstoffe, Flavonoide und ätherisches Öl.
Wirkungen: Benediktenkraut wirkt appetitanregend und verdauungsfördernd.
Verwendungen: Benediktenkraut wird als Tee oder Extrakt in Präparaten bei funktionellen Störungen der Verdauungsorgane, zur Appetitanregung, zur Steigerung der Magensaftsekretion und bei Leber- und Galleleiden verwendet.
Homöopathie: Homöopathische Zubereitungen werden bei chronischen Leberleiden angewendet.
Vergiftungserscheinungen: Die gesamte Pflanze ist schwach giftig. In hoher Dosierung kann es zu Brennen im Mund- und Rachenraum und zu Durchfällen kommen. Bei Berührung der Pflanze können allergische Kontaktdermatitiden ausgelöst werden.
Allgemeines: Der Extrakt wird als Bitterstoffträger in der Likörindustrie verwendet.

Bereits Dioskurides berichtete von der verdauungsfördernden Wirkung des Benediktenkrautes und empfahl es bei Magenstörungen. Danach geriet die Pflanze jedoch in Vergessenheit. Im 16. Jahrhundert beschrieb Adam Lonitzer das „Cardobenedikt“ in seinem Kräuterbuch, das Kraut fand Einzug in die Klosterheilkunde.

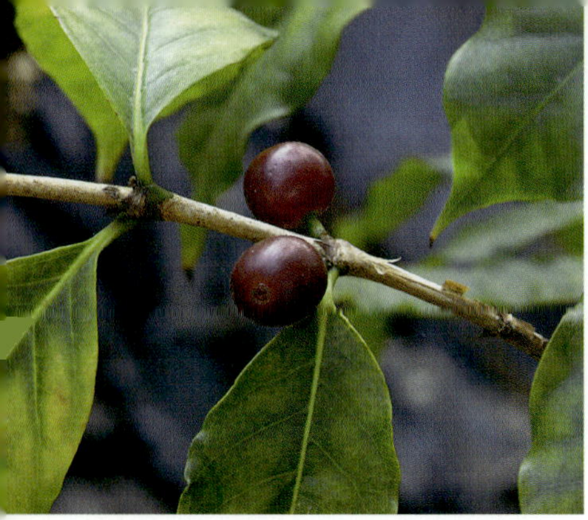

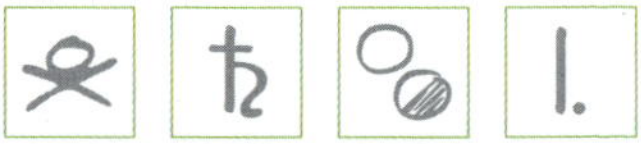

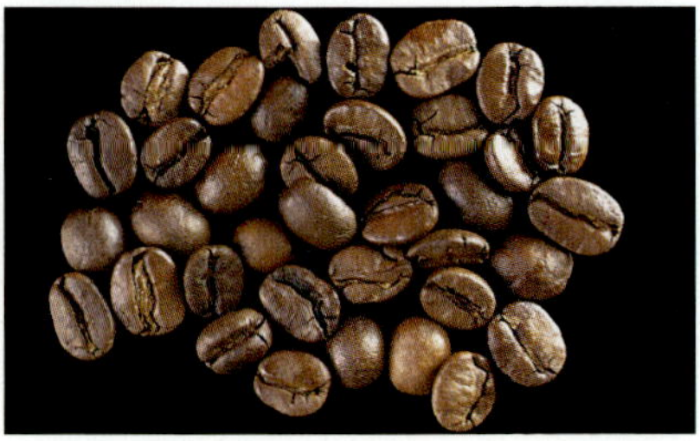

Coffea arabica

Kaffeestrauch, Bergkaffee

Verbreitung: Sudan; Äthiopien.
Blatt: Dunkelgrün gefärbt; länglich elliptisch; Blattspitzen spitz.
Blüte: Sternförmige, 4–5-teilige Einzelblüten, weiß, in den Blattachseln in Büscheln zusammen stehend.
Frucht: Zweisamige Steinfrüchte, rot.
Wuchs: Strauch; 1,0–1,5 m hoch; am Naturstandort 6–10 m hoch.
Standort: Sonniger bis absonniger Standort; frische, schwach saure bis neutrale Böden mit normalem bis hohem Nährstoffgehalt.
Drogen: Die geröstete Kaffeebohne – *Coffeae tostae semen*. Verwendet wird das von der Samenschale befreite, geröstete Endosperm. Kaffeekohle – *Coffea tostae carbo*. (überrösteter Kaffee).
Inhaltsstoffe: Kaffee enthält die Alkaloide Coffein, Theophyllin, Theobromin und Chlorogensäure.
Wirkungen: Coffein wirkt gefäßerweiternd auf die glatte Muskulatur, belebt und steigert die Herzmuskelleistung. Theophyllin und Theobromin verbessern die Durchblutung der Herzkranzgefäße und wirken harntreibend. Chlorogensäure erhöht die Magensaftsekretion.
Verwendungen: Die Reinalkaloide des Kaffees sind Bestandteil von zahlreichen Fertigpräparaten: Coffein gilt als stimulierendes Mittel bei Ermüdungserscheinungen, regt das Atem- und Kreislaufzentrum bei Kollapszuständen an und ist Bestandteil von schmerzstillenden Präparaten. Theophyllin wird gegen Durchblutungsstörungen und bei asthmatischen Erkrankungen eingesetzt; Theobromin wird in Kombination mit herzwirksamen Glykosiden oder mit harntreibenden Wirkstoffen angewendet. Kaffeekohle wird bei unspezifischen Darminfektionen gegeben.
Homöopathie: Homöopathische Anwendungsgebiete sind Schlaflosigkeit, Migräne und nervöses Herz.
Vergiftungserscheinungen: Giftige Pflanzenteile: Frucht (mittel giftig). In höheren Dosen tritt Aufregung, Schlaflosigkeit und Herzklopfen auf.
Allgemeines: Kaffee ist ein auf der ganzen Welt verbreitetes Genussmittel.

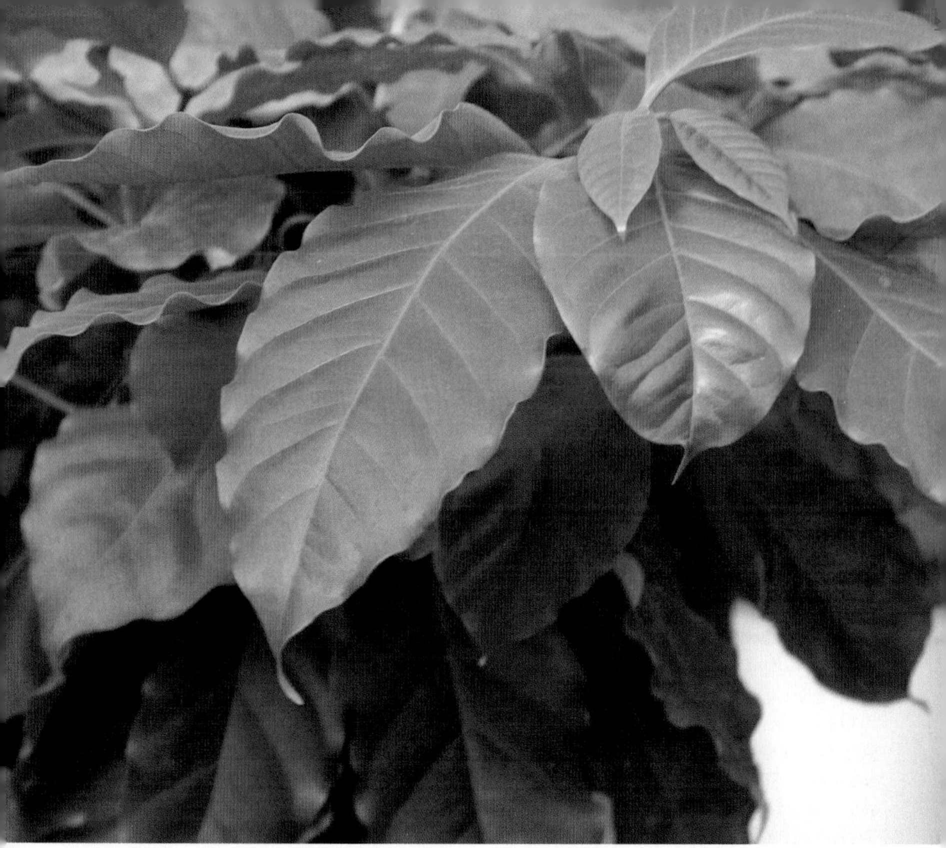

Schon im Griechenland der Antike bezieht sich Homer auf die wohltuende Wirksamkeit einer afrikanischen Pflanze, die im Kampf gegen die Traurigkeit oder Depressionen eingesetzt wurde. Nach einer Sage des 15. Jahrhundert entdeckte ein junger abessinischer Hirte die Wirksamkeit der Wunderpflanze neu; bald eroberte der Kaffee das gesamte Morgenland. Ende des 16. Jahrhundert brachte ein reicher Kaufmann aus Venedig das Getränk nach Italien; ein Jahrhundert später war der Kaffee auf dem europäischen Kontinent als Genussmittel ausgesprochen populär. Der Kaffee entwickelte sich zu einem Getränk für alle sozialen Schichten. Die Reichen tranken ihn morgens und am Nachmittag. Die ärmeren Schichten konsumierten Kaffee in Form von Kaffeesuppe. Um 1850 wurde Kaffee Volksgetränk. Durch die Erfindung der Dampfschifffahrt im 19. Jahrhundert wurden die Transportwege erheblich optimiert, der Grundstein für die industrielle Kaffeeproduktion war gelegt. Heute sind die wichtigsten Erzeugerländer Brasilien, Kolumbien und Mexiko.

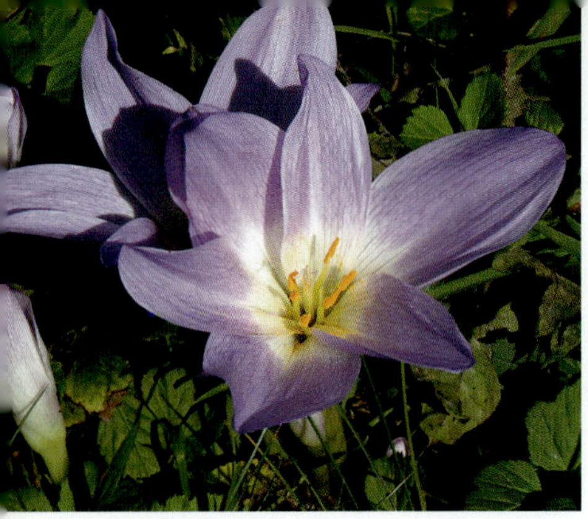

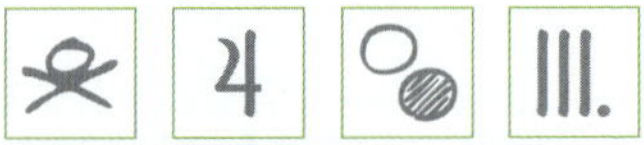

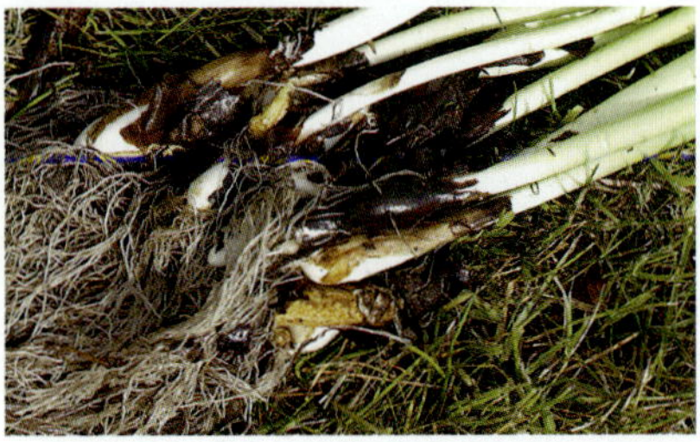

Colchicum autumnale

Herbstzeitlose

Verbreitung: Europa.
Blatt: Grün gefärbt; breit–lanzettlich; Blattspitzen stumpf.
Blüte: Trichterförmige Einzelblüten, rosaviolett; IX–X.
Frucht: Länglich-eiförmige Kapseln.
Wuchs: Zwiebel; 0,15–0,25 m hoch.
Standort: Sonniger Standort; frische, schwach saure bis schwach alkalische Böden mit hohem Nährstoffgehalt.
Drogen: Herbstzeitlosensamen – *Colchici semen* (DAC). Verwendet werden reife, getrocknete Samen. *Colchicum autumnale, Colchicum* (HAB). Verwendet werden frische, im Frühjahr gesammelte Knollen.
Inhaltsstoffe: Herbstzeitlosensamen enthalten Alkaloide, besonders Colchicin.
Wirkungen: Colchicin wirkt zellteilungshemmend.
Verwendungen: Colchicin wird in standardisierten Fertigpräparaten zur Behandlung von akuten Gichtanfällen verwendet.
Homöopathie: Homöopathische Anwendungsgebiete sind Gicht, Gelenkrheumatismus, Nierenentzündung und Entzündungen des Magen-Darm-Kanals.
Vergiftungserscheinungen: Die gesamte Pflanze ist sehr stark giftig. Erste Symptome sind erst 4–6 Stunden nach der Einnahme zu erwarten: Brennen und Kribbeln im Mund, Schluckbeschwerden, Übelkeit, Erbrechen, wässrige, zum Teil blutige Durchfälle, Temperaturabfall, Blutdrucksenkung, Krämpfe, Lähmungen, Tod durch Atemlähmung.
Warnungen: 5 g der Herbstzeitlosensamen gelten für Erwachsene als tödlich.

Die Herbstzeitlose war vor allem als Giftpflanze bekannt. Außerdem fand sie Verwendung als Aphrodisiakum, als Abführmittel und als Gichtmittel. Eingesetzt wurde sie auch zur Erweichung von Geschwüren, gegen Verrenkungen, sowie zum Ausziehen von Dornen und Pfeilen.

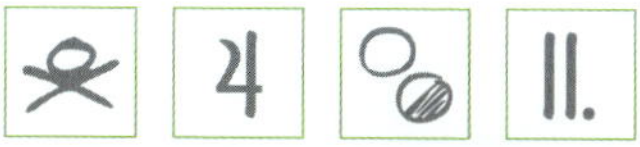

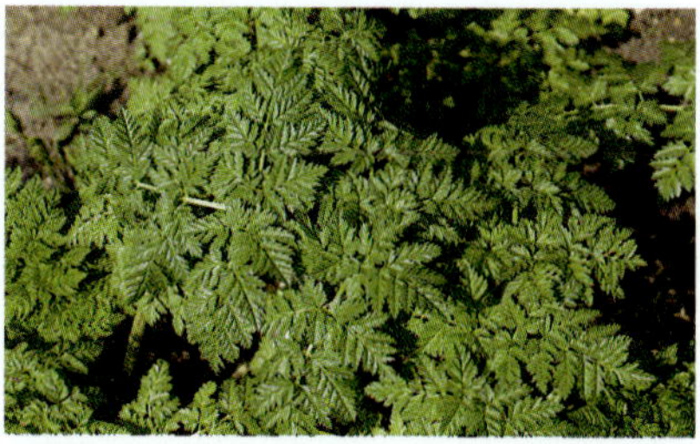

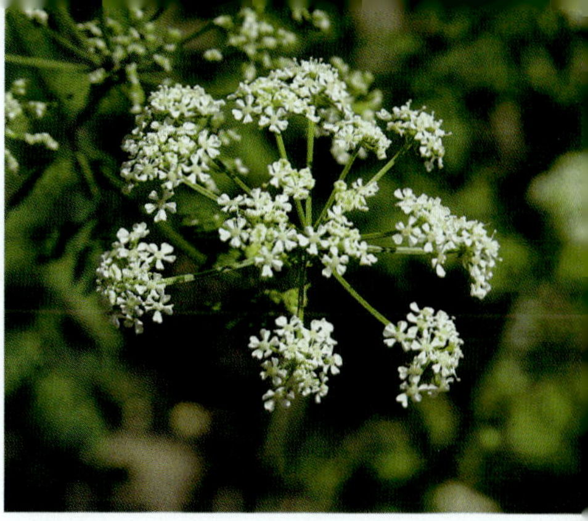

Conium maculatum

Gefleckter Schierling

Verbreitung: Europa; Kaukasusländer; Mittelasien; Südafrika; Nordwestafrika.
Blatt: Grün gefärbt; 3fach gefiedert; Blattspitzen spitz.
Blüte: Kleine, radiärsymmetrische Einzelblüten, weiß, später rötlich, Kelchblätter fehlend, in zusammengesetzten Dolden stehend; VI–VIII.
Frucht: Spaltfrüchte, eiförmig bis kugelig, gerippt.
Wuchs: Staude; 0,5–2,5 m hoch.
Standort: Sonniger bis absonniger Standort; frische bis feuchte, schwach saure bis schwach alkalische Böden mit hohem bis sehr hohem Nährstoffgehalt.
Drogen: Schierlingskraut – *Conii herba*. Verwendet werden getrocknete Blätter und blühende Zweigspitzen. *Conium maculatum, Conium* (HAB).
Inhaltsstoffe: Schierlingskraut enthält Alkaloide (Coniin, Conicein u. a.), Polyine und Furanocumarine. Der Alkaloidgehalt nimmt nach dem Trocknen der Pflanze ab.
Vergiftungserscheinungen: Die gesamte Pflanze ist sehr stark giftig (besonders die Früchte). Die Aufnahme erfolgt leicht und schnell durch die Schleimhäute. Vergiftungserscheinungen sind: Brennen in Mund und Rachen, aufsteigende Lähmungen, Kälte und Gefühllosigkeit. Der Tod erfolgt durch Atemlähmung bei meist vollem Bewusstsein.
Homöopathie: Homöopathische Anwendungsgebiete sind Neuralgien, Drüsenschwellungen und Verstimmungszustände.
Gefahren: Wegen der starken Giftigkeit darf Schierling auf keinen Fall selbst angewendet werden!
Warnungen: Das Gift wird auch über die unverletzte Haut aufgenommen.

Im Altertum wurde der Schierlingsbecher häufig zum Vollstrecken von Todesurteilen (Sokrates) verwendet. Im Mittelalter war die Pflanze Bestandteil von Hexensalbenrezepturen. Später wurde Schierling als Mittel gegen Krampfhusten und Nervenschmerzen verwendet. Aus heutiger Sicht kann nur eine homöopathische Anwendung empfohlen werden.

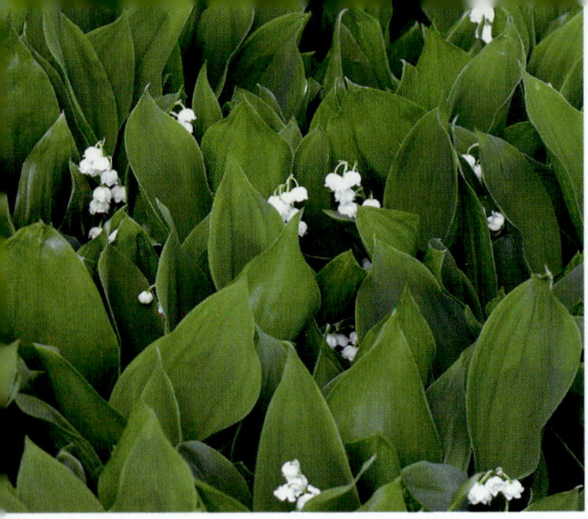

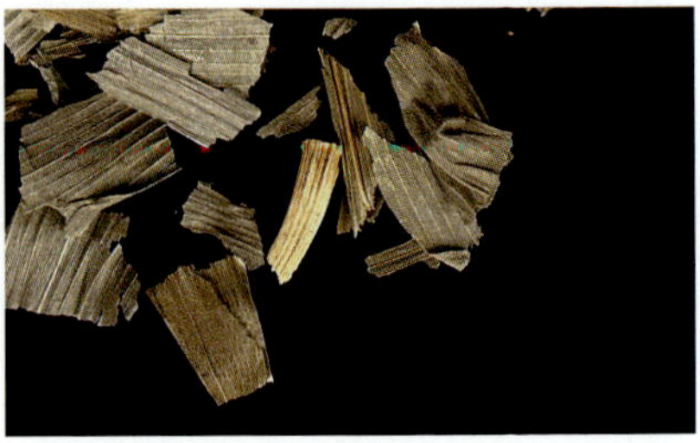

Convallaria majalis

Gewöhnliches Maiglöckchen,
Maienriesli

Verbreitung: Europa; Kaukasusländer; Russland; China; Korea; Japan.
Blatt: Hellgrün bis grün gefärbt; oval-breit-lanzettlich; Blattspitzen kurz zugespitzt bis spitz.
Blüte: Glockenförmige Einzelblüten, weiß, in Trauben; V.
Frucht: Kugelige Beeren, rot.
Wuchs: Staude; 0,15–0,20 m hoch.
Standort: Absonniger bis halbschattiger Standort; trockene bis frische, neutrale bis alkalische Böden mit geringem bis normalem Nährstoffgehalt.
Drogen: Maiglöckchenkraut – *Convallariae herba* (DAB). Verwendet werden während der Blütezeit gesammelte und getrocknete oberirdische Pflanzenteile. Maiglöckchenblüten – *Convallariae flos. Convallaria majalis* (HAB)
Inhaltsstoffe: Die Pflanze enthält etwa 40 verschiedene herzwirksame Glykoside, hauptsächlich Convallatoxin und Convallosid. Außerdem sind Steroidsaponine enthalten.
Wirkungen: Maiglöckchenkraut hat starke Herzwirkung.
Verwendungen: Die stark wirksamen Herzglykoside werden heute nur noch als Reinsubstanzen angewendet.
Homöopathie: Homöopathische Anwendungsgebiete sind Herzschwäche und Herzrhythmusstörungen.
Vergiftungserscheinungen: Die gesamte Pflanze ist sehr stark giftig. Bei oraler Aufnahme kommt es zu Übelkeit, Erbrechen und Durchfall. Es folgen Herzrhythmusstörungen, zunächst hoher, später niedriger Blutdruck, Herzschwäche und Herzstillstand.
Allgemeines: Das Pulver der Blüten war früher Bestandteil von Schnupftabak.
Warnungen: Bei Berührung ist mit Haut- und Augenreizungen zu rechnen.

Im Mittelalter war Maiglöckchenkraut häufig Bestandteil von Liebestränken. Für die Heilkunde wurde das Maiglöckchen erstmals in den Schriften der Hildegard von Bingen empfohlen.

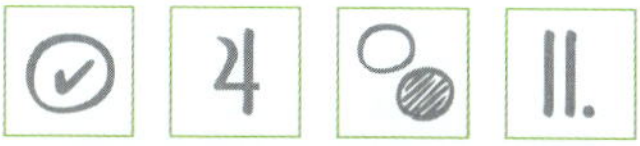

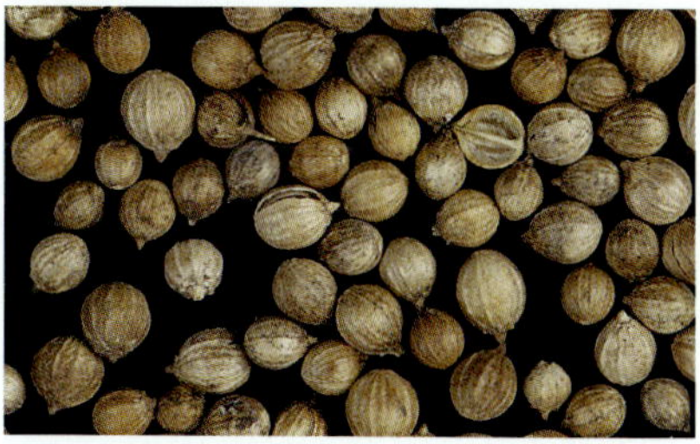

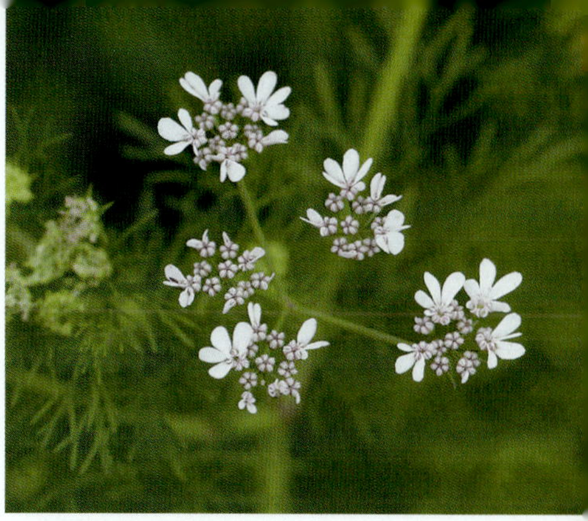

Coriandrum sativum
Koriander

Verbreitung: Europa.
Blatt: Grün gefärbt; linealisch; Blattspitzen spitz.
Blüte: Einzelblüten in Dolden, innere klein, radiär, äußere häufig vergrößert, zygomorph, weiß bis zartrosa; VI–VIII.
Frucht: Kugelige Spaltfrüchte, braun bis strohfarben; unreif, wie die ganze Pflanze, streng wanzenartig riechend.
Wuchs: Staude; 0,2–0,7 m hoch.
Standort: Sonniger Standort; frische, neutrale Böden mit normalem Nährstoffgehalt.
Drogen: Koriander – *Coriandri fructus*. Verwendet werden getrocknete reife Früchte.
Inhaltsstoffe: Koriander enthält ätherisches Öl mit 60–75 % Linalool. Es sind auch Gerbstoffe, Vitamin C und fettes Öl enthalten.
Wirkungen: Die ätherischen Öle regen die Magensaftsekretion an und wirken krampflösend, antimikrobiell und blähungstreibend.
Verwendungen: Koriander ist Bestandteil von Teemischungen zur Behandlung von Verdauungsstörungen und krampfartigen Magen-Darm-Störungen. Außerdem ist Koriander blähungstreibender Bestandteil in Abführtees und wird als Geschmackskorrigens für verschiedene Teemischungen verwendet. Die Tinktur ist Bestandteil von Fertigpräparaten.
Allgemeines: Koriander wird hauptsächlich als Gewürz (Bestandteil des Curry-Pulvers) und in der Likörindustrie verwendet.

Koriander zählt zu den ältesten uns bekannten Gewürzpflanzen. Er wird im Alten Testament, in ägyptischen Papyrusschriften und auch in chinesischen und indischen Medizinbüchern erwähnt.

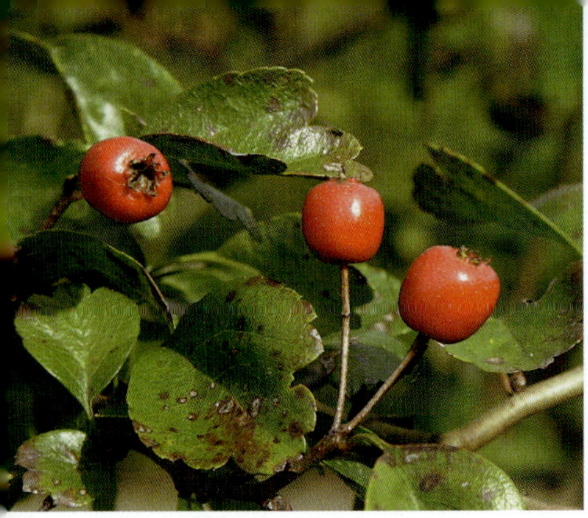

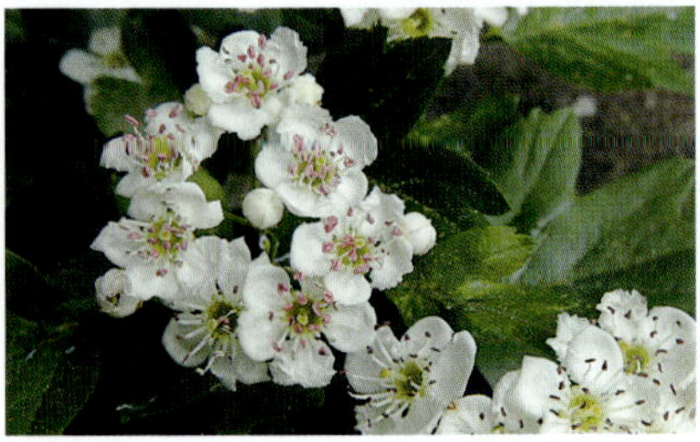

Crataegus laevigata
Zweigriffliger Weißdorn

Verbreitung: Europa.
Blatt: Oberseite dunkelgrün, Unterseite hell graugrün gefärbt; eiförmig–verkehrt eiförmig, fiederförmig gelappt; Blattspitzen spitz bis zugespitzt.
Blüte: Radförmige Einzelblüten, weiß, mit 2(–3) Griffeln, in Doldenrispen zusammen stehend; V–VI.
Frucht: Eiförmige Apfelfrüchte, scharlachrot, von Kelchblättern gekrönt, meist mit zwei Steinkernen.
Wuchs: Gehölz/Strauch; 5–8 m hoch; Durchmesser 2–5 m.
Standort: Sonniger bis halbschattiger Standort; trockene bis feuchte, schwach saure bis alkalische Böden mit normalem bis hohem Nährstoffgehalt.
Drogen: Weißdornblätter mit Blüten – *Crataegi folium cum flore*. Verwendet werden getrocknete, blütentragende Zweige. Weißdornblüten – *Crataegi flos* (DAC). Weißdornfrüchte, Hagedornbeeren – *Crataegi fructus*. *Crataegus* (HAB).
Inhaltsstoffe: Wirksame Inhaltstoffe sind u. a. Flavonoide, Procyanide und Amine.
Wirkungen: Weißdorn fördert die Durchblutung der Herzkranzgefäße und wirkt dabei leicht blutdrucksenkend.
Verwendungen: Weißdorn wird in Teemischungen oder als Extrakt in Kombinationspräparaten bei nachlassender Leistungsfähigkeit des Herzens im Alter und nach Infektionskrankheiten angewendet. Die Anwendung erfolgt in Stadien vor einer Behandlung mit Herzglykosiden. Weißdorn kann hierbei auch therapiebegleitend gegeben werden.
Homöopathie: Homöopathische Anwendungsgebiete sind Herz- und Kreislaufbeschwerden.

Bereits die großen Ärzte der Spätantike kannten und nutzten die Heilkräfte des Weißdorns. In der mittelalterlichen Klosterheilkunde wurde die Pflanze allerdings nicht verwendet. Spätere Werke beschrieben die Wirkung des Weißdorns und die Pflanze fand Einzug in die Volksheilkunde. Weißdorn wird gelegentlich gegen Durchfall und als Stärkungsmittel verwendet. Die Hauptanwendung beruht jedoch auf der Herzwirksamkeit.

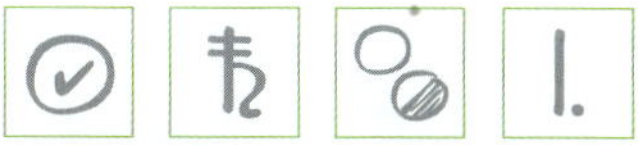

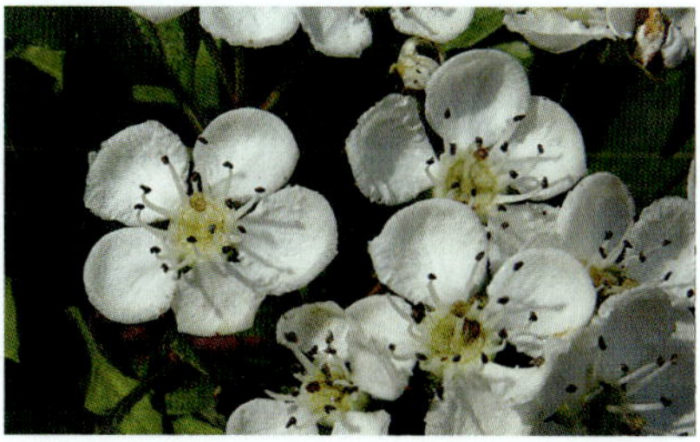

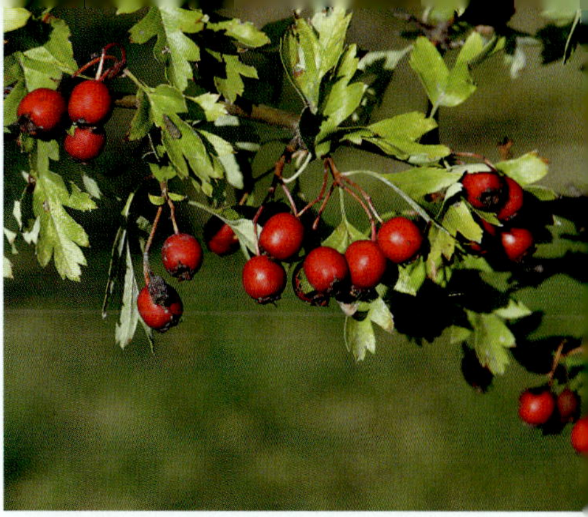

Crataegus monogyna
Eingriffliger Weißdorn

Verbreitung: Europa; Kaukasusländer; Levante; Türkei; Irak; Iran; Afrika.
Blatt: Oberseite dunkelgrün, Unterseite blaugrün gefärbt; eirund, handförmig gespalten; Blattspitzen spitz.
Blüte: Radförmige Einzelblüten, weiß, mit einem Griffel, Blütenstiele und -becher oft behaart, Kelchblätter länglich, in Doldenrispen; V–VI.
Frucht: Rundliche bis elliptische Apfelfrüchte, dunkelrot, von Kelchblättern gekrönt, mit einem Steinkern, von mehligfadem Geschmack.
Wuchs: Gehölz/Strauch; 3–8 m hoch; Durchmesser 3–5 m.
Standort: Sonniger bis halbschattiger Standort; sehr trockene bis feuchte, schwach saure bis alkalische Böden mit normalem bis hohem Nährstoffgehalt.
Drogen: Weißdornblätter mit Blüten – *Crataegi folium cum flore*. Weißdornblüten – *Crataegi flos* (DAC). Weißdornfrüchte, Hagedornbeeren – *Crataegi fructus*. *Crataegus* (HAB).
Inhaltsstoffe: Wirksame Inhaltstoffe sind u. a. Flavonoide, Procyanide und Amine.
Wirkungen: Weißdorn fördert die Durchblutung der Herzkranzgefäße und wirkt dabei leicht blutdrucksenkend.
Verwendungen: Weißdorn wird in Teemischungen oder als Extrakt in Kombinationspräparaten bei nachlassender Leistungsfähigkeit des Herzens im Alter und nach Infektionskrankheiten angewendet. Die Anwendung erfolgt in Stadien vor einer Behandlung mit Herzglykosiden. Weißdorn kann hierbei auch therapiebegleitend gegeben werden.
Homöopathie: Homöopathische Anwendungsgebiete sind Herz- und Kreislaufbeschwerden.

Bereits die großen Ärzte der Spätantike kannten und nutzten die Heilkräfte des Weißdorns. In der mittelalterlichen Klosterheilkunde wurde die Pflanze allerdings nicht verwendet. Spätere Werke beschrieben die Wirkung des Weißdorns und die Pflanze fand Einzug in die Volksheilkunde. Weißdorn wird gelegentlich gegen Durchfall und als Stärkungsmittel verwendet. Die Hauptanwendung beruht jedoch auf der Herzwirksamkeit.

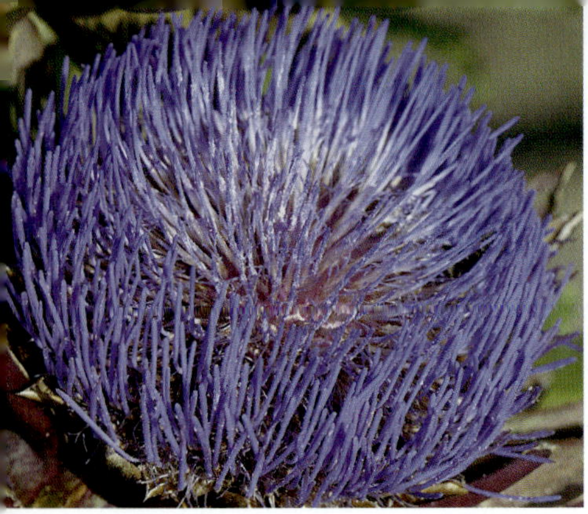

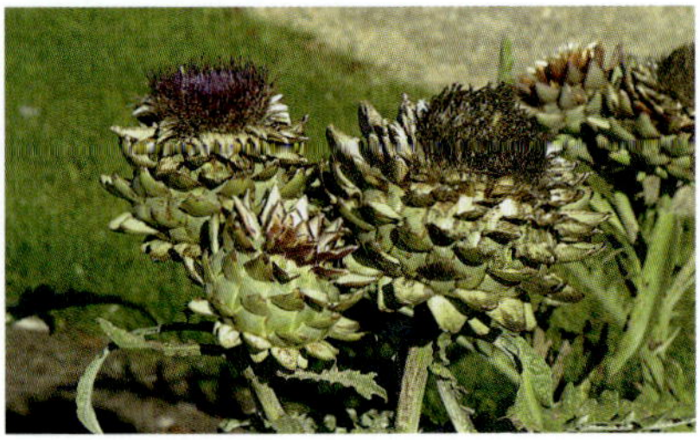

Cynara cardunculus Scolymus Grp.

Echte Artischocke,
Gemüseartischocke

Verbreitung: Gartenherkunft.
Blatt: Graugrün gefärbt; lanzettlich; Blattspitzen zugespitzt.
Blüte: Kugelige Köpfchen, blauviolett bis blau, Hüllblätter fleischig; VII–VIII.
Frucht: Eilängliche Achänen.
Wuchs: Staude; 0,3–0,6 m hoch.
Standort: Sonniger Standort; trockene bis frische, schwach saure bis schwach alkalische Böden mit normalem bis hohem Nährstoffgehalt.
Drogen: Artischockenblätter – *Cynarae folium*. Verwendet werden Grundblätter der noch nicht blühenden Pflanzen. *Cynara scolymus* (HAB). Verwendet werden frische, zur Blütezeit gesammelte oberirdische Pflanzenteile.
Inhaltsstoffe: Die Droge enthält Cynarin, Flavonoide und Bitterstoffe.
Wirkungen: Die Blätter werden zur industriellen Herstellung von Artischockenextrakten verwendet. Die Extrakte fördern die Galleproduktion und senken die Blutfettwerte.
Verwendungen: Artischockenpräparate werden bei durch Leberschwäche hervorgerufenen Verdauungsstörungen angewendet.
Homöopathie: Homöopathische Zubereitungen werden bei chronischen Leber-Galle-Beschwerden angewendet.
Allgemeines: Der Blütenboden mit den fleischigen Hüllblättern wird als Gemüse verwendet. Die Ernte erfolgt kurz vor dem Aufblühen der Pflanze.

Die Artischocke wurde bereits in der Antike als Heilpflanze und auch als Gemüse kultiviert. Die Pflanze gedeiht im warmen Klima Südeuropas, aber auch in Mitteleuropa. Seit dem 15. Jahrhundert breitete sich ihr Anbau bis nach England aus. Im Volksglauben wird der Artischocke bis heute eine aphrodisische Wirkung nachgesagt.

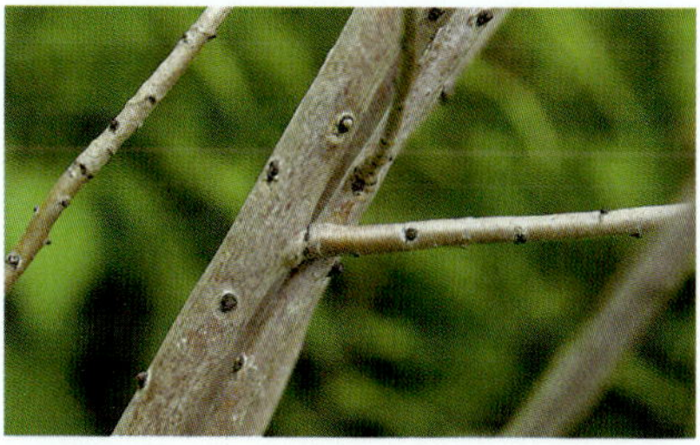

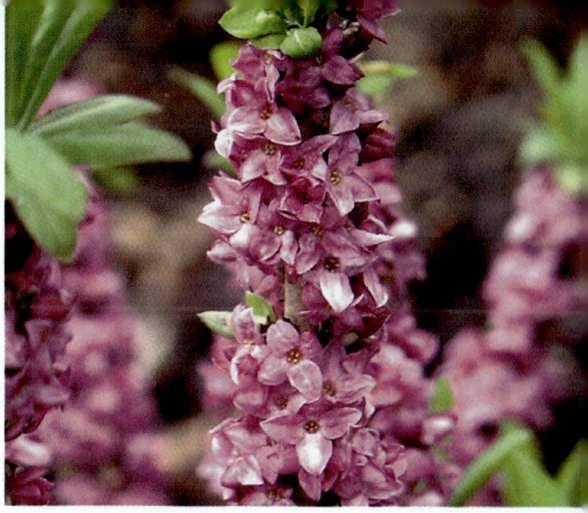

Daphne mezereum

Gewöhnlicher Seidelbast, Kellerhals

Verbreitung: Europa; Kaukasusländer; Russland; Türkei; Iran.
Blatt: Oberseite mattgrün, Unterseite hell blaugrün gefärbt; länglich lanzettlich; Blattspitzen stumpf bis zugespitzt.
Blüte: Röhrige Einzelblüten, 4-zipflig, purpurrosa bis purpurlila, meist zu dritt, dicht zusammen stehend, erscheinen vor dem Laub, stark duftend; II–IV.
Frucht: Eiförmig-längliche Steinfrüchte, scharlachrot, 1-samig, mit fleischigem Mesocarp.
Wuchs: Strauch; 1,0–1,5 m hoch; Durchmesser 1,0–1,5 m.
Standort: Absonniger bis licht schattiger Standort; trockene bis frische, schwach saure bis alkalische Böden mit normalem bis sehr hohem Nährstoffgehalt.
Drogen: Seidelbastrinde – *Mezeri cortex*. Seidelbastrinde wird vor der Blüte gesammelt. *Daphne mezereum, Mezereum* (HAB). Homöopathische Zubereitungen werden aus frischer Rinde hergestellt.
Inhaltsstoffe: Seidelbast enthält u. a. Daphnin und Flavonoide. Die Rinde enthält zusätzlich Daphnetoxin, die Samen Mezerein.
Homöopathie: Homöopathische Anwendungen sind Nervenschmerzen, Gürtelrose und Hauterkrankungen mit starkem Juckreiz.
Vergiftungserscheinungen: Die gesamte Pflanze ist sehr stark giftig. Bei oraler Aufnahme ist mit folgende Vergiftungserscheinungen zu rechen: zuerst Brennen und Kribbeln im Mund, Lippen- und Gesichtsschwellungen, Speichelfluss, Heiserkeit und Schluckbeschwerden. Es folgen Benommenheit, starke Bauch- und Kopfschmerzen, Krämpfe, Brechreiz, blutige Durchfälle und zuletzt Kreislaufkollaps. Bei Berührung der Pflanze ist mit Rötungen, Schwellungen und Blasen auf der Haut zu rechnen.

Seidelbast wurde früher häufig in Salben zur Behandlung von rheumatischen Beschwerden und chronischen Hautleiden verwendet. Davon muss heute wegen den häufig aufgetretenen, schweren Vergiftungen abgeraten werden.

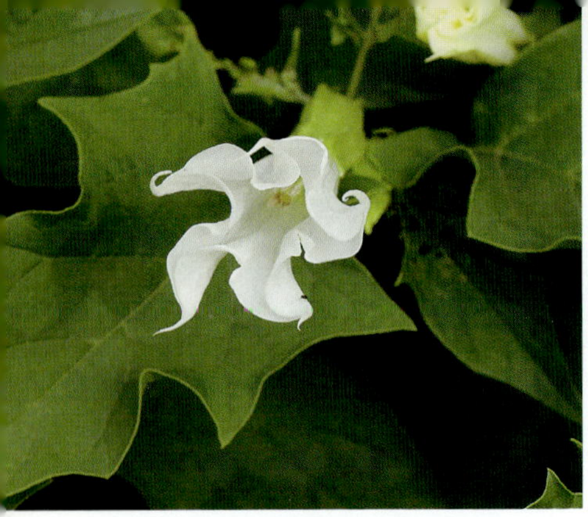

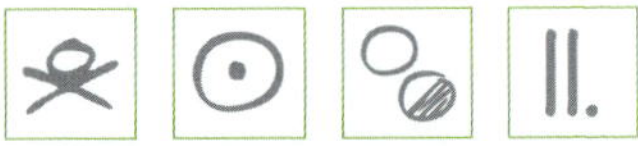

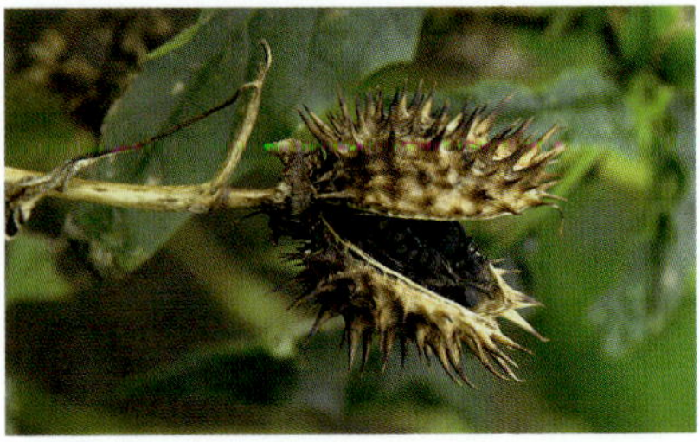

Datura stramonium

Weißer Stechapfel,
Gemeiner Stechapfel

Verbreitung: Europa; Tropen.
Blatt: Dunkelgrün gefärbt; eiförmig, gelappt; Blattspitzen zugespitzt.
Blüte: Radiärsymmetrische, trichterförmige Einzelblüten, Krone mit langen, feinen Zipfeln, weiß, selten blauviolett; VII–X.
Frucht: Eiförmige Kapseln, jung grün, später braun, dicht mit Stacheln besetzt, selten glatt.
Wuchs: Einjährig/Staude; 0,4–1,0 m hoch.
Standort: Sonniger bis absonniger Standort; trockene bis frische, schwach saure bis schwach alkalische Böden mit hohem bis sehr hohem Nährstoffgehalt.
Drogen: Stechapfelblätter – *Stramonii folium*. Verwendet werden getrocknete Blätter oder getrocknete Blätter mit blühenden Zweigspitzen. Stechapfelsamen – *Stramonii semen*. *Datura stramonium, Stramonium* (HAB). Die homöopathische Urtinktur wird aus dem frischen Kraut gewonnen.
Inhaltsstoffe: Hauptwirkstoffe sind Tropanalkaloide, hauptsächlich Hyoscyamin und Scopolamin und weitere Nebenalkaloide. Außerdem sind Flavonoide und Cumarine enthalten.
Wirkungen: Stechapfel wirkt krampflösend, sekretionseinschränkend, pupillenerweiternd und erhöht die Puls- und Herzfrequenz.
Verwendungen: Der Extrakt ist Bestandteil von Kombinationspräparaten gegen Krampfhusten, asthmatische Beschwerden und Parkinson.
Homöopathie: Homöopathische Anwendungsgebiete sind fieberhafte Infektionen, nervöse Reizzustände, Keuchhusten, Asthma und verschiedene Neuralgien.
Vergiftungserscheinungen: Die gesamte Pflanze ist sehr stark giftig. Vergiftungserscheinungen sind: Erregung von Heiterkeit bis Tobsucht, Übelkeit, Hautreizungen, Sinnestäuschung und Benommenheit, Pupillenerweiterung und Sehstörungen und zuletzt Atemlähmung.
Gefahren: Der Missbrauch der Pflanze kann zu schweren, auch lebensgefährlichen, Vergiftungen führen.
Warnungen: Vor einer Selbstbehandlung mit Stechapfel muss ausdrücklich gewarnt werden!

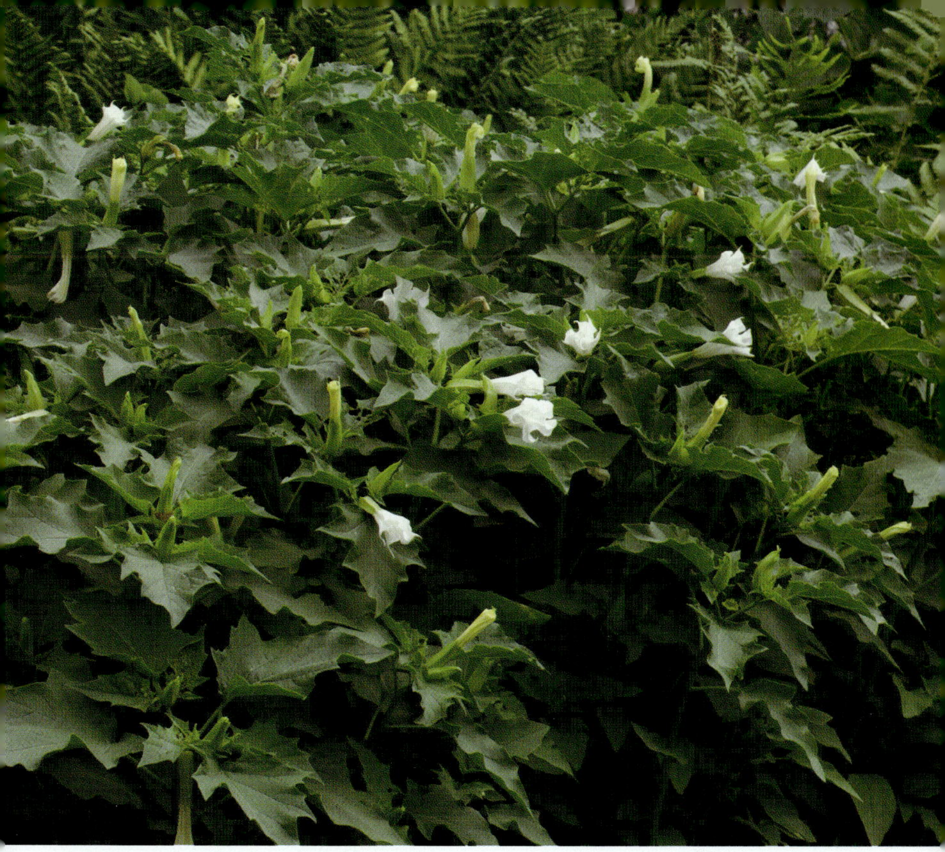

Kaum eine andere Pflanze hat eine so hervorragende Bedeutung als Heil- und Zauberpflanze in der Kulturgeschichte der Menschheit gefunden. Theophrast schrieb, dass jeder, der auch nur 4,2 g vertilge, sich fühlen wird wie jemand, der den Teufel im Leibe habe, die doppelte Menge erzeuge Halluzinationen und vorübergehende Verrücktheit, bei der dreifachen verlöre man für immer den Verstand, bei der vierfachen trete der Tod ein. Dioskurides schrieb dasselbe und Plinius fügt hinzu, dass Stechapfelsaft als Speergift verwendet wurde.

Die alten peruanischen Ärzte konnten Medizin zubereiten, die betäubend und schmerzlindernd wirkte, Visionen erzeugte oder tötete. Im alten Peru wurden sogar Schädeloperationen durch den Stechapfel möglich. In Europa ist der Stechapfel erst zu Beginn der Neuzeit eingeführt worden. Die Blätter wurden wie Bilsenkraut und Tollkirsche als Rauschmittel und als Bestandteil von Hexensalben verwendet. Als Heilpflanze wurde Stechapfel bei Rheuma, Nervenschmerzen, Hustenreiz und Asthma eingesetzt.

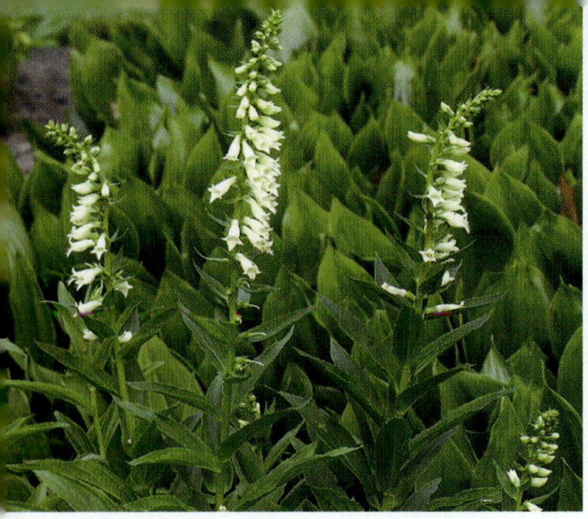

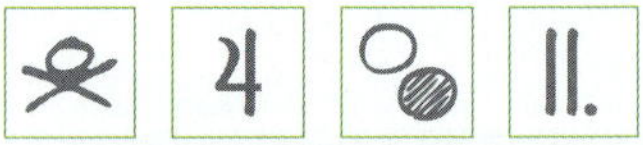

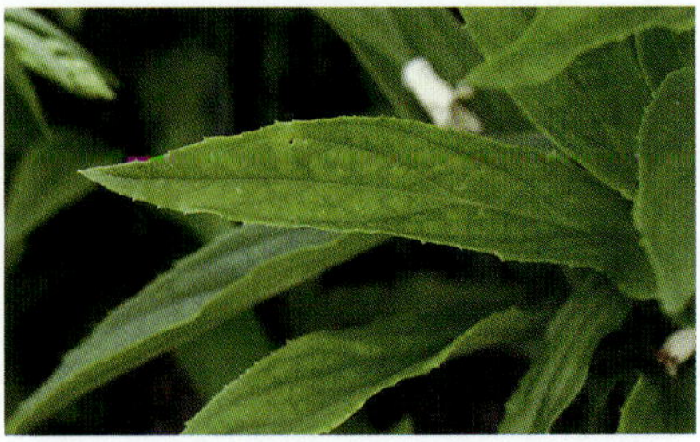

Digitalis lanata

Wolliger Fingerhut

Verbreitung: Österreich; Ungarn; Balkanhalbinsel.
Blatt: Dunkelgrün gefärbt; lanzettlich; Blattspitzen zugespitzt.
Blüte: Rachenförmige Einzelblüten, wollig behaart, hellbräunlich, braun geadert, Unterlippe vergrößert, weißlich, in einseitswendigen Trauben; VII–VIII.
Frucht: Eiförmige Kapseln, aufspringend.
Wuchs: Staude; 0,1–0,6 m hoch.
Standort: Sonniger Standort; trockene bis frische, schwach saure bis neutrale Böden mit normalem Nährstoffgehalt.
Drogen: Digitalis-Lanata-Blätter – *Digitalis lanatae folium*. Verwendet werden die von einjährigen Pflanzen geernteten und getrockneten Blätter.
Inhaltsstoffe: Der Wollige Fingerhut enthält über 80 herzwirksame Glykoside. Die wichtigsten sind Lanatosid A, B und C. Außerdem sind Steroidsaponine und Flavonoide enthalten.
Wirkungen: Herzwirksame Glykoside steigern die Herzmuskeltätigkeit.
Verwendungen: Digitalis lanata ist leichter anzubauen als Digitalis purpurea und enthält 3–5-mal mehr Wirkstoffe. Die Droge wird zur Gewinnung der Reinglykoside verwendet. Diese gelten im Vergleich mit denen des Roten Fingerhuts als besser verträglich.
Vergiftungserscheinungen: Die gesamte Pflanze ist sehr stark giftig. Vergiftungserscheinungen sind: Abfallen der Herzfrequenz, Übelkeit und Erbrechen, Magen-Darm-Koliken, Sehstörungen, Lähmungen und Krämpfe. Der Tod tritt durch Herzstillstand ein.

> Der wollige Fingerhut kommt in Mitteleuropa nicht wild vor und wurde auch nicht in Gärten kultiviert. Er fand daher in den mittelalterlichen Schriften und Kräuterbüchern keine Erwähnung.

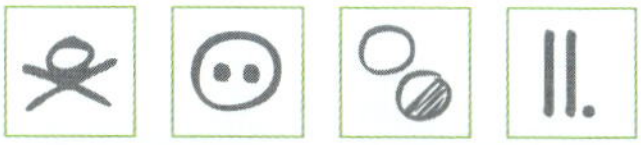

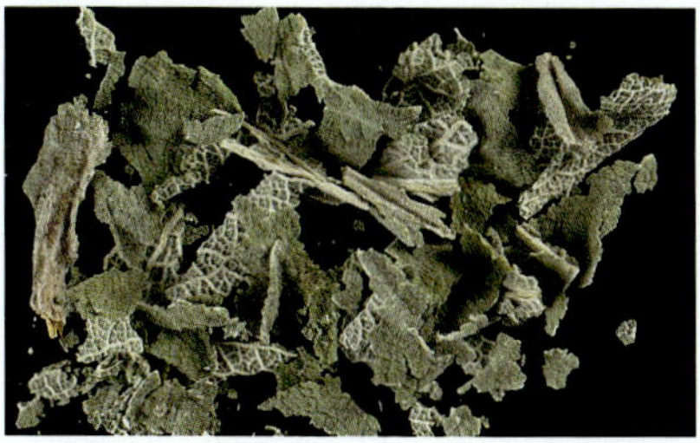

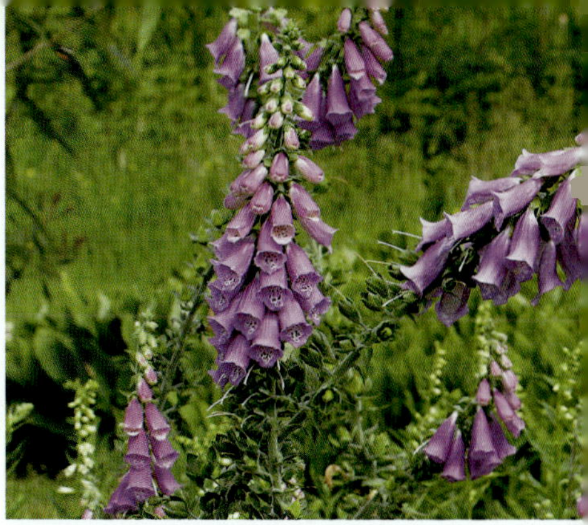

Digitalis purpurea

Roter Fingerhut, Waldglocke

Verbreitung: Europa; Marokko; Makaronesien.
Blatt: Graugrün gefärbt; eilanzettlich–eiförmig; Blattspitzen zugespitzt.
Blüte: Rachenförmige Einzelblüten mit kurzem Saum, purpurrot, innen mit dunkleren, weiß umrandetem Flecken, in einseitswendigen Trauben; VI–VII.
Frucht: Schmalzylindrische Kapseln, aufspringend.
Wuchs: Staude/zweijährig; 0,8–1,3 m hoch.
Standort: Sonniger bis halbschattiger Standort; frische bis feuchte, saure bis neutrale Böden mit normalem bis hohem Nährstoffgehalt.
Drogen: Digitalis-Purpurea-Blätter – *Digitalis purpureae folium*. Verwendet werden die von einjährigen Pflanzen geernteten und getrockneten Blätter. *Digitalis purpurea, Digitalis* (HAB). Verwendet werden frische Blätter.
Inhaltsstoffe: Der Rote Fingerhut enthält über 30 herzwirksame Glykoside. Die wichtigsten sind die Purpureaglykoside A und B, Digitoxin, Gitoxin und Gitaloxin.
Wirkungen: Herzwirksame Glykoside steigern die Herzmuskeltätigkeit.
Verwendungen: Der Rote Fingerhut wird heute zur Gewinnung der Reinglykoside (bes. Digitoxin) angebaut. Diese sind Bestandteil von Spezialpräparaten zur Behandlung von Herzschwäche.
Homöopathie: Homöopathische Anwendungsgebiete sind Herzschwäche und Migräne.
Vergiftungserscheinungen: Die gesamte Pflanze ist sehr stark giftig. Vergiftungserscheinungen sind: Abfallen der Herzfrequenz, Übelkeit und Erbrechen, Magen-Darm-Koliken, Sehstörungen, Lähmungen und Krämpfe. Der Tod tritt durch Herzstillstand ein.
Gefahren: Der Rote Fingerhut ist eine unserer stärksten Giftpflanzen. Jede Selbstbehandlung muss unterbleiben!

Die medizinische Anwendung des Fingerhuts ging wahrscheinlich von den nordischen Ländern aus. Er wurde bei verschiedenen Krankheiten wie Leber- und Milzleiden, Epilepsie und auch als Wundkraut angewendet.

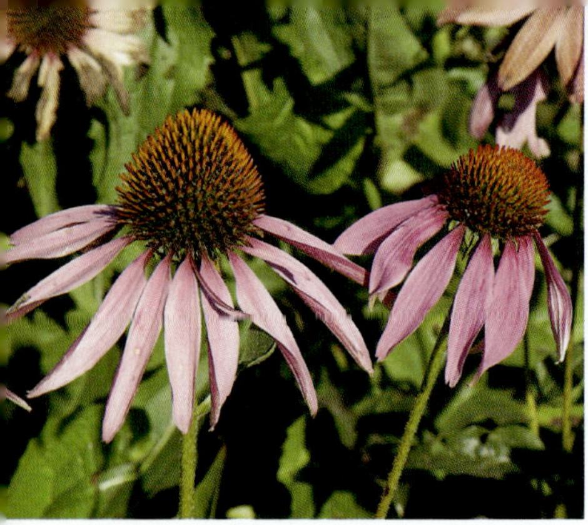

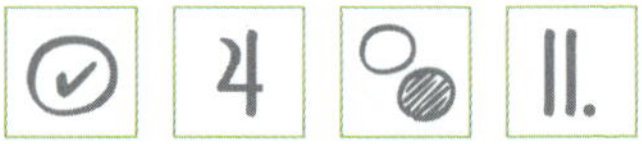

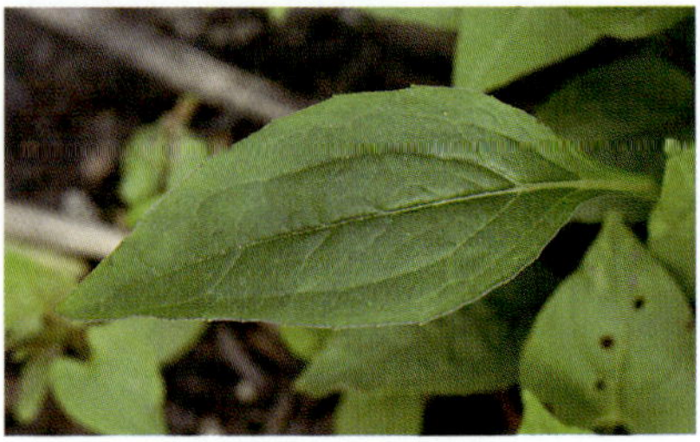

Echinacea purpurea

Roter Sonnenhut, Igelkopf

Verbreitung: USA.
Blatt: Dunkelgrün gefärbt; eiförmig-lanzettlich; Blattspitzen lang zugespitzt.
Blüte: Köpfchen, randständige Zungenblüten weinrot, hängend bis waagerecht abstehend, Scheibe gewölbt, stachelig, goldbraun; VII–IX.
Frucht: Achänen keilförmig, vierkantig, an der Basis abgerundet.
Wuchs: Staude; 0,9–1,1 m hoch.
Standort: Sonniger Standort; frische, schwach saure bis schwach alkalische Böden mit normalem Nährstoffgehalt.
Drogen: Sonnenhutkraut – *Echinaceae purpureae herba*. Sonnenhutwurzel – *Echinaceae purpureae radix*. Verwendet werden frische oder getrocknete ober- oder unterirdische Pflanzenteile. *Echinacea purpurea* (HAB). Verwendet werden blühende, frische oberirdische Pflanzenteile.
Inhaltsstoffe: Sonnenhut enthält Polysaccharide, Kaffeesäurederivate (z. B. Cichoriensäure), Alkamide, Flavonoide und ätherisches Öl.
Wirkungen: Sonnenhutextrakte wirken antibakteriell, antiviral und immunmodulierend.
Verwendungen: Der Extrakt ist Bestandteil von Fertigarzneimitteln zur Steigerung der körpereigenen Abwehr, gegen leichte fiebrige Infektionen und grippale Infekte (innerlich angewendet); gegen Entzündungen (innerlich und äußerlich angewendet) und zur Wundbehandlung schlecht heilender Wunden (äußerlich angewendet).
Homöopathie: Homöopathische Anwendungsgebiete sind fieberhafte Infekte.

Sonnenhut wurde von den Indianern Nordamerikas schon lange genutzt; sie verwendeten den Pflanzenbrei zum Verbinden von Wunden. In Europa wurde Sonnenhut erst im 20. Jahrhundert als Arzneipflanze bekannt.

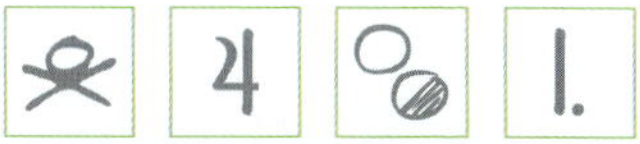

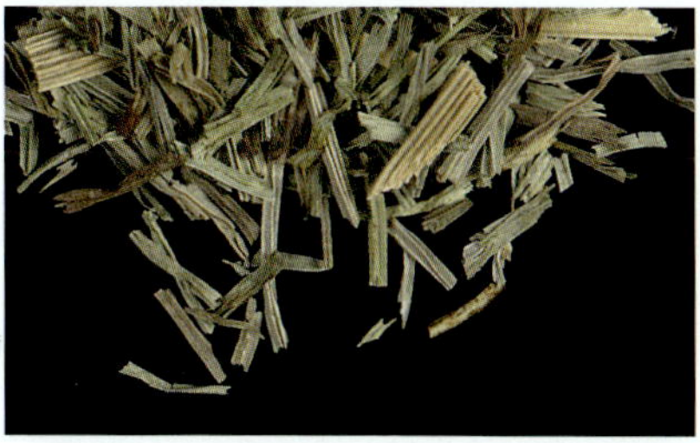

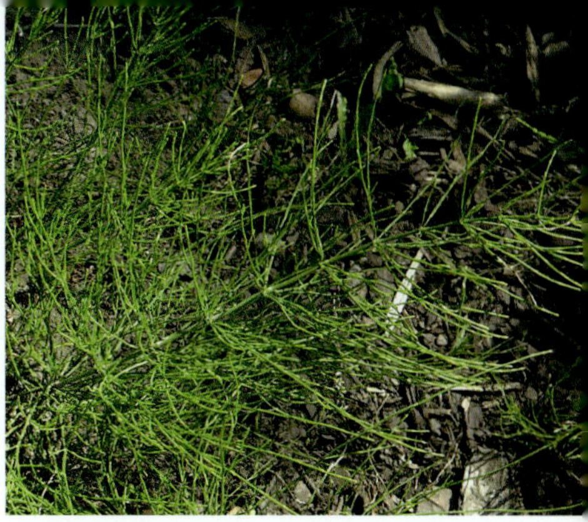

Equisetum arvense

Acker-Schachtelhalm, Zinnkraut

Verbreitung: Europa; Alaska; Kanada; USA; Mittelasien; Korea; Japan; Himalaja.
Blatt: Grün gefärbt; Blätter klein, quirlständig, zu einer geschlossenen Scheide zusammengewachsen.
Blüte: Ährenartige Sporophyllstände an fertilen Sprossen, diese erscheinen vor den sterilen Sprossen und sterben nach der Sporenreife ab.
Wuchs: Staude; 0,2–0,5 m hoch.
Standort: Sonniger bis halbschattiger Standort; frische, schwach saure bis schwach alkalische Böden mit geringem Nährstoffgehalt.
Drogen: Schachtelhalmkraut – *Equiseti herba*. Verwendet werden getrocknete sterile Sprosse. *Equisetum arvense* (HAB).
Inhaltsstoffe: Schachtelhalmkraut enthält Flavonoide, Saponine, mineralische Betandteile (vorwiegend Kieselsäure und Kaliumsalze) sowie geringe Mengen Alkaloide.
Wirkungen: Schachtelhalmkraut wirkt in erster Linie harntreibend.
Verwendungen: Schachtelhalmkraut wird als Tee oder in Teemischungen zur Durchspülung bei bakteriellen und entzündlichen Erkrankungen der ableitenden Harnwege verwendet. Der Tee wird auch bei chronischem Husten und bei stoffwechselbedingter Anschwellung der Beine angewendet. Äußerlich wird Schachtelhalmkraut in Bädern oder Umschlägen bei Frostschäden, Durchblutungsstörungen, Schwellungen nach Knochenbrüchen und bei rheumatischen Beschwerden angewendet. Der Extrakt ist Bestandteil von Fertigpräparaten unterschiedlicher Indikation (z. B. Wundmitteln zur äußerlichen Anwendung).
Gefahren: Ackerschachtelhalm darf nur bei genauer Kenntnis auch der giftigen Arten gesammelt werden.
Warnungen: Die Pflanze gilt als ungiftig.

Bereits in der Antike war die blutstillende Wirkung des Ackerschachtelhalms bekannt. Auch die mittelalterliche Klostermedizin nutzte das Kraut intensiv. Die Volksmedizin nutzte die Pflanze bei starken Monatsblutungen und Nasenbluten. Schachtelhalm wurde früher auch zum Putzen von Zinn verwendet (Zinnkraut).

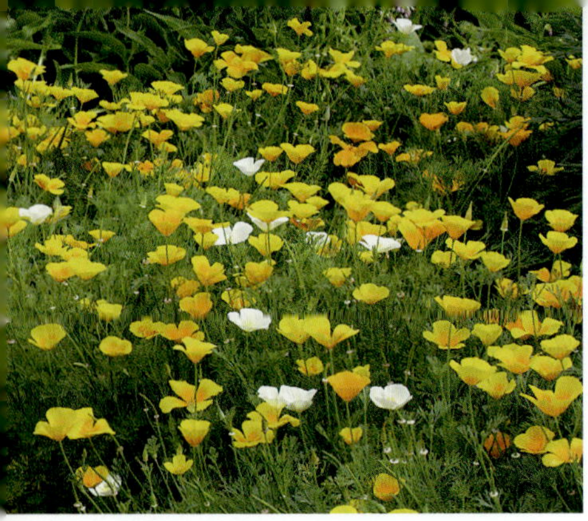

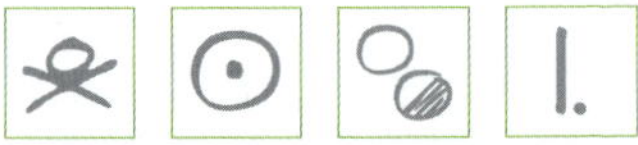

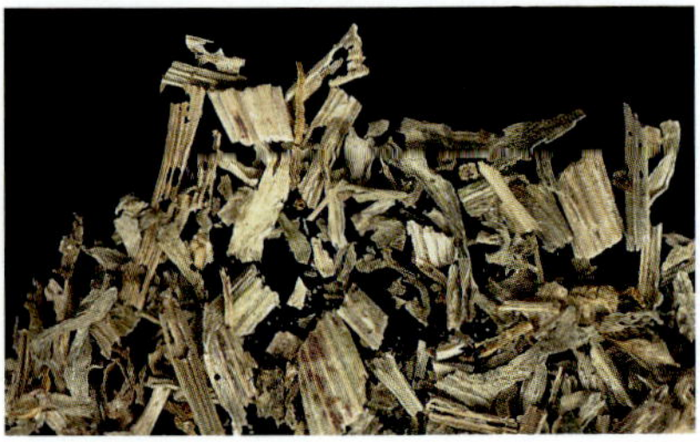

Eschscholzia californica

Kalifornischer Kappenmohn,
Kalifornischer Goldmohn

Verbreitung: Mitteleuropa; USA.
Blatt: Blaugrün gefärbt; linealisch; Blattspitzen spitz oder stumpf.
Blüte: Radiärsymmetrisch, schalenförmig, orange bis orangegelb, Blüten sind bei trübem Wetter geschlossen; V–X.
Frucht: Länglich zylindrische Kapseln.
Wuchs: Einjährig/Staude; 0,3–0,5 m hoch.
Standort: Sonniger bis absonniger Standort; trockene, neutrale Böden mit normalem Nährstoffgehalt.
Drogen: Kalifornisches Mohnkraut – *Eschscholziae herba*. Verwendet wird getrocknetes blühendes Kraut.
Inhaltsstoffe: Kalifornischer Kappenmohn enthält Alkaloide wie Californidin, Eschscholzin, Protopin und Allocryptopin.
Wirkungen: Die Pflanze hat schwach narkotische, angstlösende, krampflösende und schmerzlindernde Wirkung.
Verwendungen: Kalifornischer Kappenmohn wird zur Gewinnung von Californidin verwendet. Californidin ist Bestandteil von Kombinationspräparaten gegen Schlafstörungen, nervöse Übererregbarkeit, depressive Verstimmungen und auch Leber- und Gallenerkrankungen.
Homöopathie: Homöopathische Zubereitungen werden bei Schlafstörungen angewendet.
Vergiftungserscheinungen: Die gesamte Pflanze ist schwach giftig. Die Pflanze hat schwach narkotische Wirkung.

Der Goldmohn wird seit prähistorischer Zeit von den Indianern als Heil- und Rauschmittel verwendet. Er gilt als Schlafmittel und mildes Narkotikum und wurde außerdem zur Wundheilung, zur Behandlung von Verdauungsstörungen und auch als Brechmittel verwendet. Heute ist der Kappenmohn die Wappenblume von Kalifornien.

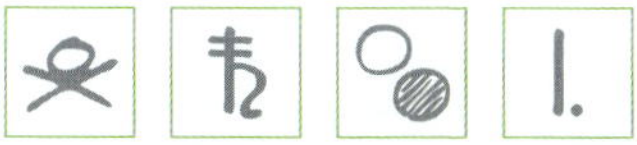

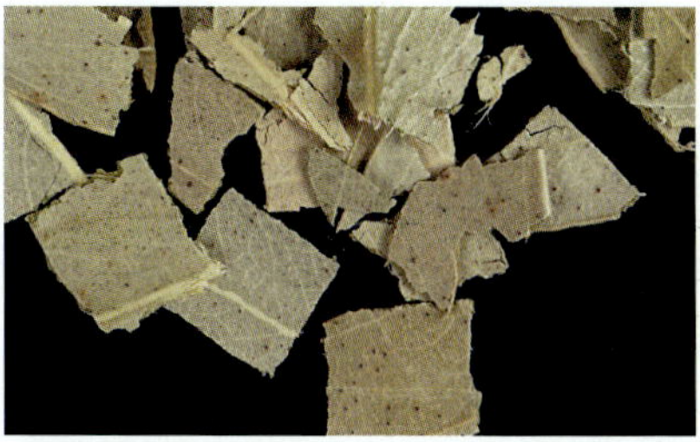

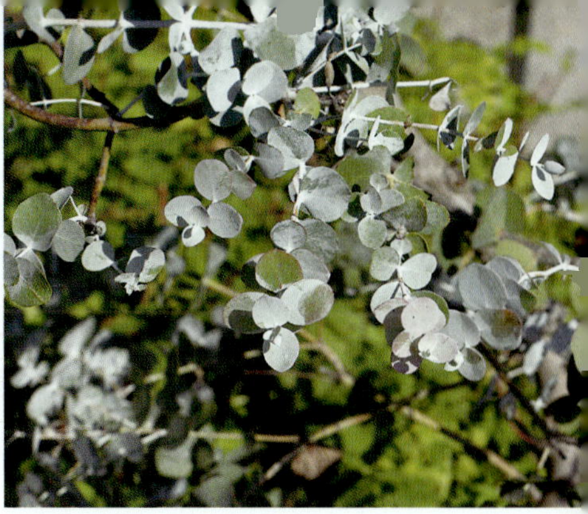

Eucalyptus globulus

Eukalyptus, Blaugummibaum

Verbreitung: USA; Australien.
Blatt: Grün gefärbt; oval–länglich elliptisch; Blattspitzen zugespitzt (Folgeblätter) oder abgerundet.
Blüte: Einzeln, blattachselständig, gelblich bis rot, Staubgefäße entspringen den verwachsenen Blütenblättern, die zur Reife ihre Haube abwerfen.
Frucht: Kreiselförmige Kapseln mit 2–4 Fächern.
Wuchs: Gehölz; am Naturstandort 40–60 m hoch.
Standort: Sonniger Standort; Topfpflanzensubstrat mit Landerde.
Drogen: Eucalyptusöl – *Eucalypti aetheroleum*. Das ätherische Öl wird aus frischen Blättern oder Zweigspitzen gewonnen. Eucalyptusblätter – *Eucalypti folium*. *Eucalyptus globulus, Eucalyptus* (HAB).
Inhaltsstoffe: Der Hauptwirkstoff ist das ätherische Öl mit Eucalyptol (=Cineol). Alle weiteren Inhaltsstoffe wie Gerbstoffe, Flavonoide und Triterpene sind Begleitstoffe.
Wirkungen: Das ätherische Öl wirkt schleimlösend, krampflösend, antibakteriell und auswurffördernd.
Verwendungen: Salben oder andere Eucalyptuszubereitungen werden bei schleimigem Husten und Asthma eingesetzt. Badekonzentrate wirken durchblutungsfördernd und werden bei rheumatischen Beschwerden angewendet.
Homöopathie: Homöopathische Zubereitungen werden bei Entzündungen der Atemwege, der Nieren und der ableitenden Harnwege angewendet.
Vergiftungserscheinungen: Giftige Pflanzenteile: Laub (sehr schwach giftig). In größeren Dosen wirkt das ätherische Öl lähmend auf die Zentralnerven. Es verursacht Verdauungsstörungen, Erbrechen, Durchfall und Kreislaufstörungen.

Eucalyptus wird seit dem 19. Jahrhundert im Mittelmeergebiet zum Trockenlegen von Sümpfen gepflanzt. Die Volksmedizin nutzt die Blattdroge als Magen-Darm-Mittel sowie als auswurfförderndes Mittel bei schleimigem Husten.

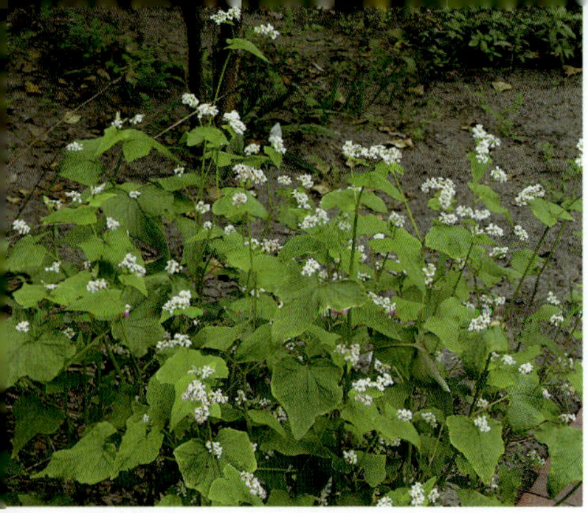

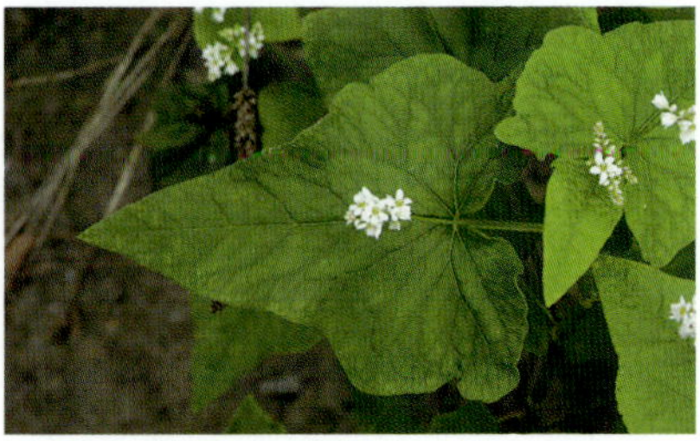

Fagopyrum esculentum

Echter Buchweizen

Verbreitung: Europa; Russland; Mittelasien; China.
Blatt: Grün gefärbt; spießförmig-dreieckig; Blattspitzen spitz.
Blüte: Einzelblüten radiärsymmetrisch, ausgebreitet, weiß bis blassrosa, in Doldenrispen zusammen stehend; VI–IX.
Frucht: Nüsse mit drei scharfen, ganzrandigen Kanten.
Wuchs: Staude; 0,5–0,7 m hoch.
Standort: Sonniger Standort; trockene bis frische, schwach saure bis neutrale Böden mit geringem bis normalem Nährstoffgehalt.
Drogen: Buchweizenkraut – *Fagopyri esculenti herba*. Verwendet wird getrocknetes blühendes Kraut. *Fagopyrum esculentum, Fagopyrum* (HAB). Verwendet werden frische oberirdische Pflanzenteile.
Inhaltsstoffe: Die Droge enthält Flavonoide (Rutin), Gerbstoffe und Fagopyrin.
Wirkungen: Rutin senkt die Durchlässigkeit der Kapillarwände, schränkt die Kapillarbrüchigkeit ein und wirkt der Wassereinlagerung im Gewebe entgegen.
Verwendungen: Hauptanwendungsgebiet der Droge ist die unterstützende Behandlung von Venenerkrankungen (Durchblutungsstörungen, Venenschwäche, Krampfadern, Ödeme).
Homöopathie: Homöopathische Zubereitungen werden bei Kopfschmerzen, bei juckenden Hautkrankheiten und bei Lebererkrankungen angewendet.
Vergiftungserscheinungen: Fagopyrin wirkt phototoxisch.
Allgemeines: Die als Nahrungsmittel verwendeten Früchte sind fagopyrinfrei. Buchweizengrütze gilt als kräftigende Diät für ältere Menschen und Menschen, die eine schwere Krankheit überstanden haben.

Buchweizen gelangte im 14. Jahrhundert nach Mitteleuropa und wurde auf den armen Heideböden Nordwestdeutschlands und Hollands angebaut. Buchweizen wurde in erster Linie zu Grütze, Gries oder Mehl verarbeitet.

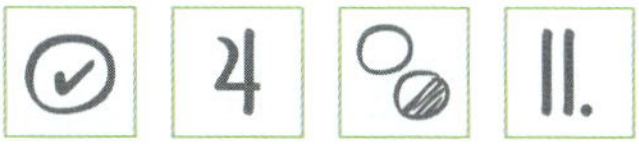

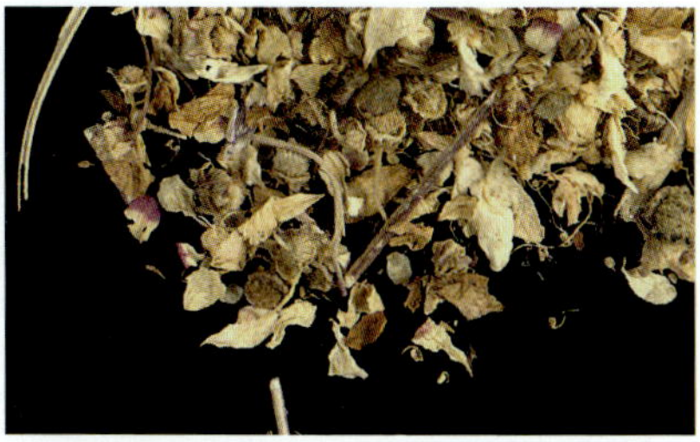

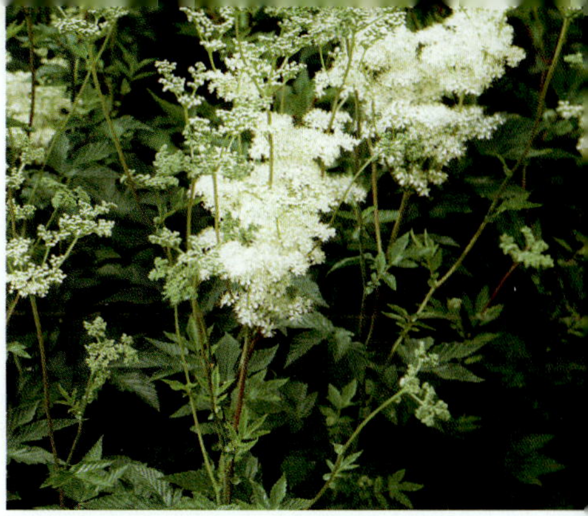

Filipendula ulmaria

Echtes Mädesüß

Verbreitung: Europa; Kaukasusländer; Mittelasien.
Blatt: Grün gefärbt; lanzettlich-eiförmig; Blattspitzen zugespitzt.
Blüte: Sternförmige Einzelblüten, weiß bis gelblich weiß, in Trichterrispen stehend; VI–VIII.
Frucht: Nussartige Kapseln.
Wuchs: Staude; 0,6–1,0 m hoch.
Standort: Sonniger bis absonniger Standort; frische bis feuchte, schwach saure Böden mit normalem bis hohem Nährstoffgehalt.
Drogen: Mädesüßblüten – *Spiraeae flos*. Verwendet werden getrocknete Blüten. Mädesüßkraut – *Spiraeae herba*. Verwendet wird blühendes Kraut. *Filipendula ulmaria, Spiraea ulmaria* (HAB). Verwendet wird die frische Wurzel.
Inhaltsstoffe: Die Droge enthält Salicylderivate (Glykoside des Salicylaldehyds und des Methylsalicylats), Flavonoide (Spiraeosid) und Gerbstoffe (Gallotannine und Ellagitannine).
Wirkungen: Mädesüß hat schweiß- und harntreibende Wirkung.
Verwendungen: Mädesüß ist Bestandteil von Teemischungen (Blasen- und Nierentee) und wird zu Schwitzkuren bei beginnenden Erkältungen verwendet.
Homöopathie: Homöopathische Anwendungsgebiete sind rheumatische Beschwerden und Schleimhautentzündungen.

> Die Volksmedizin kennt die Verwendung von Mädesüßtee bei Rheuma und bei Gicht. Auch als Färberpflanze hat Mädesüß eine lange Tradition.

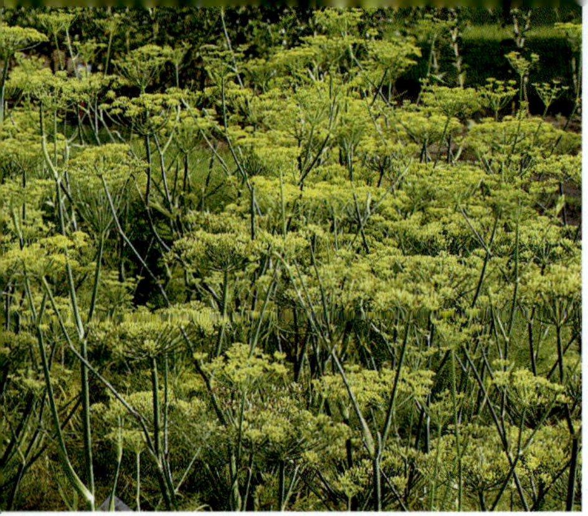

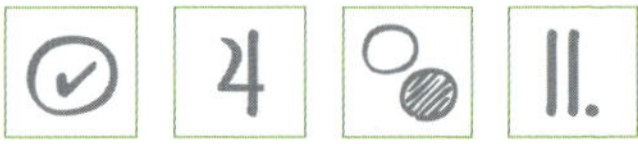

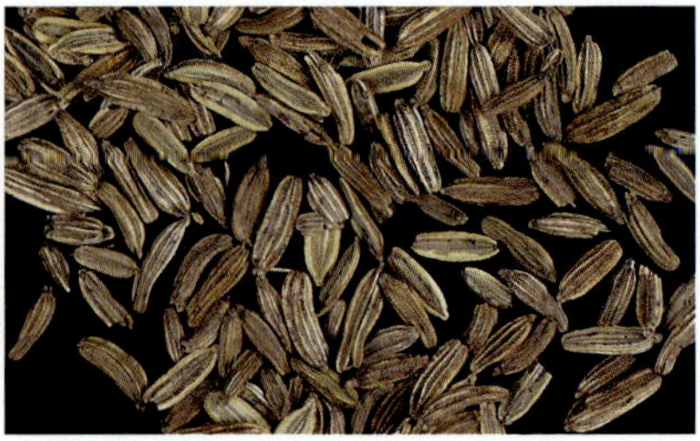

Foeniculum vulgare subsp. vulgare var. vulgare

Bitterer Fenchel

Verbreitung: Europa.
Blatt: Grün gefärbt; linealisch; Blattspitzen zugespitzt.
Blüte: Kleine Einzelblüten, gelb, in zusammengesetzten Dolden aus 12–25 Döldchen; VII–IX.
Frucht: Spaltfrüchte, in zwei Teilfrüchte zerfallend.
Wuchs: Staude; 0,8–2,0 m hoch.
Standort: Sonniger Standort; trockene bis frische, neutrale Böden mit normalem Nährstoffgehalt.
Drogen: Bitterer Fenchel – *Foeniculi amari fructus*. Verwendet werden getrocknete Früchte. Fenchelöl – *Foeniculi aetheroleum* (DAB). *Foeniculum vulgare, Foeniculum* (HAB).
Inhaltsstoffe: Bitterer Fenchel enthält mindestens 4 % ätherisches Öl mit 60 % Anethol, bis 15 % Fenchon und bis 5 % Estragol.
Wirkungen: Fenchelfrüchte haben schleimlösende, auswurffördernde, krampflösende, blähungstreibende und antibakterielle Wirkung.
Verwendungen: Besonders der Bittere Fenchel wird als Bestandteil von Husten-, Abführ- und Magen-Darm-Tees verwendet. Extrakt und ätherisches Öl sind Bestandteil von Fertigpräparaten gegen leichte Magen-Darm-Störungen, gegen Katarrhe der oberen Luftwege und von Abführmitteln. Säuglingen und Kleinkindern wird bei leichten Verdauungsstörungen Fenchelhonig gegeben.
Allgemeines: Fenchel ist ein beliebtes Gewürz in Backwaren und Likören.
Der größte Teil der Welternte wird zur Gewinnung des in der Aroma-, Lebensmittel- und Kosmetikindustrie benötigten Anethols verwendet.

Die Geschichte der Anwendung des Fenchels lässt sich bis in die Antike zurückverfolgen. Auch in den Hochkulturen Ägyptens, Chinas und Arabiens war Fenchel eine geschätzte Heil- und Gewürzpflanze. Sie wurde auch in den mittelalterlichen Klostergärten angebaut. In der Volksmedizin gilt Fencheltee als milchbildend bei stillenden Frauen. Fenchelhaltiges Augenwasser soll Ermüdungserscheinungen günstig beeinflussen.

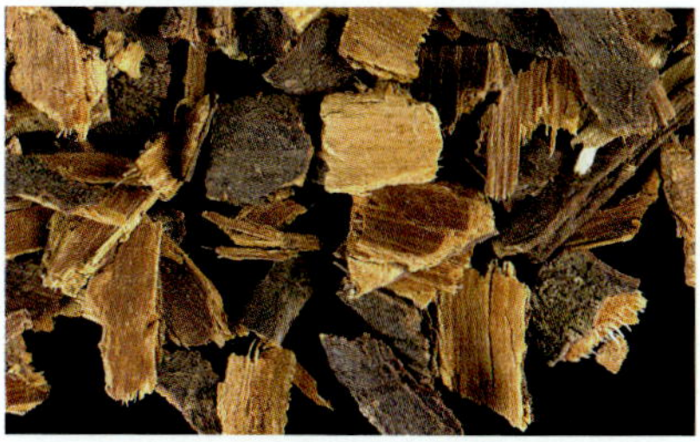

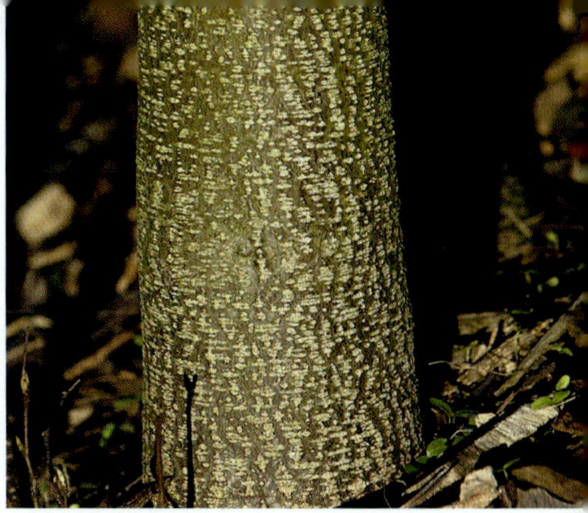

Frangula alnus

Faulbaum, Gemeiner Faulbaum

Verbreitung: Europa; Kaukasusländer; Mittelasien; Syrien; Iran; Afrika.
Blatt: Oberseite dunkelgrün, Unterseite hellgrün gefärbt; breit eiförmig–elliptisch; Blattspitzen stumpf zugespitzt.
Blüte: Trichterförmige Einzelblüten, 5-zählig, mit spitzen Zipfeln, grünlich weiß, in Büscheln zusammen stehend; V–VII.
Frucht: Kugelige Steinfrüchte, schwarzrot, unreif rot, mit 2–3 Steinkernen.
Wuchs: Strauch; 2,0–4,0 m hoch; Durchmesser 2,0–3,0 m.
Standort: Sonniger bis schattiger Standort; trockene bis sehr feuchte, stark saure bis neutrale Böden mit geringem bis normalem Nährstoffgehalt.
Drogen: Faulbaumrinde – *Frangulae cortex*. Verwendet wird die im späten Frühjahr geschälte und getrocknete Rinde der Stämme und Zweige. *Frangula* (HAB). Verwendet wird frische Rinde.
Inhaltsstoffe: Die Droge enthält 6 % Anthranoide. In der frischen Rinde reduzierte Anthron- und Dianthronglykoside, die in der gelagerten Rinde in oxidierter Form (Glucofranguline, Franguline) vorliegen. Außerdem sind Peptidalkaloide und Gerbstoffe enthalten.
Wirkungen: Faulbaumrinde wirkt abführend.
Verwendungen: Die Droge wird als Abführtee verwendet oder ist Bestandteil von abführenden Teemischungen.
Homöopathie: Homöopathische Zubereitungen werden bei Verdauungsschwäche und bei Neigung zu Durchfall angewendet.
Vergiftungserscheinungen: Giftige Pflanzenteile: Laub, Rinde und Frucht (mittel giftig). Der Genuss von Beeren kann zu starken Durchfällen führen.
Allgemeines: Reines Frangulin kann als UV-Sonnenschutzmittel in Sonnenkosmetika eingesetzt werden.
Gefahren: Wie alle drastischen Abführmittel soll Faulbaumrinde nicht andauernd verwendet werden.

Faulbaumrinde wurde ursprünglich äußerlich zur Behandlung von eitrigen Hautentzündungen und faulen Zähnen verwendet (Faulbaum). Weitere Anwendungsgebiete waren Hämorrhoiden, Leber- und Milzleiden sowie Wassersucht. Bis heute verwendet die Volksmedizin Faulbaumrinde als Abführmittel.

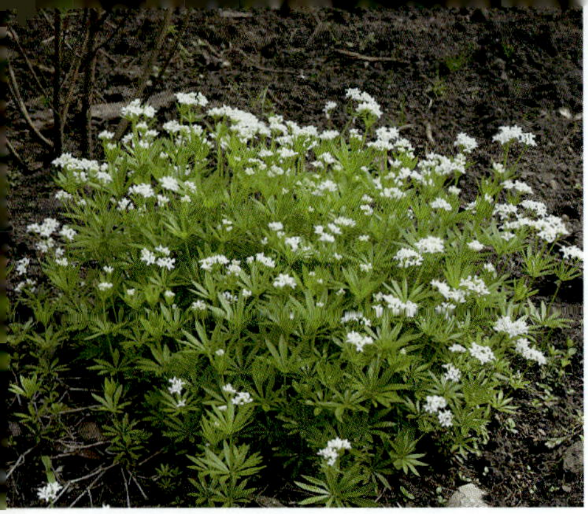

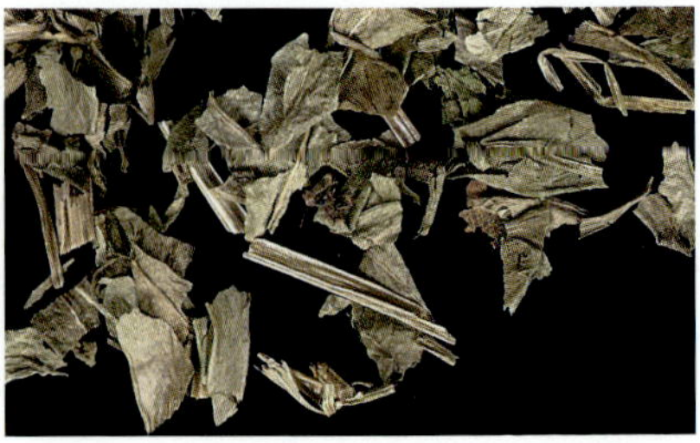

Galium odoratum

Waldmeister

Verbreitung: Europa; Kaukasusländer; Russland; Mittelasien; Japan; Iran.
Blatt: Grün gefärbt; elliptisch-lanzettlich; Blattspitzen spitz – mit Stachelspitze.
Blüte: Radförmige Einzelblüten, weiß, in Doldenrispen stehend; IV–VI.
Frucht: Kugelig, hakig borstig, in zwei Teilfrüchte zerfallend.
Wuchs: Staude; 0,2–0,3 m hoch.
Standort: Absonniger bis licht schattiger Standort; frische bis feuchte, schwach saure bis schwach alkalische Böden mit normalem bis hohem Nährstoffgehalt.
Drogen: Waldmeisterkraut – *Asperulae herba, Galii odorati herba*. Verwendet wird das kurz vor der Blüte gesammelte und getrocknete Kraut. *Galium odoratum; Asperula odorata* (HAB).
Inhaltsstoffe: Die Droge enthält Cumarin, das Anthraglykosid Asperulosid, Bitterstoffe, Gerbstoffe und andere.
Wirkungen: Cumarin wirkt entzündungshemmend und gefäßstabilisierend.
Verwendungen: Waldmeisterextrakte sind Bestandteil von Präparaten zur Behandlung von Venenerkrankungen.
Vergiftungserscheinungen: Die gesamte Pflanze ist sehr schwach giftig. Nach dem übermäßigen Genuss von Waldmeisterzubereitungen können aufgrund des hohen Cumaringehaltes Kopfschmerzen auftreten.
Allgemeines: Waldmeister wir zum Aromatisieren von Kräuterteemischungen und in der Likörindustrie verwendet.

Waldmeisterbowle erfreut sich zur Frühjahrskur und auch als Genussmittel größter Beliebtheit. Die Volksmedizin verwendet Waldmeister als Beruhigungsmittel, als Mittel gegen Migräne, bei Menstruationsbeschwerden und bei Leibschmerzen.

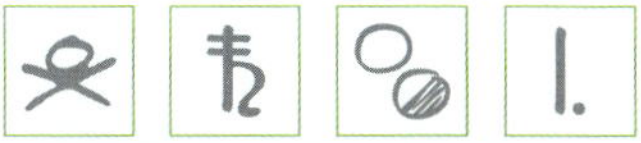

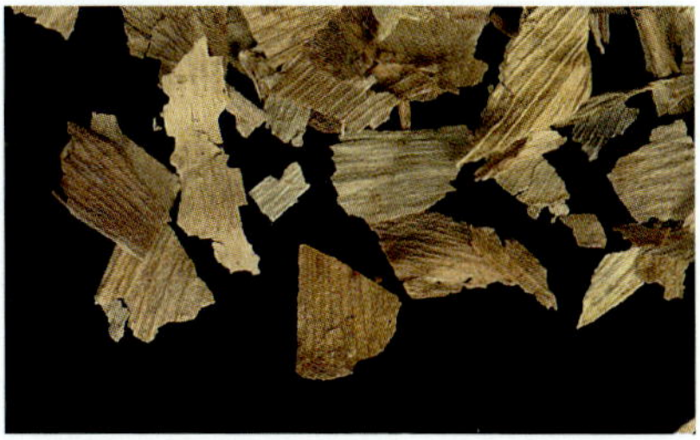

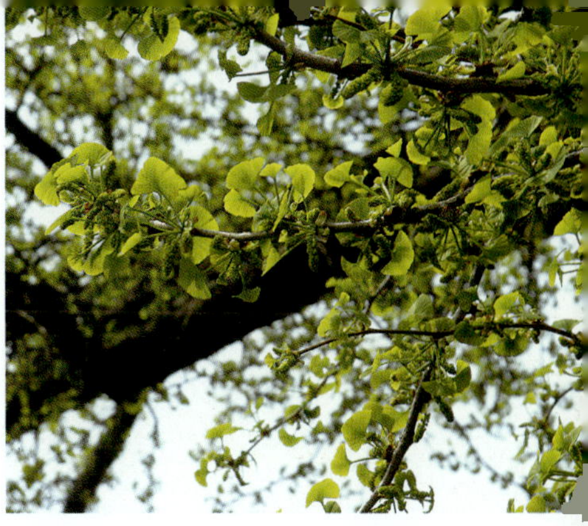

Ginkgo biloba

Ginkgo, Elefantenohrbaum

Verbreitung: China.
Blatt: Oberseite frischgrün, Unterseite hellgrün gefärbt; fächerförmig, am oberen Rand eingeschnitten; Blattspitzen abgerundet.
Blüte: Männl. Blüten in den Achseln von Niederblättern; weibl. Blüten, unscheinbar, langgestielt, gelbgrün, zu 2–3 in der Achsel von Nieder- u. Laubblättern; zweihäusig; IV–V.
Frucht: Pflaumenähnlich, äußere Samenschale fleischig, gelbgrün, unangenehm riechend, innere Samenschale verholzt, 2-kantig (ähnlich Steinkernen).
Wuchs: Gehölz; 20–30 m hoch; Durchmesser 10–15 m.
Standort: Sonniger bis absonniger Standort; trockene bis feuchte, saure bis alkalische Böden mit normalem Nährstoffgehalt.
Drogen: Ginkgoblätter – *Ginkgo bilobae folium*. Die Blätter werden zur Herstellung eines Trockenextrakts verwendet. *Ginkgo biloba, Ginkgo* (HAB).
Inhaltsstoffe: Ginkgoblätter enthalten Flavonoide, Diterpenlactone (Ginkgolide), Sesquiterpene (Bilobalid) und Proanthocyanidine.
Wirkungen: Ginkgoextrakte erweitern die Gefäße und steigern die Durchblutung. Sie fördern so die Gedächtnisleistung und die Konzentrationsfähigkeit.
Verwendungen: Ginkgopräparate werden zur Behandlung von Durchblutungsstörungen, von leichten zerebralen Funktionsstörungen mit Beschwerden wie Konzentrationsschwäche, Vergesslichkeit, Verwirrtheit und Schwindel und von bestimmten Seh- und Hörstörungen verwendet.
Homöopathie: Homöopathische Zubereitungen werden bei Kopfschmerzen und Mandelentzündungen verwendet.
Vergiftungserscheinungen: Giftige Pflanzenteile: Samen (schwach giftig). Die fleischige Samenschale kann Hautreizungen verursachen.

Die Chinesen setzten Ginkgo seit alters her zu therapeutischen Zwecken ein. Die chinesische Medizin verwendet Ginkgo-Blätter als Wundpflaster und als Heiltee bei unterschiedlichen Indikationen. Auch in der hinduistischen und in der japanischen Medizin ist der Baum als Heilpflanze bekannt. Bei uns erfreuen sich Ginkgopräparate erst seit jüngerer Zeit großer Beliebtheit.

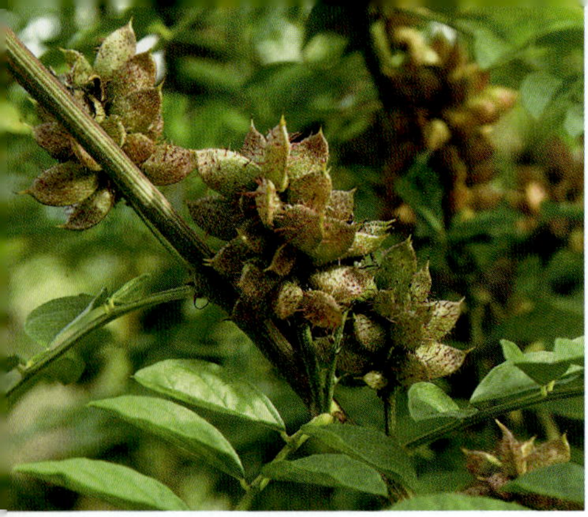

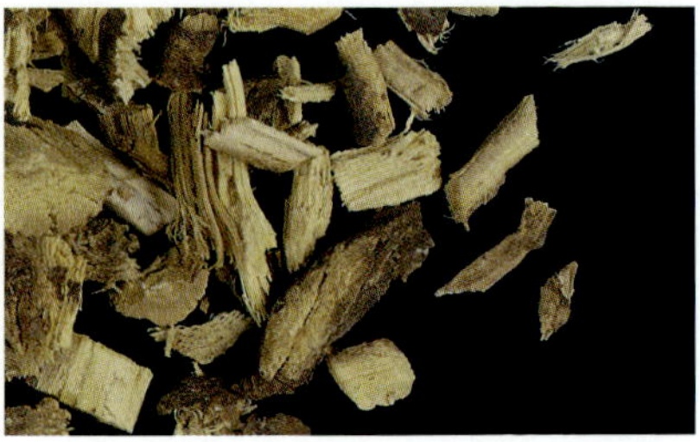

Glycyrrhiza glabra

Deutsches Süßholz, Kahles Süßholz

Verbreitung: China.
Blatt: Grün gefärbt; eiförmig; Blattspitzen spitz.
Blüte: Schmetterlingsförmige Einzelblüten, rosaviolett bis bläulich, in aufrechten Trauben in den Blattachseln stehend; VI–VIII.
Frucht: Stachelige Hülsen, mit 3–5 Samen.
Wuchs: Gehölz; 0,8–2,0 m hoch.
Standort: Schattiger Standort; trockene bis frische, neutrale Böden mit normalem Nährstoffgehalt.
Drogen: Süßholzwurzel – *Liquiritiae radix*. Verwendet werden ungeschälte, getrocknete Wurzeln mit Ausläufern.
Inhaltsstoffe: Wirksame Inhaltstoffe sind Triterpensaponine (mit dem Hauptwirkstoff Glycyrrhizinsäure) und Flavonoide.
Wirkungen: Die Droge wirkt schleimlösend, auswurffördernd, entzündungshemmend und krampflösend.
Verwendungen: Süßholzwurzel wird als Tee oder als Bestandteil von Teemischungen bei Bronchitis, bei Kartarrhen der oberen Luftwege und zur unterstützenden Therapie von Magenschleimhautentzündungen verwendet. Der Extrakt ist Bestandteil von Kombinationspräparaten zur Behandlung von Gastritis und Magengeschwüren sowie von Leber-Galle-Präparaten.
Allgemeines: Der eingedickte Saft (Lakritz) ist gleichzeitig Husten-, Magen- und Genussmittel.

Die Süßholzwurzel war schon den Schriftstellern der Antike bekannt. In der frühen Phase der Klosterheilkunde wurde die Pflanze kaum beachtet. Bei uns wurde die Pflanze erstmals in der Physika der Hildegard von Bingen beschrieben.

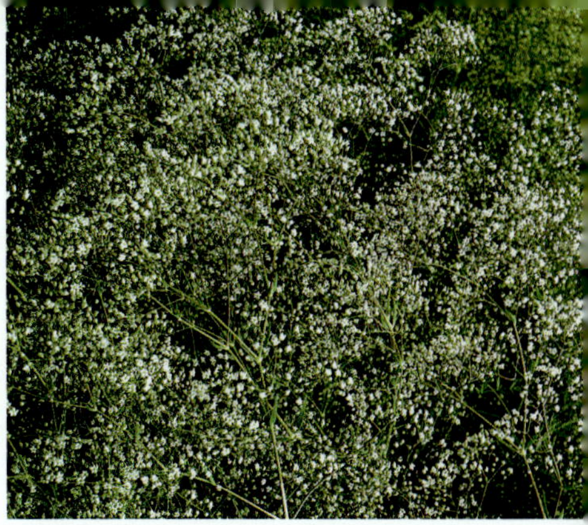

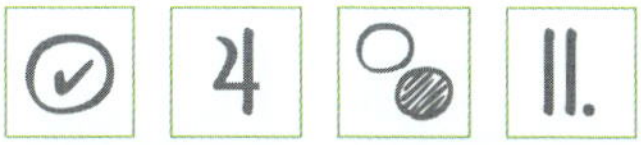

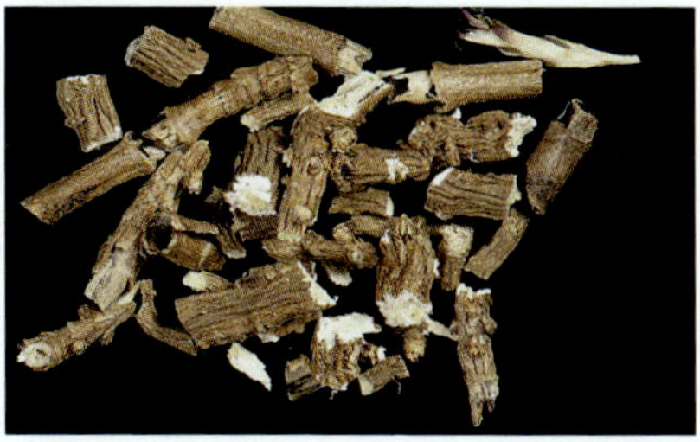

Gypsophila paniculata

Rispiges Gipskraut,
Mehrjähriges Schleierkraut

Verbreitung: Mitteleuropa; Osteuropa; Kaukasusländer; Mittelasien; China.
Blatt: Graugrün gefärbt; lineallanzettlich; Blattspitzen zugespitzt.
Blüte: Radiärsymmetrische Einzelblüten, weiß bis rosa, in Rispen stehend; VI–VIII.
Frucht: Schließfrüchte.
Wuchs: Staude; 0,8–1,0 m hoch.
Standort: Sonniger Standort; trockene bis frische, neutrale bis alkalische Böden mit hohem Nährstoffgehalt.
Drogen: Weiße Seifenwurzel – *Saponariae albae radix*. Verwendet werden zur Blütezeit gesammelte und getrocknete Wurzeln.
Inhaltsstoffe: Die Droge enthält zu 6–20 % ein Saponingemisch mit dem Hauptwirkstoff Gypsoid A.
Wirkungen: Die Droge wirkt antibiotisch und schleimlösend.
Verwendungen: Das Saponingemisch ist Wirkstoff einiger Fertigpräparate gegen Husten.
Allgemeines: Die Droge wird als biologisches Waschmittel, als Schaumbildner bzw. -festiger in der Konditorei und als Zusatz von Löschmitteln in Feuerlöschern verwendet.

> Schleierkraut ist bei uns eine sehr beliebte Zierpflanze, die weder in der Floristik noch im Garten fehlen sollte.

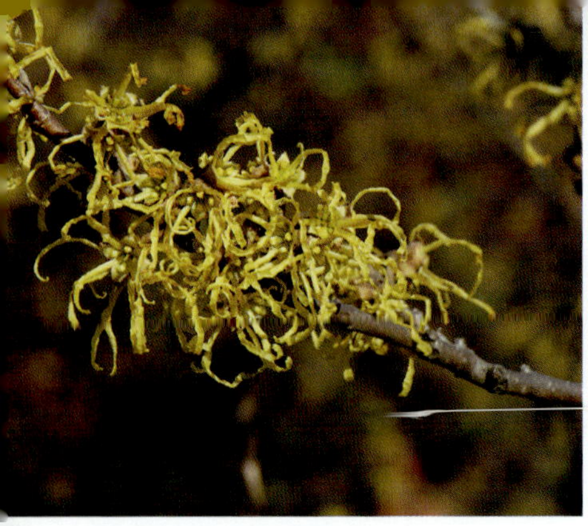

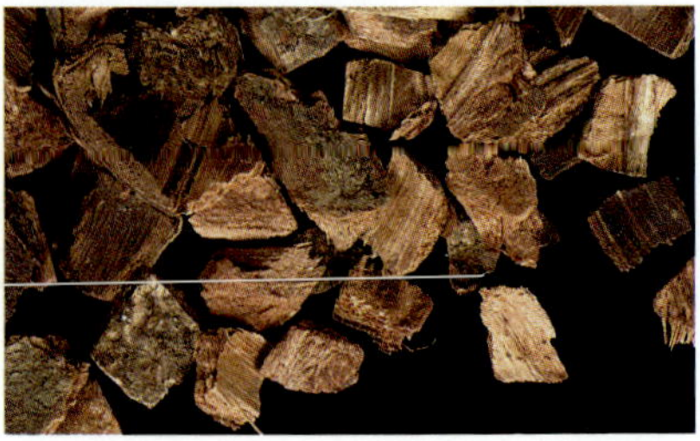

Hamamelis virginiana

Virginische Zaubernuss,
Herbstblühende Zaubernuss

Verbreitung: Kanada; USA.
Blatt: Oberseite stumpfgrün, Unterseite hellgrün gefärbt; verkehrt breit eiförmig–breit elliptisch; Blattspitzen stumpf.
Blüte: Kronblätter sehr schmal, gedreht, gelb, Kelch außen braunfilzig; X–XI.
Frucht: Holzige Kapseln, 2-samig, von der Spitze her aufspringend, mit hornartig zurückgebogenem Griffel.
Wuchs: Strauch; 5–6 m hoch; Durchmesser 3–5 m.
Standort: Sonniger bis halbschattiger Standort; frische bis feuchte, schwach saure bis neutrale Böden mit normalem Nährstoffgehalt.
Drogen: Zaubernussblätter – *Hamamelidis folium* (DAC). Blätter werden im Herbst gesammelt. Zaubernussrinde – *Hamamelidis cortex* (DAC). Rinde wird im Frühjahr von den Ästen gelöst. *Hamamelis virginiana, Hamamelis* (HAB). Verwendet werden frische Zweig- und Wurzelrinden.
Inhaltsstoffe: Die Droge enthält Gerbstoffe (Hamamelitannin), Flavonoide und ätherisches Öl.
Wirkungen: Zaubernuss wirkt entzündungshemmend und stopfend.
Verwendungen: Der Tee aus den Blättern oder der Rinde wird bei Durchfallerkrankungen und zum Gurgeln bei Entzündungen von Zahnfleisch und Mundschleimhaut empfohlen. Extrakte oder Tinkturen werden zur Mundpflege und bei Entzündungen im Mund- und Rachenraum verwendet. Salben mit den Wirkstoffen der Zaubernuss werden zur Venenpflege, bei Krampfadern, bei Neurodermitis und bei Hämorrhoiden angewendet. Flüssige Zubereitungen werden zur unterstützenden Behandlung schlecht heilender Wunden verwendet.
Homöopathie: Das Homöopathikum *Hamamelis* wird innerlich und äußerlich angewendet.

Die Rinde und die Blätter der Zaubernuss wurden von nordamerikanischen Indianern schon lange medizinisch verwendet. Europäische Siedler nutzten ihre Zweige als Wünschelrute, um nach Wasser und Gold zu suchen.

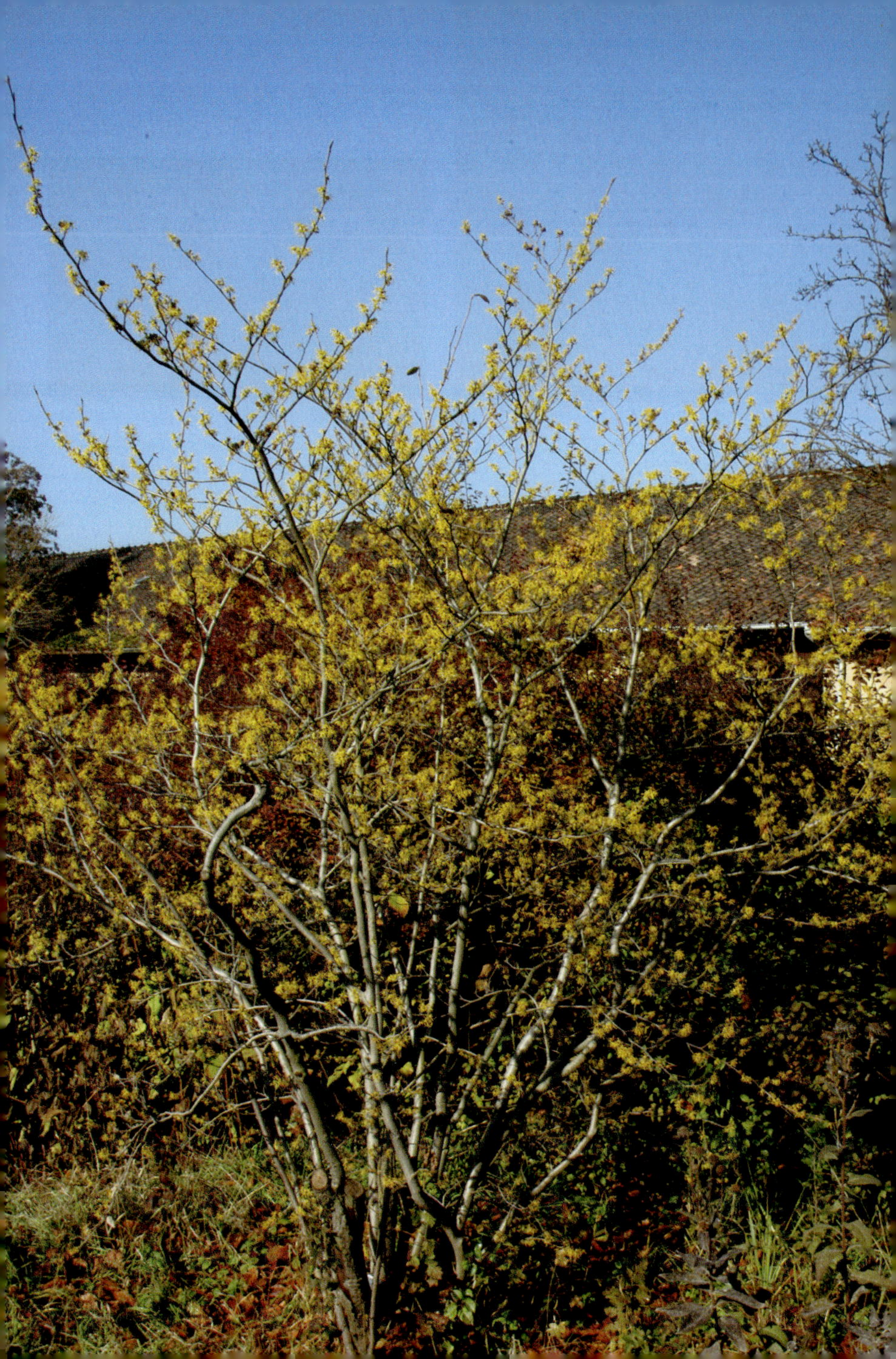

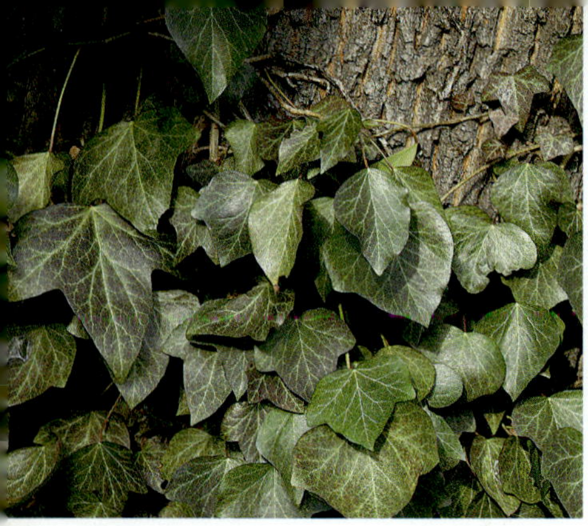

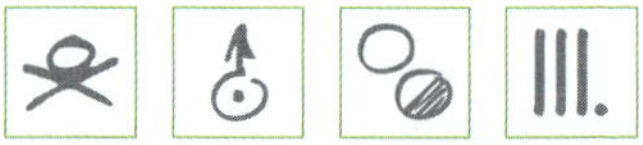

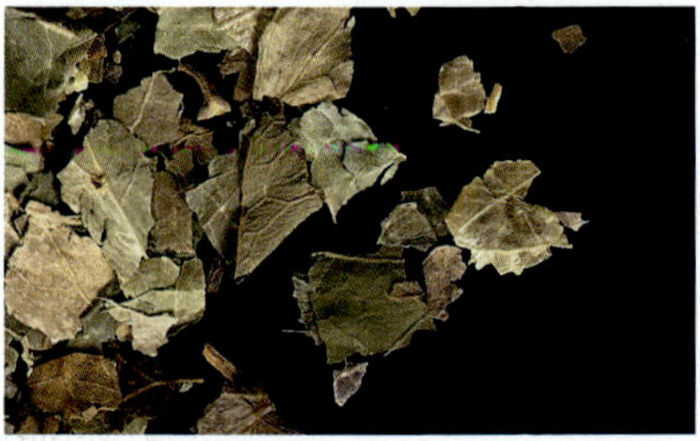

Hedera helix

Gewöhnlicher Efeu, Gemeiner Efeu

Verbreitung: Europa; Levante; USA; Türkei.
Blatt: Oberseite dunkelgrün, Unterseite gelbgrün gefärbt; rundlich-dreieckig, handförmig gelappt; Blattspitzen zugespitzt bis stumpf zugespitzt.
Blüte: Kleine Einzelblüten, gelblich grün, Kelchblätter unscheinbar, in halbkugeligen Dolden stehend; IX–X.
Frucht: Kugelige Beeren, jung rötlich violett, später schwarz, mit 3–5 Steinkernen, papierartig trocken, erst im Frühjahr reifend, bitter brennend.
Wuchs: Gehölz/Strauch; 15–25 m hoch.
Standort: Absonniger bis schattiger Standort; trockene bis feuchte, schwach saure bis alkalische Böden mit normalem bis hohem Nährstoffgehalt.
Drogen: Efeublätter – *Hederae helicis folium* (DAC). Die im unteren Bereich wachsenden gelappten, lederartigen Blätter werden vor der Blüte im Herbst gesammelt und getrocknet. *Hedera helix* (HAB). Es werden frische, unverholzte Sprosse verwendet.
Inhaltsstoffe: Efeublätter enthalten Triterpensaponine (Hederacosid C und andere), Flavonoide, Kaffeesäurederivate, Polyine und wenig ätherisches Öl.
Wirkungen: Efeublätter haben hustenreizblockierende, krampflösende, schleimlösende und antibakterielle Wirkung.
Verwendungen: Der standardisierte Extrakt ist Bestandteil von Präparaten, die bei Entzündungen der Atemwege, Keuchhusten, spastischer Bronchitis, Asthma und Reizhusten verwendet werden.
Homöopathie: Homöopathische Anwendungsgebiete sind Entzündungen der Atemwege, Erkrankungen der Verdauungsorgane und Schilddrüsenüberfunktion.
Vergiftungserscheinungen: Giftige Pflanzenteile: Laub und Frucht (mittel giftig). Bei oraler Aufnahme ist mit Brennen in Mund und Rachen, Durchfällen, erhöhter Temperatur, Hautauschlag, Benommenheit, Krämpfen und bei Aufnahme großer Mengen mit Atemstillstand zu rechnen.

Efeu ist wie kaum eine andere Heilpflanze eng mit der europäischen Kunst- und Kulturgeschichte verbunden. So hatte sie auch ihren festen Platz in der antiken Medizin.

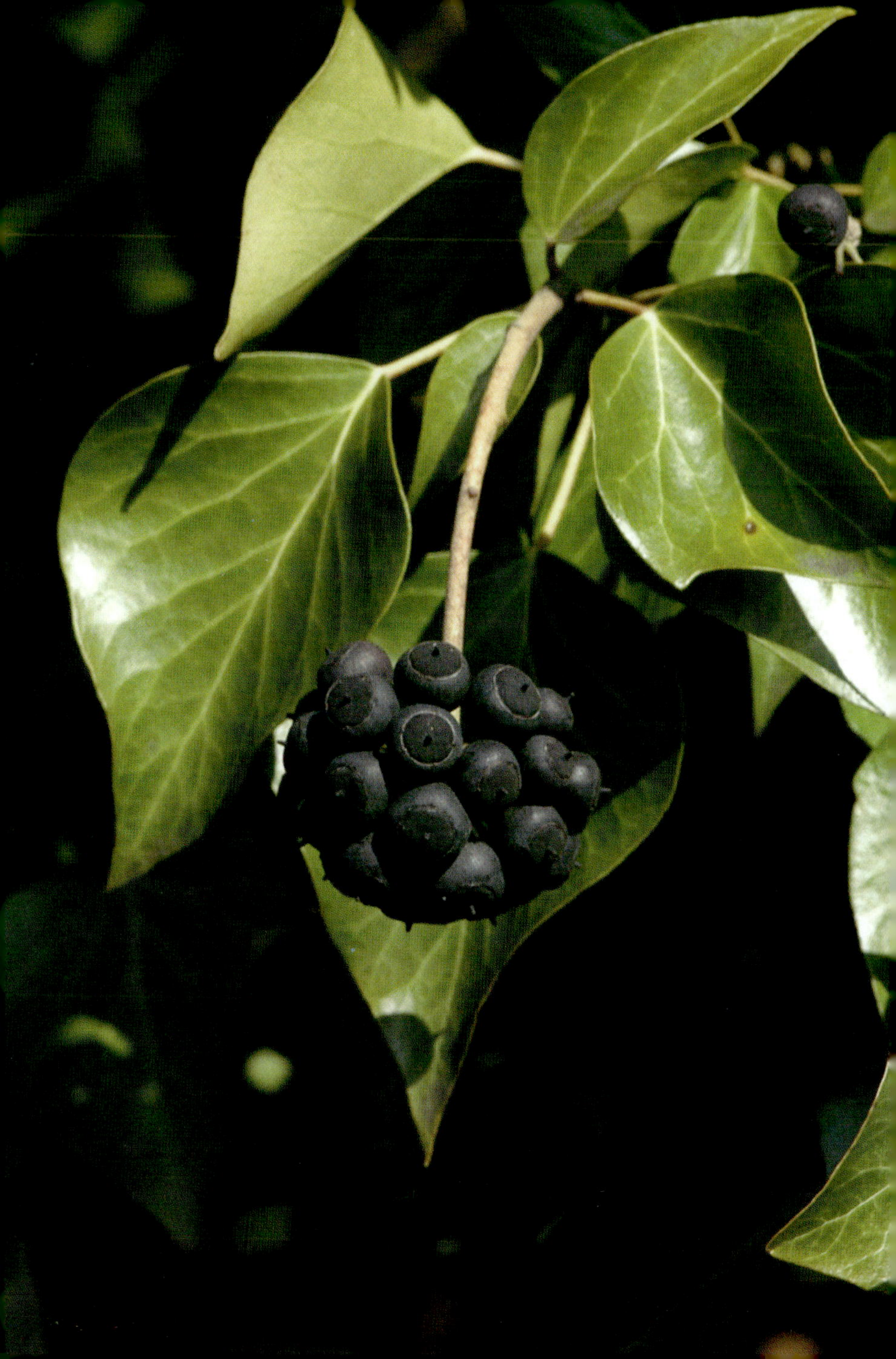

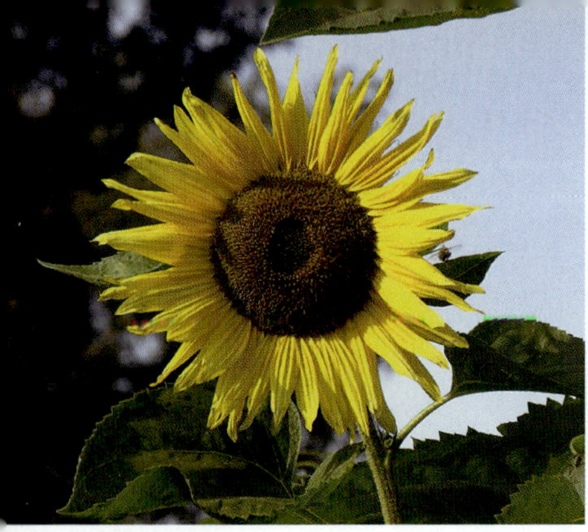

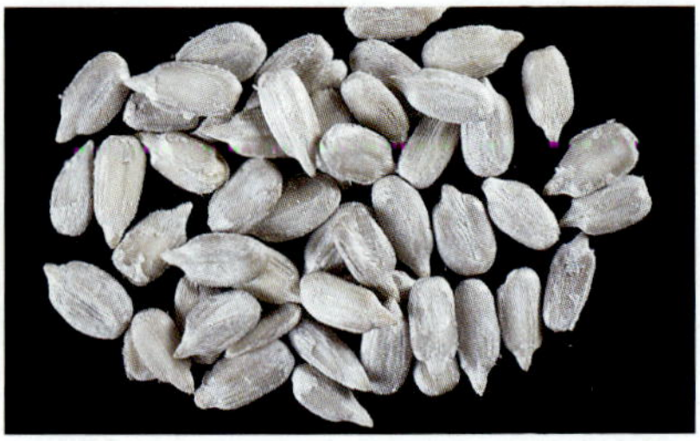

Helianthus annuus

Gewöhnliche Sonnenblume

Verbreitung: Europa; USA.
Blatt: Mattgrün gefärbt; herzförmig; Blattspitzen zugespitzt.
Blüte: Körbchenartiger Blütenstand, äußere Zungenblüten gelb, innere Scheibenblüten rötlich braun; VII–X.
Frucht: Achänen eifömig, zusammengedrückt.
Wuchs: Einjährig; 0,5–2,5 m hoch.
Standort: Sonniger bis absonniger Standort; frische, neutrale bis alkalische Böden mit hohem bis sehr hohem Nährstoffgehalt.
Drogen: Sonnenblumenblütenblätter – *Helianthi annui flos*. Verwendet werden getrocknete Zungenblütenblätter.
Sonnenblumenöl – *Helianthi annui oleum*. Das fette Öl der Früchte wird durch kaltes Auspressen oder Extraktion gewonnen.
Helianthus annuus (HAB).
Inhaltsstoffe: Die Blütenblätter enthalten Diterpene, Triterpensaponine, Flavonoide und Carotinoide. Das fette Öl enthält Acylglyceride mit hohem Anteil ungesättigter Fettsäuren (Linolsäure, Ölsäure, Lecitin) und Phytosterole.
Wirkungen: Die Blütenblätter wirken fiebersenkend, das fette Öl wundheilungsfördernd und leicht abführend.
Verwendungen: Die gelben Zungenblüten sind als Schmuckdroge in vielen Teemischungen enthalten. Extrakte sind Bestandteil von Präparaten gegen Venenerkrankungen. Das fette Öl ist Bestandteil verschiedener Wund- und Heilsalben sowie von Hautpflegemitteln.
Homöopathie: Homöopathische Anwendungsgebiete sind Fieberanfälle und Verdauungsstörungen.
Allgemeines: Das fette Öl ist aufgrund seines hohen Anteils an ungesättigten Fettsäuren ein wertvolles Speiseöl.

Die Volksheilkunde kennt das fette Öl als leichtes Abführmittel, als Massageöl bei schmerzenden Gliedern und für Ölläppchen, die auf schlecht heilende Wunden aufgelegt werden. Der Tee aus Sonnenblumenblütenblättern und Lindenblüten wird gelegentlich als Grippemittel angewendet.

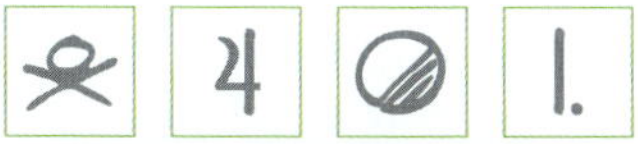

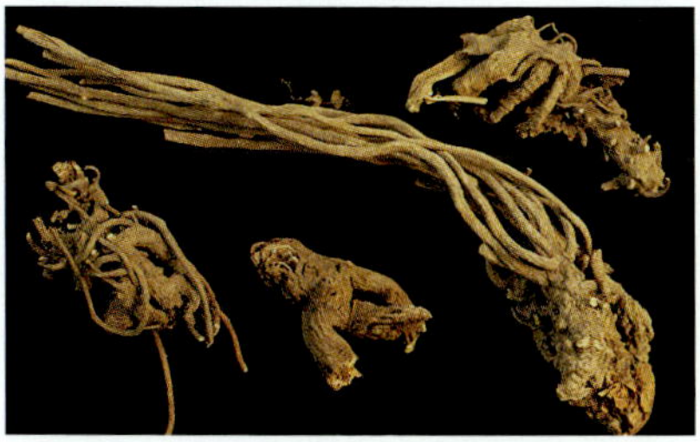

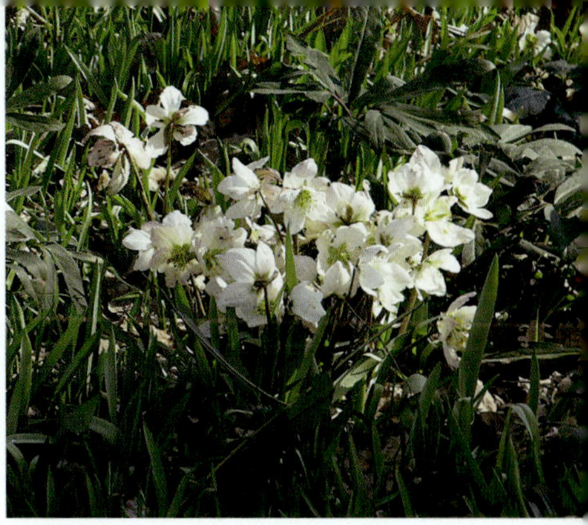

Helleborus niger

Christrose, Schwarze Nieswurz

Verbreitung: Mitteleuropa.
Blatt: Dunkelgrün gefärbt; elliptisch; Blattspitzen zugespitzt.
Blüte: Radiärsymmetrisch, schalenförmig, weiß, später rosa; XII–III.
Frucht: Vielsamige Balgfrüchte.
Wuchs: Staude; 0,2–0,3 m hoch.
Standort: Halbschattiger bis licht schattiger Standort; frische, neutrale bis alkalische Böden mit geringem bis hohem Nährstoffgehalt.
Drogen: Nieswurzwurzelstock – *Hellebori nigri rhizoma*. Verwendet werden getrocknete Wurzelstöcke mit Nebenwurzeln. *Helleborus niger, Helleborus* (HAB).
Inhaltsstoffe: Die Droge enthält das Steroidsaponin-Gemisch Helleborin, Aconitsäure und Alkaloide. Blüten, Blätter und Stängel enthalten auch Protoanemonin.
Wirkungen: Die Droge wirkt erbrechenauslösend, drastisch abführend und nieserregend. Die Droge wird zur Gewinnung des saponinfreien Hellebrins genutzt.
Verwendungen: Die Droge wird heute schulmedizinisch nicht mehr verwendet.
Homöopathie: Homöopathische Anwendungsgebiete sind Durchfälle, Nierenentzündungen, Hirnhautentzündung und Gemütsleiden.
Vergiftungserscheinungen: Die gesamte Pflanze ist stark giftig. Bei oraler Aufnahme erfolgt Kratzen in Mund und Rachen, erhöhter Speichelfluss, Durchfall, Erbrechen, Koliken, Pupillenerweiterung und Atemnot. Der Tod erfolgt durch Atemlähmung.
Allgemeines: Die Landwirtschaft nutzt Nieswurzpräparate gegen Pflanzenschädlinge.
Gefahren: Bei einer Anwendung der Droge überwiegen erhebliche gesundheitliche Risiken, sie ist heute nicht mehr zu vertreten.

> Die gepulverte Droge war früher Bestandteil von Schnupftabak.

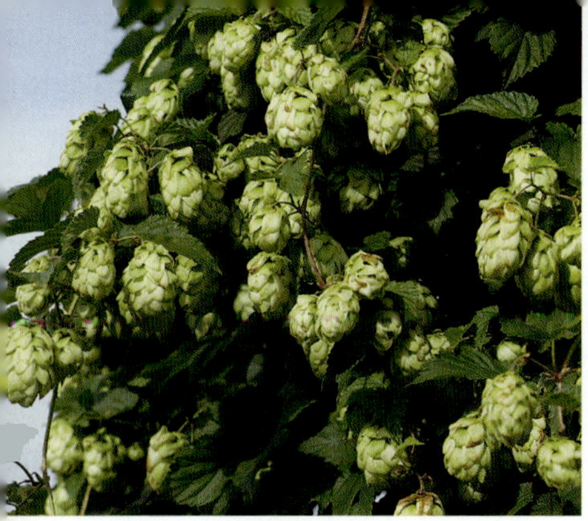

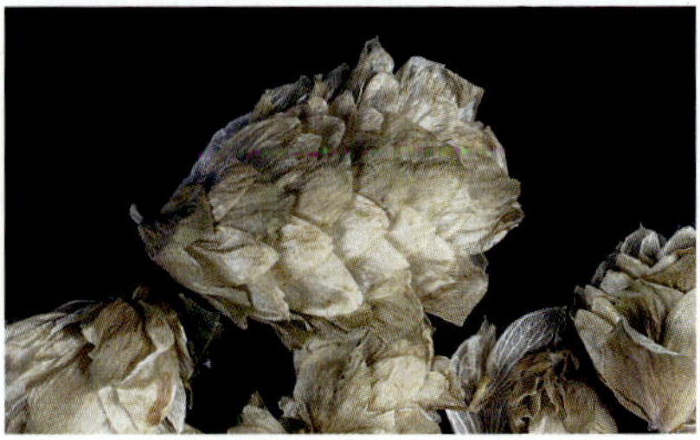

Humulus lupulus

Gewöhnlicher Hopfen,
Gemeiner Hopfen

Verbreitung: Europa; Kaukasusländer; Mittelasien.
Blatt: Oberseite dunkelgrün, Unterseite grün gefärbt; rundlich–eiförmig, handförmig gespalten; Blattspitzen zugespitzt.
Blüte: Gelblich grün, weibl. Blüten in Scheinähren, männl. Blüten in Rispen; zweihäusig; VII–VIII.
Frucht: Eiförmige Zapfen, gelbgrün, papierartig, mit Drüsenhaaren.
Wuchs: Staude; 3–6 m hoch.
Standort: Sonniger bis halbschattiger Standort; frische bis feuchte, schwach saure bis schwach alkalische Böden mit normalem bis hohem Nährstoffgehalt.
Drogen: Hopfenzapfen – *Lupuli flos*. Verwendet werden getrocknete weibliche Blütenstände. Hopfendrüsen – *Lupuli glandula*. Verwendet werden die durch Abklopfen der Fruchtstände gewonnenen Drüsenhaare. *Humulus lupulus, Humulus* (HAB).
Inhaltsstoffe: Hopfenzapfen enthalten eine harzige Masse, die aus Hopfenbittersäuren besteht, Bitterstoffe, Flavonoide, Gerbstoffe und ätherisches Öl.
Wirkungen: Hopfen wirkt beruhigend, antibakteriell, aromatisierend und appetitanregend.
Verwendungen: Hopfen ist Bestandteil von Schlaf- und Nerventees. Extrakt und Tinktur sind Bestandteil von zahlreichen Kombinationspräparaten (zusammen mit Drogen von anderen beruhigend wirkenden Pflanzen, z. B. Baldrian) zur Behandlung von Unruhe- und Spannungszuständen, von nervöser Übererregbarkeit und von Einschlafstörungen.
Homöopathie: Homöopathische Anwendungsgebiete sind Nervosität und Schlafstörungen sowie nervöse Magenbeschwerden.
Vergiftungserscheinungen: Giftige Pflanzenteile: Frucht (sehr schwach giftig). Frische Hopfenzapfen können Hautreizungen hervorrufen.
Allgemeines: Die im Hopfen enthaltenen Bitterstoffe sind für den Geschmack und für die Konservierung des Bieres verantwortlich.

Hopfen gehört zu den jüngeren Kulturpflanzen. Er wurde nachweislich erst im 8. Jahrhundert angebaut.

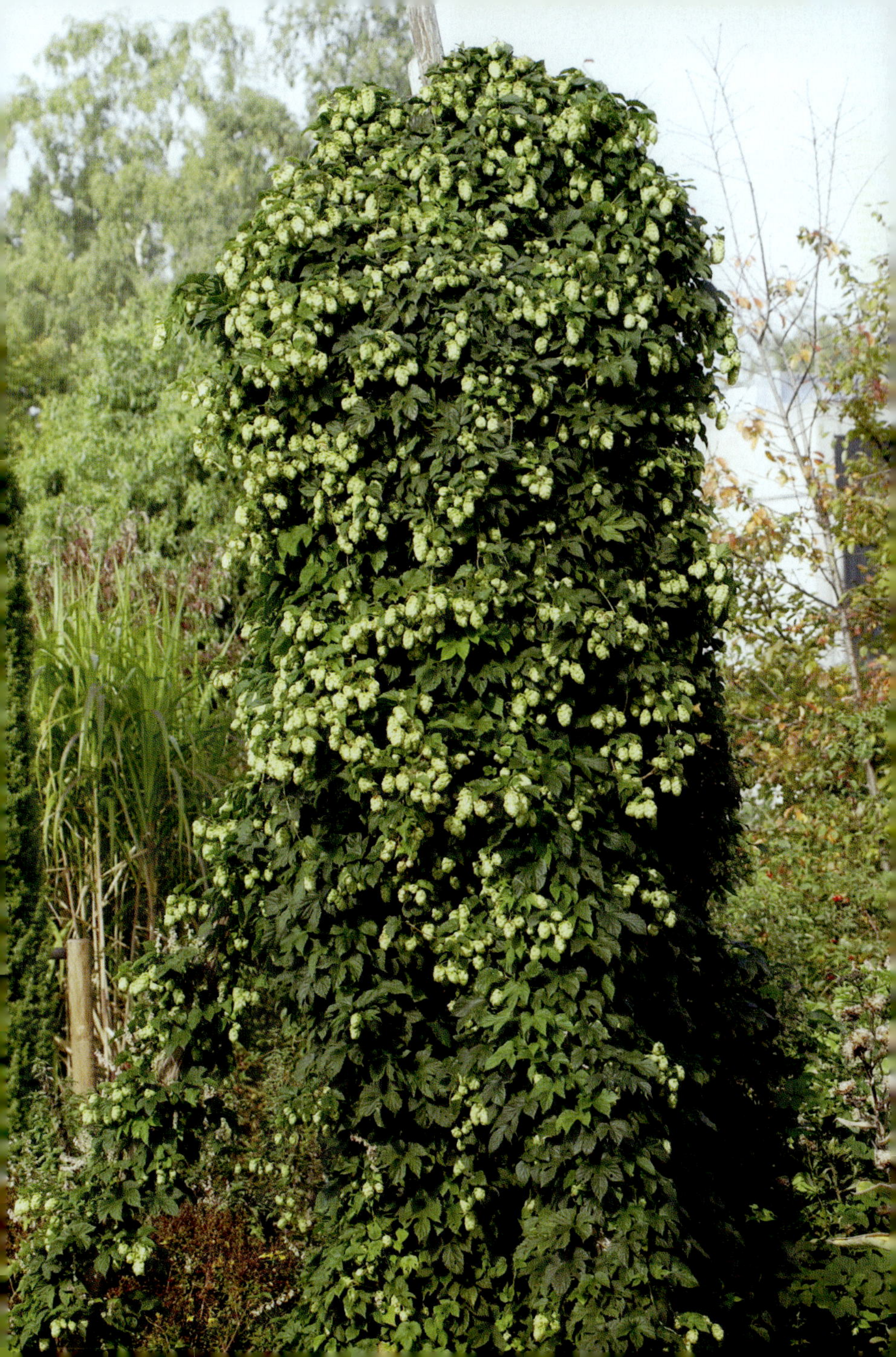

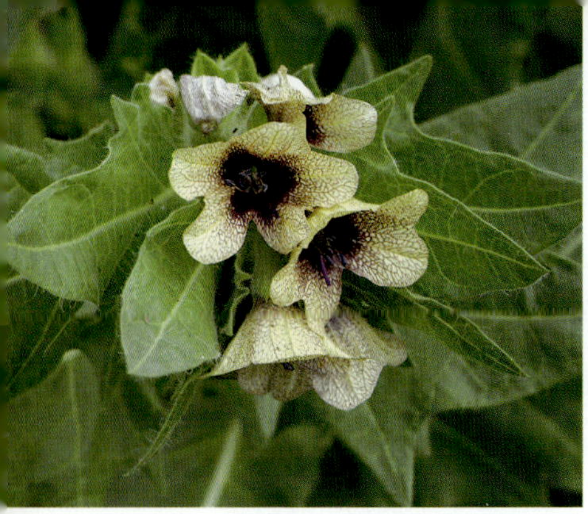

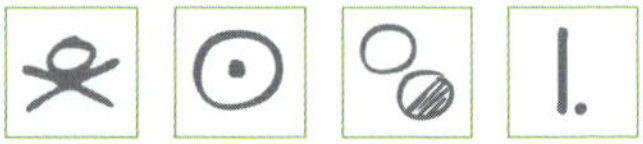

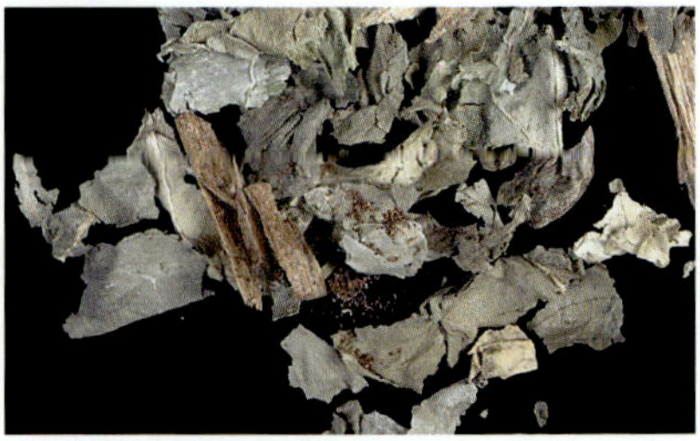

Hyoscyamus niger
Schwarzes Bilsenkraut

Verbreitung: Europa; Mittelasien; Himalaja; Afrika.
Blatt: Mattgrün gefärbt; eiförmig, gelappt; Blattspitzen spitz oder stumpf.
Blüte: Einzelblüten trichterförmig bis fast radiär, gelb, in einseitswendigen Wickeln; V–X.
Frucht: Kapseln.
Wuchs: Ein-/zweijährig; 0,4–0,6 m hoch.
Standort: Sonniger bis absonniger Standort; trockene bis frische, schwach saure bis schwach alkalische Böden mit hohem bis sehr hohem Nährstoffgehalt.
Drogen: Bilsenkrautblätter – *Hyoscyami folium*. Verwendet werden getrocknete Blätter (auch mit blühenden Zweigspitzen). *Hyoscyamus niger, Hyoscyamus* (HAB). Homöopathische Zubereitungen werden aus ganzen, frischen Pflanzen hergestellt.
Inhaltsstoffe: Bilsenkraut enthält Tropanalkaloide (Hyoscyamin und Scopolamin), Cumarine und Flavonoide.
Wirkungen: Bilsenkraut wirkt krampflösend, beruhigend und sekretionseinschränkend.
Verwendungen: Die Droge wird heute zur Gewinnung des Reinalkaloids Hyoscyamin verwendet. Standardisierte Fertigpräparate werden bei Krämpfen im Magen-Darm-Bereich, bei Bronchialasthma und zur Behandlung des Parkinson-Syndroms verwendet. Bilsenkrautöl (Hyoscyami oleum) ist Bestandteil von Einreibungen bei rheumatischen Beschwerden.
Homöopathie: Homöopathische Anwendungsgebiete sind Entzündungen der Atemwege und Muskel- und Nervenschmerzen.
Vergiftungserscheinungen: Die gesamte Pflanze ist sehr stark giftig (besonders Wurzeln und Samen). Bei oraler Aufnahme ist mit folgenden Vergiftungserscheinungen zu rechnen: zunächst Erregung von Heiterkeit bis Tobsucht, Bewusstseinsstörungen, starke Hautrötungen, trockener Mund, Übelkeit und Erbrechen, heftiger Durst, Pupillenerweiterung und Lähmungen. Der Tod erfolgt durch Atemlähmung.
Gefahren: Der Missbrauch der Pflanze kann zu schweren, auch lebensgefährlichen, Vergiftungen führen.
Warnungen: Vorsicht im Umgang mit der stark giftigen Pflanze. Bereits 15 Samen gelten für Kinder als tödlich.

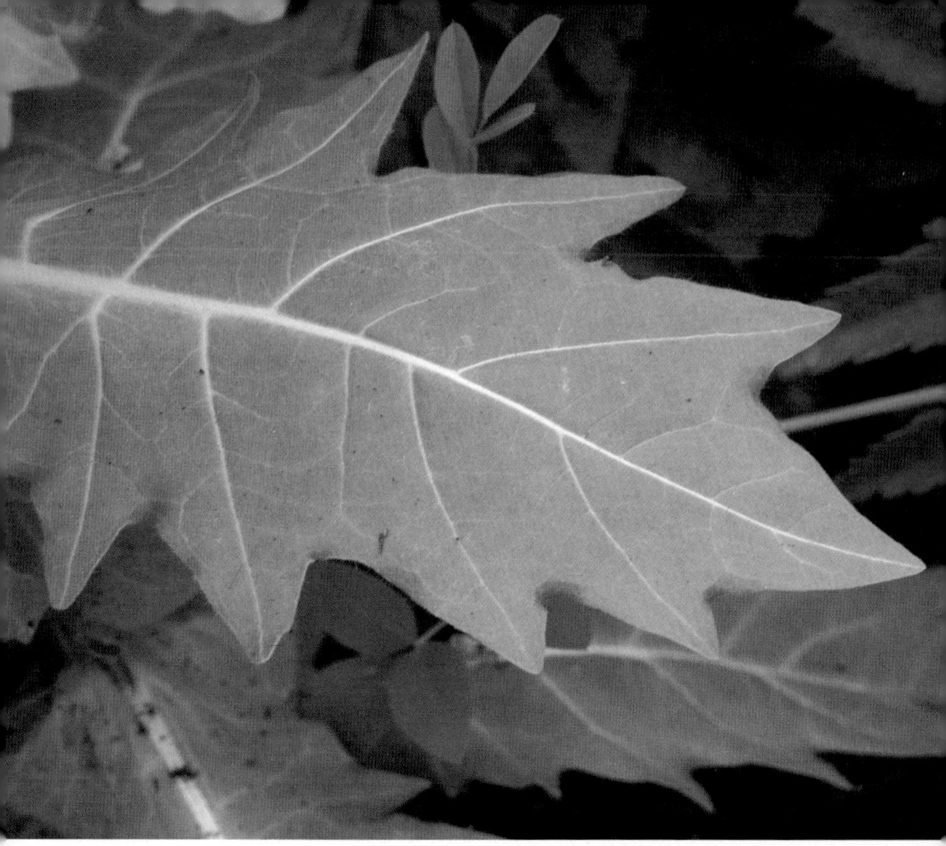

Das Bilsenkraut war schon in antiken Hochkulturen wie Babylon, Ägypten und Persien für seine Heil- und Giftwirkung bekannt. Die Pflanze wurde als Pfeilgift, als Rauschdroge und zum Giftmord verwendet. Dioskurides beschrieb das Bilsenkraut als Schmerzmittel und auch Plinius kannte seine Wirkung. Im Mittelalter galt Bilsenkraut als Zauberpflanze schlechthin. Im Hexenkult war Bilsenkraut neben Tollkirsche und Stechapfel ein wichtiger Bestandteil von Hexensalben und Liebestrankrezepturen. Die auftretenden Rauschzustände ließen die Benutzer glauben, dass sie fähig waren durch die Luft zu fliegen. Vielerorts wurden Bilsenkrautsamen dem Bier beigemengt, um seine berauschende Wirkung zu verstärken. Medizinisch wurde die Pflanze häufig als Narkosemittel bei Oparationen verwendet. Die Auswirkungen des Verzehrs von Bilsenkrautsamen wurden von Matthiolus und Hieronymus Bock ausführlich beschrieben.

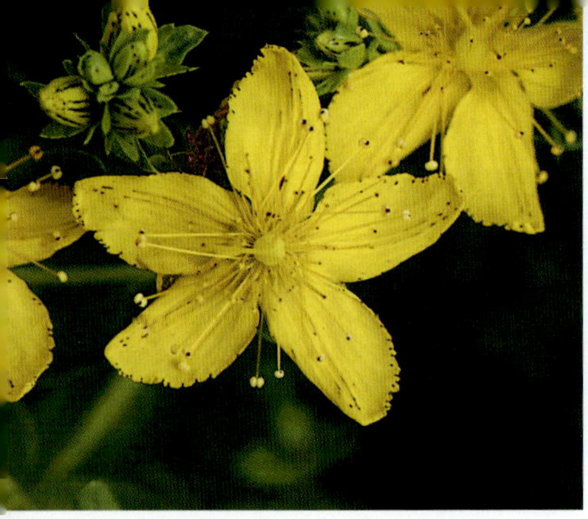

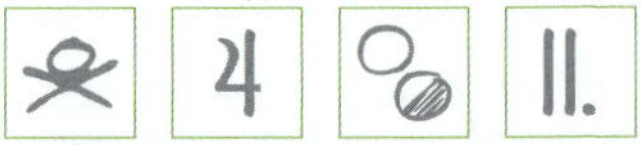

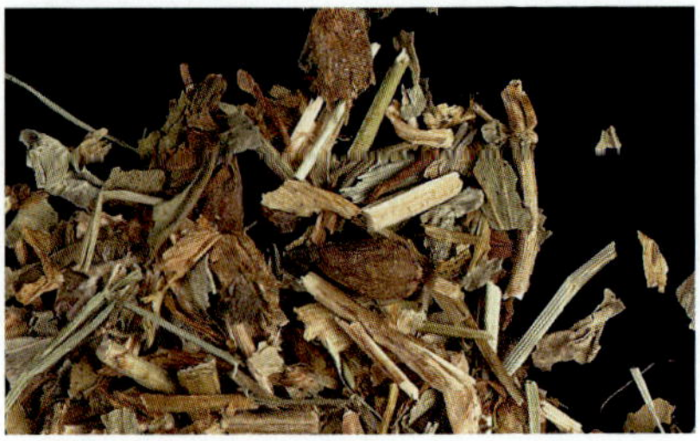

Hypericum perforatum

Tüpfel-Johanniskraut, Tüpfel-Hartheu

Verbreitung: Europa; Mittelasien; Himalaja; Afrika.
Blatt: Grün gefärbt; elliptisch–eiförmig; Blattspitzen abgerundet bis stumpf.
Blüte: Radförmige Einzelblüten, goldgelb, in Trugdolden; VI–IX.
Frucht: Kapseln, aufspringend.
Wuchs: Staude; 0,2–1,0 m hoch.
Standort: Sonniger bis absonniger Standort; trockene bis frische, schwach saure bis neutrale Böden mit geringem bis normalem Nährstoffgehalt.
Drogen: Johanniskraut – *Hyperici herba* (DAC). Verwendet werden getrocknete blühende Zweigspitzen. *Hypericum perforatum, Hypericum* (HAB). Verwendet werden ganze blühende Pflanzen.
Inhaltsstoffe: Johanniskraut enthält Hypericin, Hyperforin, Flavonoide (auch Biflavonoide), Catechingerbstoffe und Xanthone.
Wirkungen: Johanniskraut wirkt antidepressiv, antiviral und antibiotisch.
Verwendungen: Johanniskraut wird als Tee oder in Teemischungen bei nervöser Unruhe und bei leichten Verstimmungszuständen angewendet. Extrakt oder Tinktur sind Bestandteil von Fertigpräparaten zur Behandlung von nervöser Erschöpfung, psycho-vegetativen Störungen und Depressionen. Johanniskrautöl (Rotöl) ist ein Auszug aus den frischen Blüten und wird äußerlich als Wundheilmittel und als Mittel gegen rheumatische Beschwerden, Hauterkrankungen, Verstauchungen und Verbrennungen verwendet.
Homöopathie: Homöopathische Zubereitungen werden bei Nervenschmerzen als Folge von Verletzungen und bei Depressionen angewendet.
Vergiftungserscheinungen: Die gesamte Pflanze ist sehr schwach giftig (bei Überdosierung).
Gefahren: Bei Einnahme höher dosierter Präparate kann es durch Einwirkung von UV-Licht zu phototoxischen Reaktionen auf der Haut kommen.

Johanniskraut ist seit der Antike als Heilpflanze bekannt und wurde bereits von Hippokrates, Paracelsus und später von den Kräuterbuchautoren des Mittelalters beschrieben.

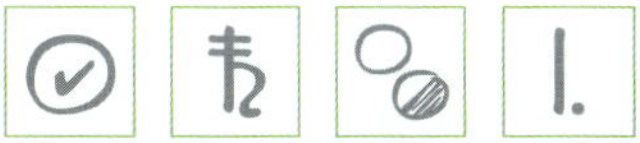

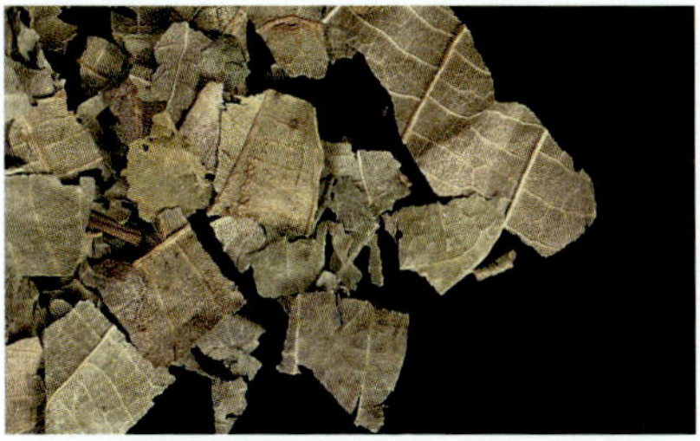

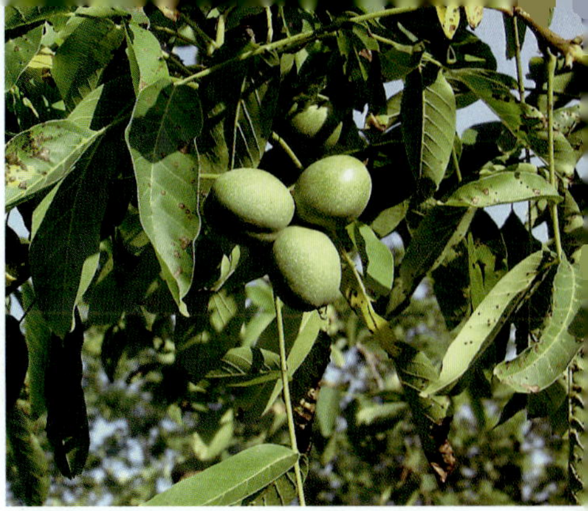

Juglans regia

Echte Walnuss

Verbreitung: Österreich; Italien; Balkanhalbinsel; Kaukasusländer; Mittelasien.
Blatt: Oberseite dunkelgrün, Unterseite hellgrün gefärbt; unpaarig gefiedert mit 5–9 Blättchen; Blattspitzen spitz bis zugespitzt.
Blüte: Männl. Blütenstände (Kätzchen) am vorjährigen Holz, grün, weibl. Blüten zu 2–5 in endständigen, kugeligen Ähren an diesjährigen Trieben; einhäusig; IV–V.
Frucht: Elliptische Nüsse, runzelig, dünnschalig, mit zwei dickwulstigen Kanten, umgeben von dicker, sich ablösender, ledrig-fleischiger, glatter Außenschale.
Wuchs: Gehölz; 15–20 m hoch; Durchmesser 10–15 m.
Standort: Sonniger bis absonniger Standort; frische bis feuchte, schwach saure bis alkalische Böden mit normalem bis hohem Nährstoffgehalt.
Drogen: Walnussblätter – *Juglandis folium* (DAC). Verwendet werden im Juni gesammelte und getrocknete Blätter. *Juglans regia, Juglans* (HAB). Homöopathische Zubereitungen werden aus frischen grünen Fruchtschalen und Blättern zu gleichen Teilen hergestellt.
Inhaltsstoffe: Walnussblätter enthalten Gerbstoffe (Ellagitannine und Gallotannine), Flavonoide, wenig ätherisches Öl und besonders in den Fruchtschalen Naphthochinonderivate (Juglon, Hydrojuglonglykosid).
Wirkungen: Die Gerbstoffe der Droge wirken entzündungshemmend und schweißmindernd.
Verwendungen: Tee aus Walnussblättern wird äußerlich zu Waschungen und Umschlägen bei leichten Hautentzündungen (Akne, Frostschäden, Ekzeme) sowie bei übermäßiger Schweißabsonderung an Händen und Füßen verwendet.
Homöopathie: Homöopathische Anwendungsgebiete sind u. a. Lymphknotenentzündungen und eitrige Hautausschläge.

Die Volksheilkunde nutzt den Walnusstee innerlich bei Magen- und Darmstörungen, zur Blutreinigung und zum Spülen bei Entzündungen im Mund- und Rachenraum. Die getrockneten Fruchtschalen werden zum Braunfärben von Haut, Haar und auch von Textilien verwendet.

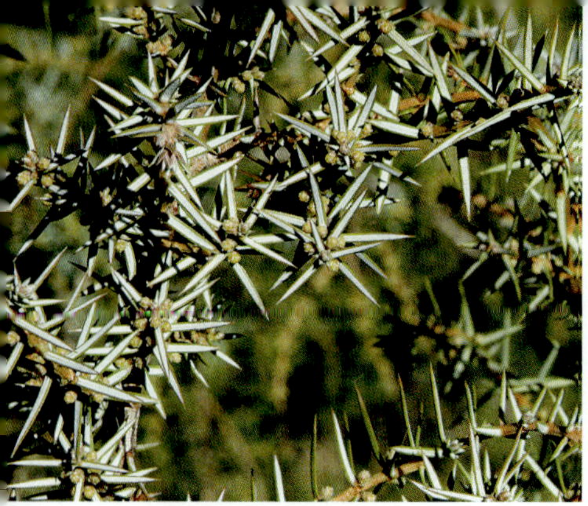

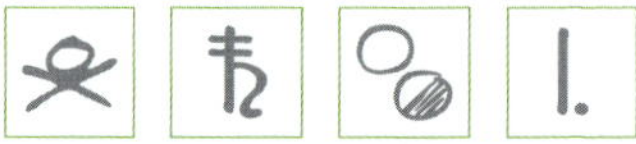

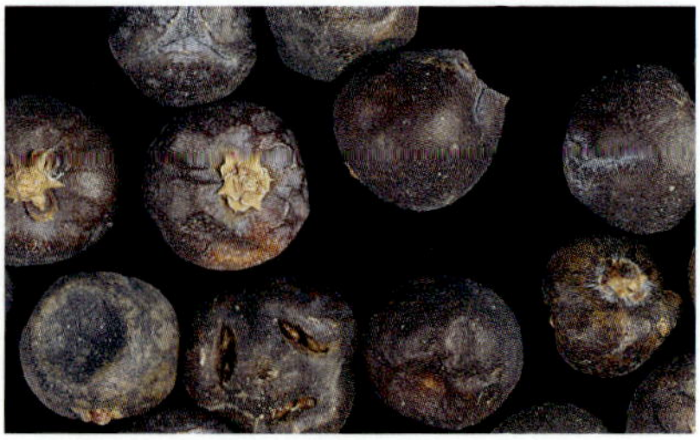

Juniperus communis

Gewöhnlicher Wacholder

Verbreitung: Europa; Alaska; Kanada; Russland; Korea; Japan; Marokko; Algerien.
Blatt: Nadelförmig; Oberseite und Unterseite graugrün gefärbt.
Blüte: Weibl. Blütenstände grün, kugelig, unscheinbar, männl. Blüten, gelblich, elliptisch bis eiförmig, zu mehreren kopfig vereint, selten einzeln; Blüte unscheinbar; zweihäusig; IV–VI.
Frucht: Beerenzapfen, schwarzblau, kurz gestielt, mit drei nussähnlichen, dreieckigen, hartschaligen Samen.
Wuchs: Gehölz; 3–15 m hoch; Durchmesser 2,0–3,0 m.
Standort: Sonniger bis absonniger Standort; trockene bis feuchte, saure bis alkalische Böden mit geringem bis normalem Nährstoffgehalt.
Drogen: Wacholderbeeren – *Juniperi fructus* (DAB). Verwendet werden getrocknete reife Beeren. *Juniperus communis* (HAB). Wacholderbeeröl – *Juniperi aetheroleum* (DAB).
Inhaltsstoffe: Wacholderbeeren enthalten 0,5–2 % ätherisches Öl, Flavonoide, Catechingerbstoffe und bis 30 % Invertzucker.
Wirkungen: Wacholderbeeren haben harntreibende und blutdrucksenkende Wirkung. Das ätherische Öl ist innerlich angewendet gallewirksam und wirkt äußerlich hautreizend und durchblutungsfördernd.
Verwendungen: Wacholderbeeren sind überwiegend Bestandteil von Blasen- und Nierentees, gelegentlich aber auch von Magentees. Der Extrakt oder das pinenfreie ätherische Öl ist Bestandteil von Fertigpräparaten zur Entwässerung. Das ätherische Öl wird äußerlich bei rheumatischen Beschwerden verwendet.
Vergiftungserscheinungen: Giftige Pflanzenteile: Frucht (sehr schwach giftig).
Allgemeines: Wacholderbeeren sind ein beliebtes Gewürz und werden in größeren Mengen von der Likörindustrie verarbeitet.
Gefahren: Eine längere Anwendung oder zu hohe Dosierung kann zu Reizungen des Nierengewebes führen.

Wacholderbeeren waren bereits in der Antike bekannt. Hippokrates wendete sie äußerlich zur Behandlung von Fisteln und Wunden und innerlich zur Geburtsbeschleunigung an. Wacholderrauch galt als Schutz vor der Pest.

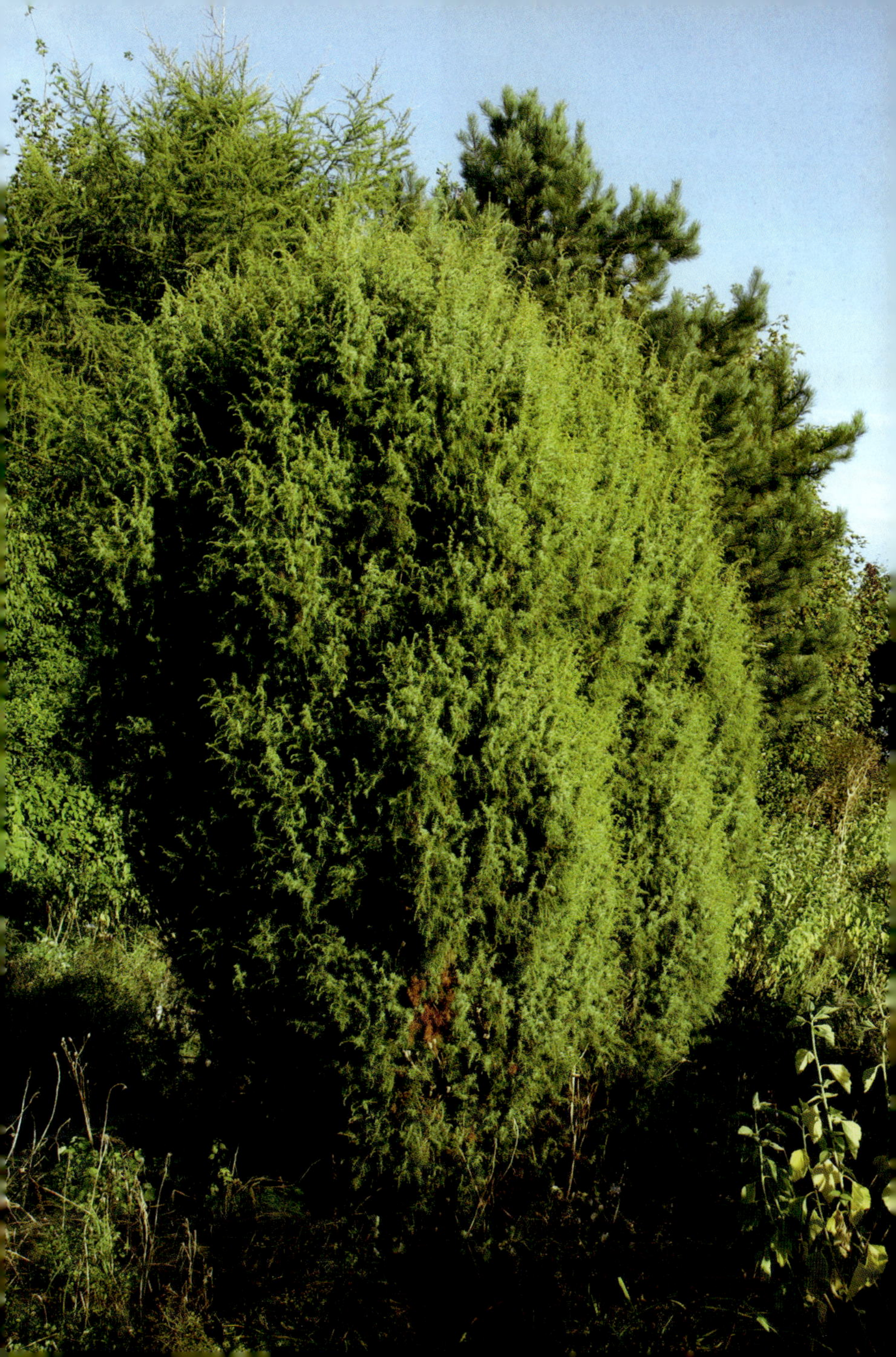

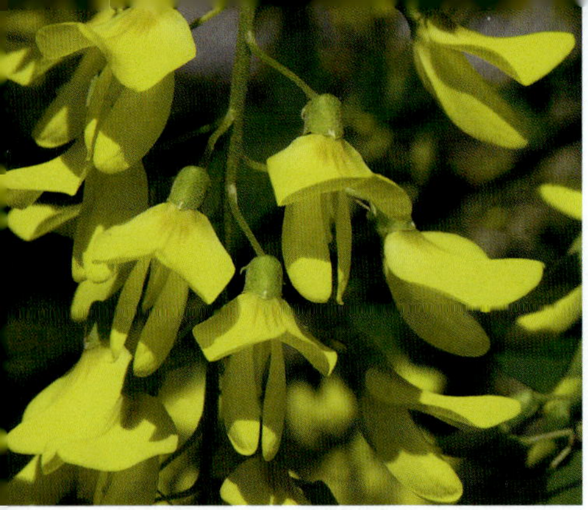

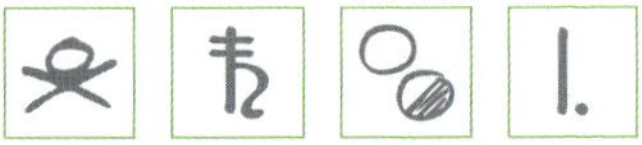

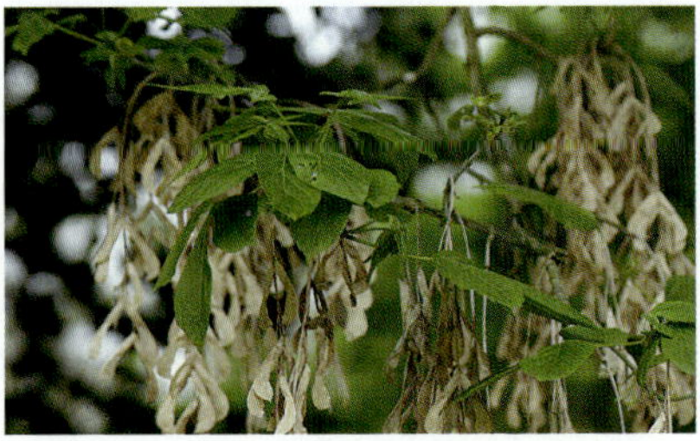

Laburnum anagyroides

Gewöhnlicher Goldregen

Verbreitung: Mitteleuropa; Balkanhalbinsel.

Blatt: Oberseite stumpfgrün, Unterseite graugrün gefärbt; 3-zählig; Blattspitzen stumpf bis spitz.

Blüte: Schmetterlingsblüten, gelb, in Trauben stehend; V–VI.

Frucht: Hülse, braun, stark abgeflacht, mit wulstigem Rand, gekrümmt, anliegend seidenhaarig, zwischen den Samen eingeschnürt.

Wuchs: Strauch/Gehölz; 5–7 m hoch; Durchmesser 3,0–4,0 m.

Standort: Sonniger bis absonniger Standort; trockene bis frische, schwach saure bis stark alkalische Böden mit geringem bis normalem Nährstoffgehalt.

Drogen: *Laburnum anagyroides, Cytisus laburnum* (HAB). Verwendet werden frische Blätter und Blüten.

Inhaltsstoffe: In allen Pflanzenteilen, besonders in den reifen Samen sind die Chinolizidinalkaloide Cytisin und Methylcytisin sowie in geringen Mengen auch Pyrrolizidinalkaloide wie Laburnin enthalten.

Vergiftungserscheinungen: Die gesamte Pflanze ist sehr stark giftig (besonders die reifen Samen). Vergiftungserscheinungen setzen bereits nach 15–60 Minuten ein: Brennen in Mund und Rachen, Übelkeit, lang anhaltendes, auch blutiges Erbrechen, Schweißausbrüche, Krämpfe, Lähmungen, Verwirrungszustände und nach einigen Stunden Atemlähmung.

Homöopathie: Die arzneiliche Nutzung von Laburnum anagyroides erfolgt heute nur noch homöopathisch. Anwendungsgebiete sind Reizungen und Entzündungen des Gehirns, Schwindel, nervöse Schlaflosigkeit, Migräne und Magen- und Darmerkrankungen.

Warnungen: Vergiftungen mit Goldregen nehmen eine Spitzenstellung ein. 3–4 Schoten gelten für Kleinkinder als tödlich. Auch getrocknete Pflanzen sind giftig.

> Früher wurden Extrakte von Laburnum anagyroides als Brech- und Abführmittel, sowie bei Nervenschmerzen und Asthma angewendet. Wegen der extremen Giftigkeit der Pflanze muss vor diesen Anwendungen gewarnt werden!

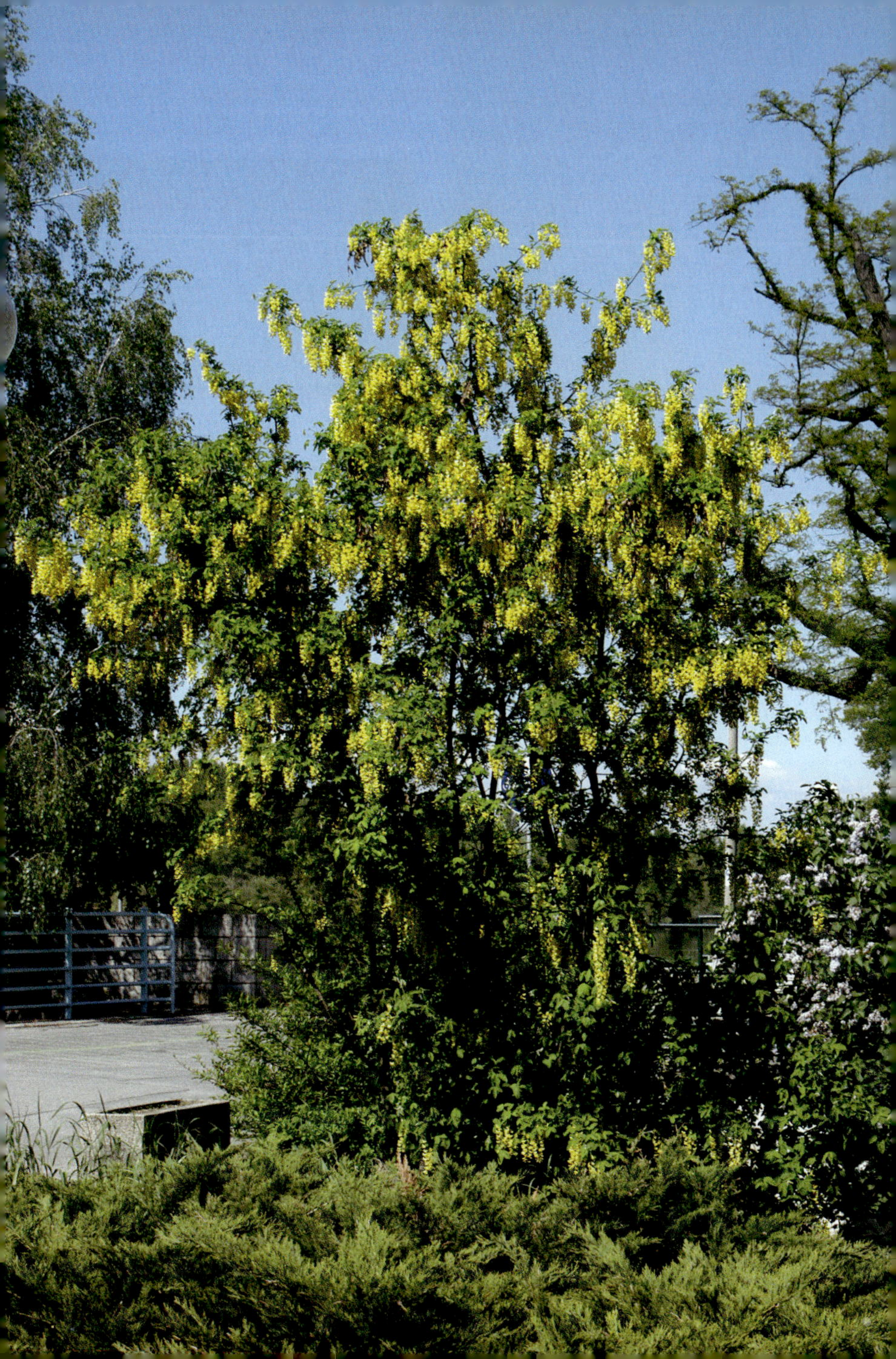

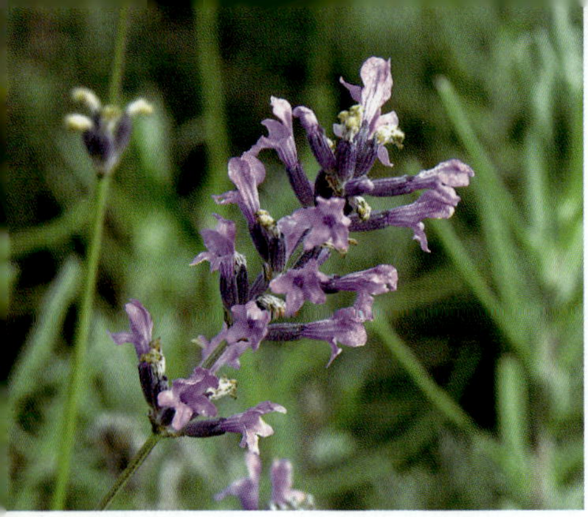

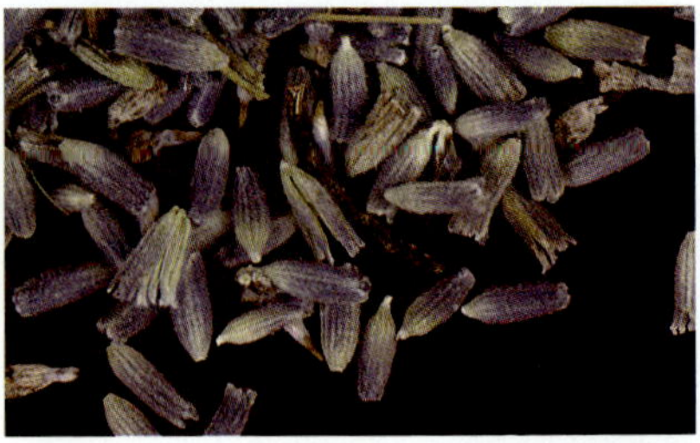

Lavandula angustifolia

Echter Lavendel

Verbreitung: Frankreich und Benelux-Staaten; Iberische Halbinsel; Italien.
Blatt: Graugrün gefärbt; schmal lanzettlich; Blattspitzen stumpf.
Blüte: Lippige Einzelblüten, violett, in Ähren aus achselständigen Scheinquirlen; VI–VIII.
Frucht: Klausenfrüchte, schmal zylindrisch.
Wuchs: Halbstrauch/Staude; 0,4–0,6 m hoch; Durchmesser 0,3–0,5 m.
Standort: Sonniger bis absonniger Standort; trockene bis frische, schwach saure bis alkalische Böden mit normalem Nährstoffgehalt.
Drogen: Lavendelblüten – *Lavandulae flos* (DAC). Vollständig geöffnete Blüten werden mit Kelch gesammelt und getrocknet. Lavendelöl – *Lavandulae aetheroleum* (DAB). Das ätherische Öl wird durch Wasserdampfdestillation gewonnen. *Lavandula angustifolia, Lavandula* (HAB).
Inhaltsstoffe: Wirksame Inhaltstoffe sind 1–3 % monoterpenreiches ätherisches Öl mit 30–40 % Linalylacetat, 20–50 % Linalool und anderen Monoterpenen sowie Lamiaceen-Gerbstoffe.
Wirkungen: Lavendel wirkt beruhigend, hautreizend und antimikrobiell. Der Gerbstoffgehalt verleiht der Droge stopfende Wirkung bei Durchfällen.
Verwendungen: Lavendelblüten werden als Tee oder in Teemischungen bei Unruhe, bei nervöser Erschöpfung, bei nervös bedingten Magen- und Darmstörungen, bei Einschlafstörungen sowie bei Migräne verwendet. Lavendelöl wird äußerlich in Einreibemitteln gegen neuralgische und rheumatische Beschwerden sowie als Badezusatz in Entspannungsbädern und bei funktionellen Kreislaufstörungen angewendet.
Allgemeines: Lavendel ist wirksam gegen Motten und wird zusammen mit Melisse und Hopfen in Schlaf- und Kräuterkissen verwendet. Die Kosmetikindustrie verarbeitet Lavendel in großen Mengen.
Gefahren: Lavendelöl kann innerlich angewendet zu Reizerscheinungen in Magen und Darm, zu Benommenheit und zu Bewusstseinsstörungen führen.

Obwohl Lavendel eine Pflanze des Mittelmeerraums ist, wurde sie in der Antike kaum verwendet. Die Heilkräfte dieser Pflanze wurden erstmals von Hildegard von Bingen beschrieben.

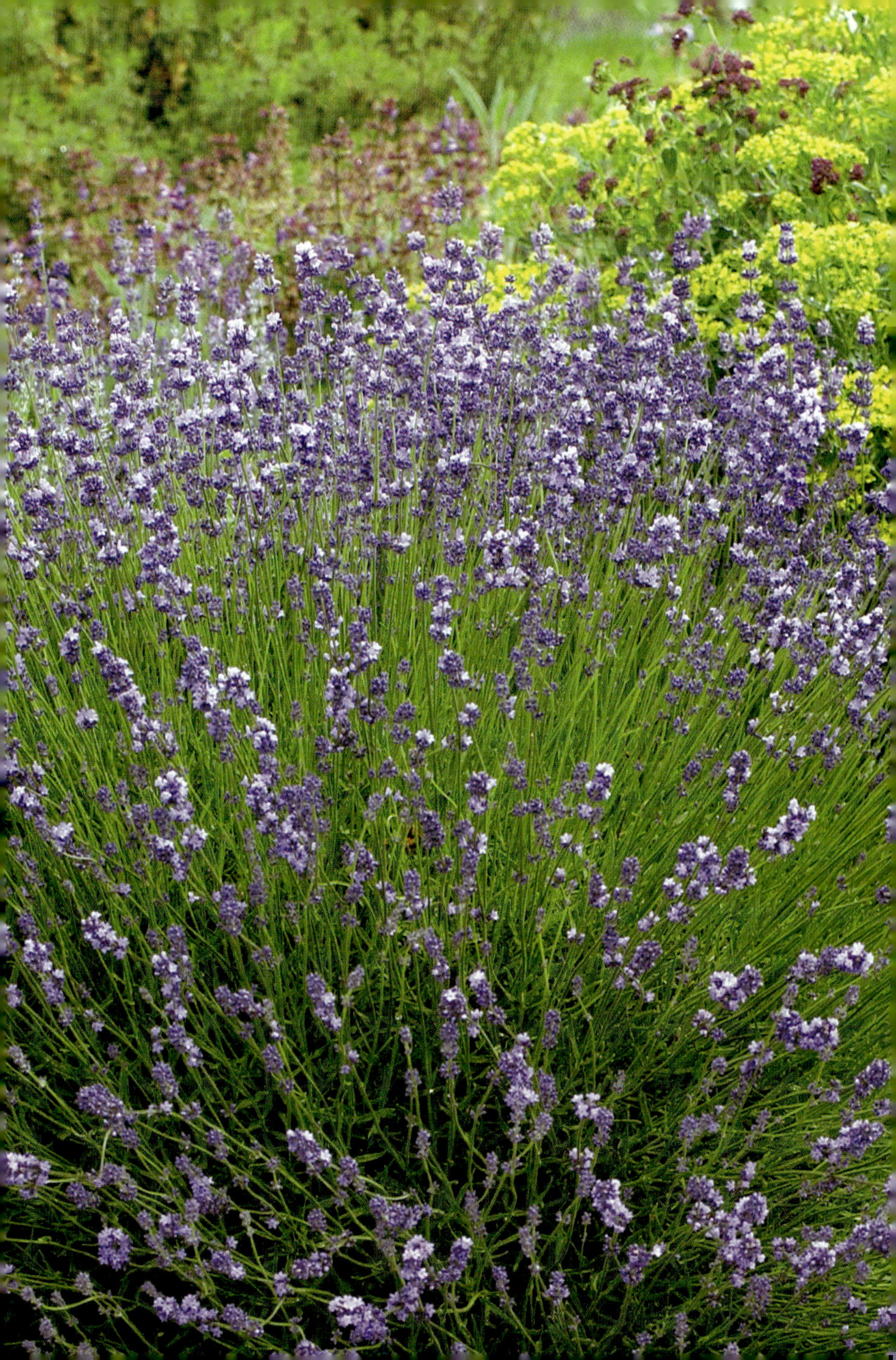

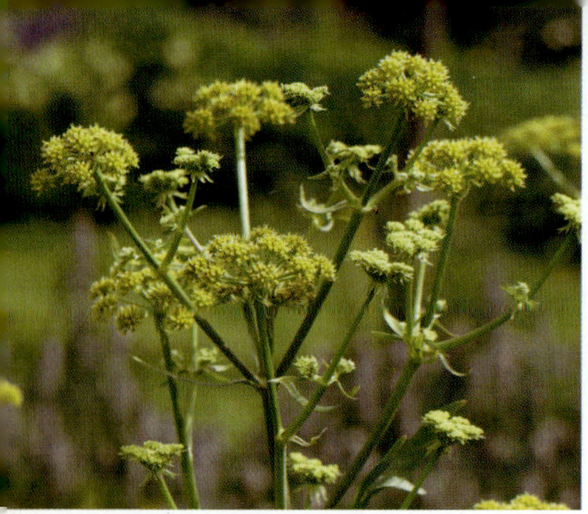

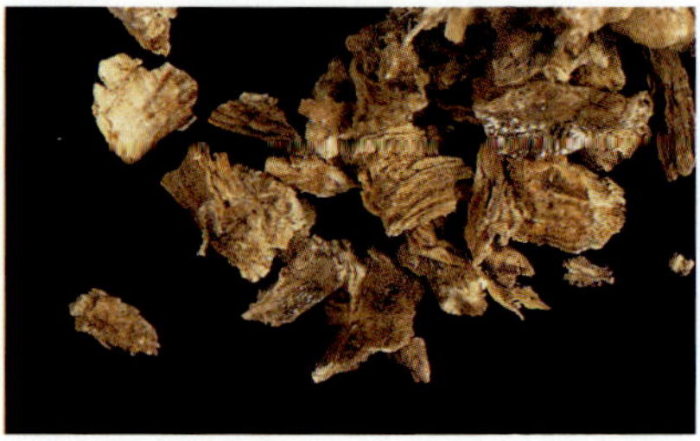

Levisticum officinale

Liebstöckel, Badekraut

Verbreitung: Europa; USA; Iran.
Blatt: Dunkelgrün gefärbt; 2 bis 3fach gefiedert; Blattspitzen spitz.
Blüte: Kleine Einzelblüten, gelbgrün, in zusammengesetzten Dolden; VII–VIII.
Frucht: Ovale Spaltfrüchte.
Wuchs: Staude; 1,0–2,0 m hoch.
Standort: Sonniger Standort; frische, schwach saure bis schwach alkalische Böden mit normalem bis hohem Nährstoffgehalt.
Drogen: Liebstöckelwurzel – *Levistici radix*. Verwendet werden getrocknete Wurzelstöcke der 2–3-jährigen Pflanzen. *Levisticum officinale, ethanol. Decoctum* (HAB).
Inhaltsstoffe: Liebstöckel enthält 0,4–1,7 % ätherisches Öl (mit bis 70 % Alkylphthaliden wie Ligustilid, die für den typischen Maggi-Geruch der Droge verantwortlich sind). Terpene, Furanocumarine sowie das Polyin Falcarindiol.
Wirkungen: Liebstöckel wirkt leicht harntreibend und dabei antimikrobiell.
Verwendungen: Die Droge wird als Tee, häufiger aber als Bestandteil von Teemischungen zur Durchspülung bei entzündlichen Erkrankungen der ableitende Harnwege verwendet. Extrakt oder Tinktur sind Bestandteil von Kombinationspräparaten zu o. a. Indikationen.
Allgemeines: Liebstöckel wird hauptsächlich als Gewürz und zur Aromatisierung von Likören und Magenschnäpsen verwendet.
Gefahren: Liebstöckeltee soll wegen der reizenden Eigenschaften des ätherischen Öls nicht bei akuten Entzündungen der ableitenden Harnwege oder bei Schwangerschaft getrunken werden.
Warnungen: Liebstöckel hat schwach phototoxische Eigenschaften.

Nach dem Volksglauben ist Liebstöckel eine alte Heil- und Zauberpflanze. Sie ist auch Heilpflanze der Klostergärten. Die Volksheilkunde verwendete Liebstöckelwurzeln bei Verdauungsbeschwerden, bei Menstruationsstörungen und als schleimlösendes Mittel bei Husten.

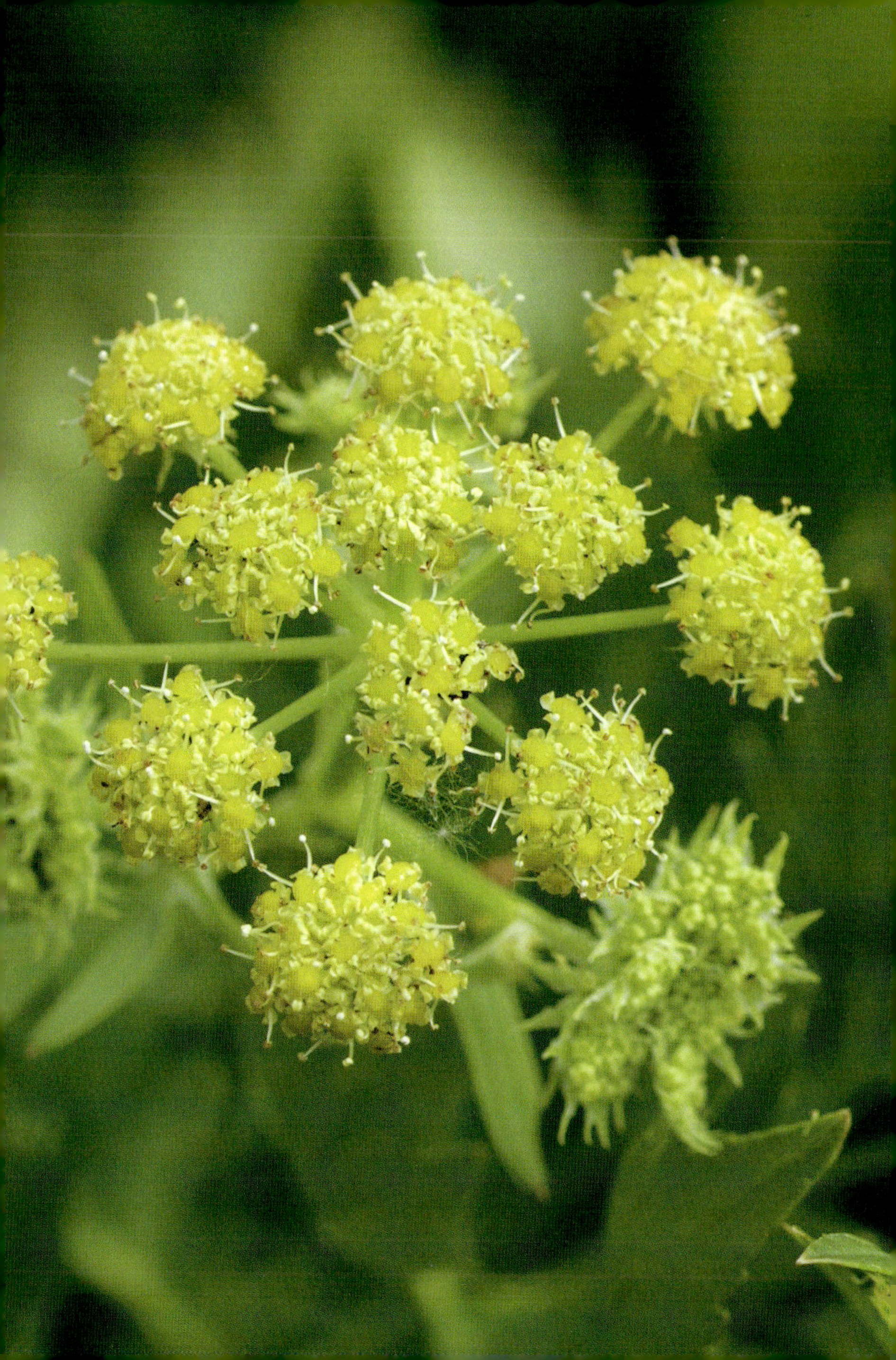

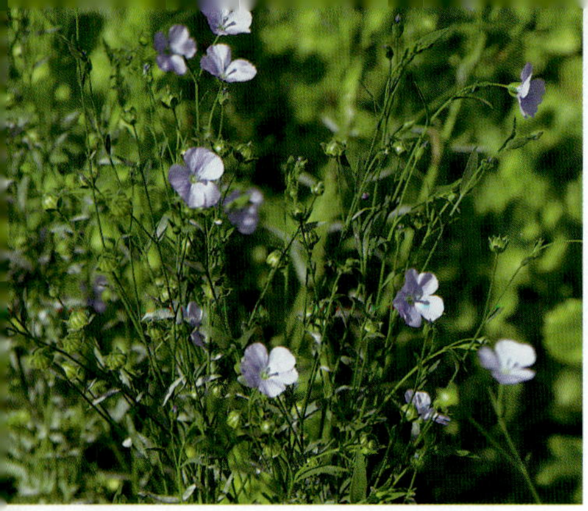

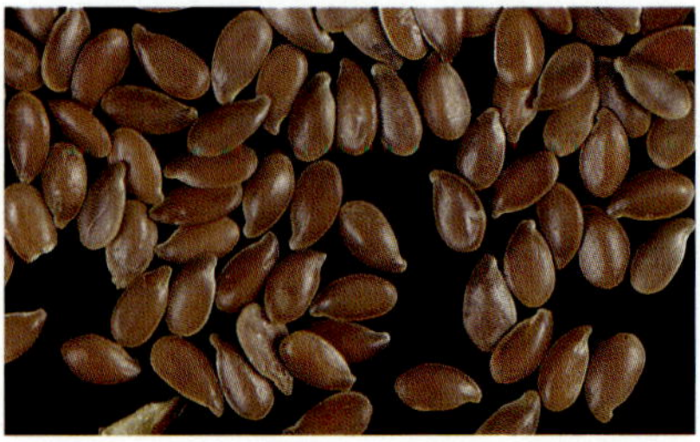

Linum usitatissimum

Flachs, Saat-Lein

Verbreitung: Frankreich; Iberische Halbinsel.
Blatt: Grün gefärbt; lineallanzettlich; Blattspitzen zugespitzt.
Blüte: Radiär, tellerförmig, hellblau mit deutlichen Adern, leicht duftend; VI–VIII.
Frucht: Kugelige Kapseln, 10-fächrig.
Wuchs: Einjährig/Staude; 0,4–0,6 m hoch.
Standort: Sonniger Standort; trockene, schwach saure bis schwach alkalische Böden mit geringem Nährstoffgehalt.
Drogen: Leinsamen – *Lini semen*. Verwendet werden getrocknete reife Samen. Leinöl – *Lini oleum* (DAC). Reife Samen werden kalt gepresst. Leinenfaden – *Filium lini sterile*. Flachsfasern. *Linum usitatissimum* (HAB). Verwendet werden ganze blühende Pflanzen.
Inhaltsstoffe: Leinsamen enthalten zu 3–6 % Schleim, zu 30–45 % fettes Öl aus Glyceriden der Linol-, Linolen- und Ölsäure, 20–27 % Rohprotein, 0,1–1,5 % cyanogene Glykoside und 25 % Ballaststoffe.
Wirkungen: Leinsamen wirken aufgrund ihres Schleimgehaltes mild abführend.
Verwendungen: Leinsamen sind vor allem als mildes Abführmittel bekannt. Die Schleimzubereitung wird bei entzündlichen Erkrankungen des Magen-Darm-Kanals angewendet. Ein Aufguss bewährt sich als Gurgelmittel bei Entzündungen im Mund- und Rachenraum und hilft bei Reizhusten, Heiserkeit und Magenschleimhautentzündungen. Warme Breiumschläge aus zerstoßenen Samen werden bei Wunden und Hautentzündungen angewendet.
Homöopathie: Homöopathische Anwendungsgebiete sind u. a. Heuschnupfen und Harnblasenreizung.
Allgemeines: Leinsamen werden häufig zum Backen verwendet; Leinöl gilt als wertvolles Speiseöl. Leinöl dient als Rohstoff bei der Herstellung von Ölfarben, Firnissen und Linoleum. Flachsfasern werden als chirurgisches Nahtmaterial und auch in der Bekleidungsindustrie verwendet.

Leinkraut wird schon seit vorgeschichtlicher Zeit als Öl- und Faserpflanze angebaut. Die Volksmedizin verwendet Leinsamen seit Menschengedenken. Besonders beliebt ist die Anwendung des Leinsamensäckchens zur Linderung von Schmerzen.

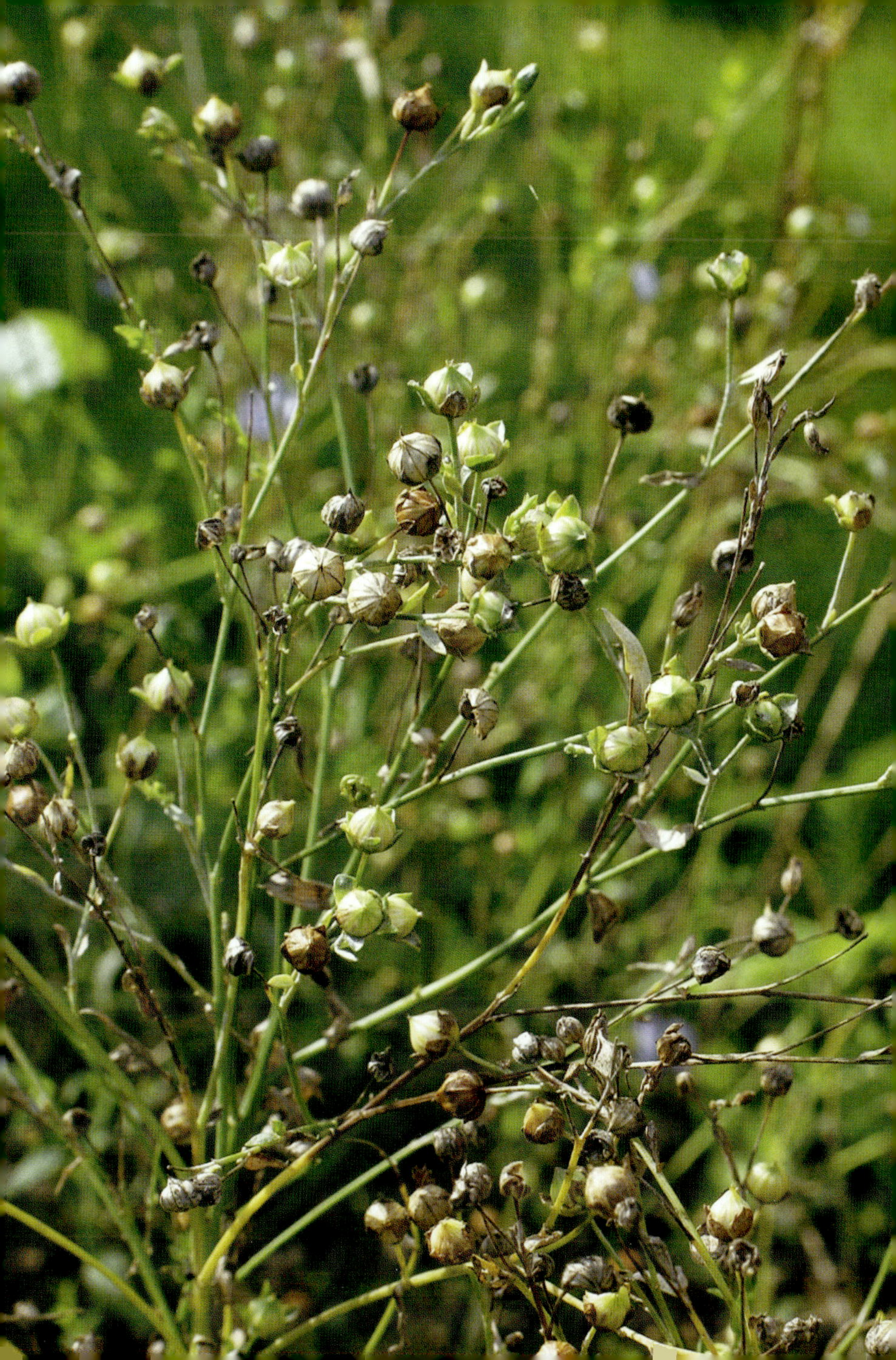

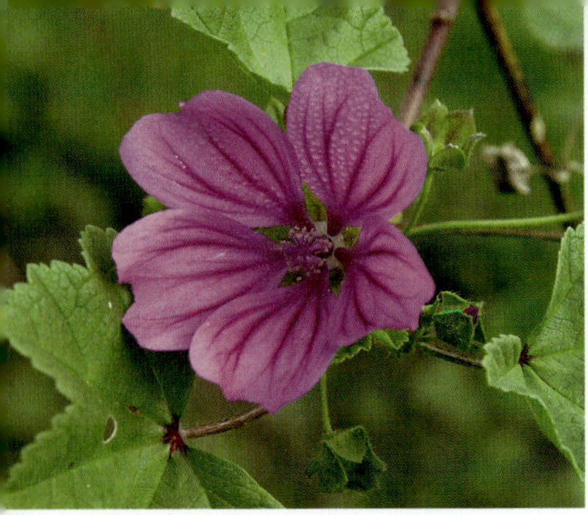

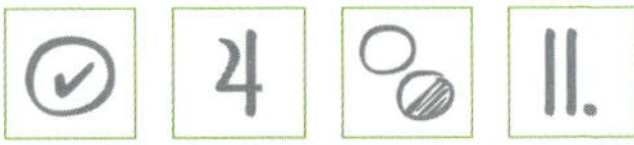

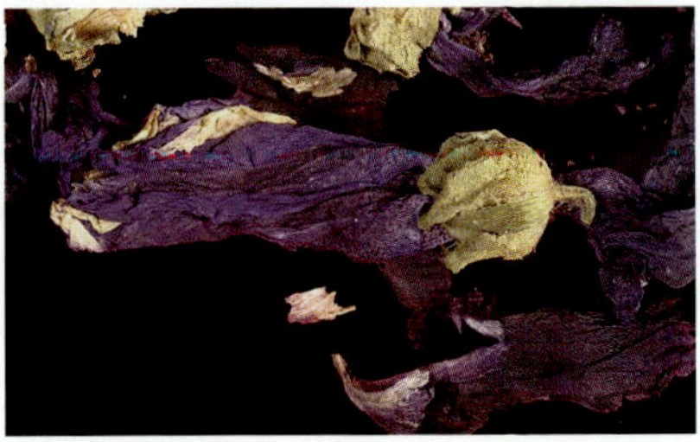

Malva sylvestris

Wilde Malve

Verbreitung: Europa; Kaukasusländer; Mittelasien; Himalaja; Afrika.
Blatt: Grün gefärbt; rundlich, handförmig gelappt; Blattspitzen spitz oder stumpf.
Blüte: Schalenförmige Einzelblüte, purpurrot mit violetten Adern; VI–IX.
Frucht: Kapseln, in Teilfrüchte zerfallend.
Wuchs: Staude; 0,4–1,0 m hoch.
Standort: Sonniger bis absonniger Standort; trockene bis frische, schwach saure bis schwach alkalische Böden mit hohem bis sehr hohem Nährstoffgehalt.
Drogen: Malvenblüten – *Malvae flos*. Verwendet werden getrocknete Blüten. Malvenblätter – *Malvae folium* (DAB). Verwendet werden getrocknete Blätter von *Malva neglecta* und *Malva sylvestris*.
Inhaltsstoffe: Malvenblätter enthalten Schleimstoffe und geringe Mengen Gerbstoffe.
Wirkungen: Die Droge wirkt reizmildernd auf Schleimhäute und leicht stopfend.
Verwendungen: Malvenblüten, seltener Malvenblätter, werden als Tee bei Entzündungen der oberen Luftwege, bei Schleimhautzündungen in Magen und Darm und bei Schleimhautreizungen im Mund- und Rachenraum verwendet.
Allgemeines: Die Blüten werden häufig als Schmuckdroge in Teemischungen und zum Färben von Lebensmitteln verwendet.

> Die Malve war bereits im Altertum eine geschätzte Arznei- und Gemüsepflanze. In der Volksmedizin ist der Malventee sehr beliebt. Er wird bei Erkältungskrankheiten und auch bei Magenbeschwerden und Durchfallerkrankungen gern angewendet.

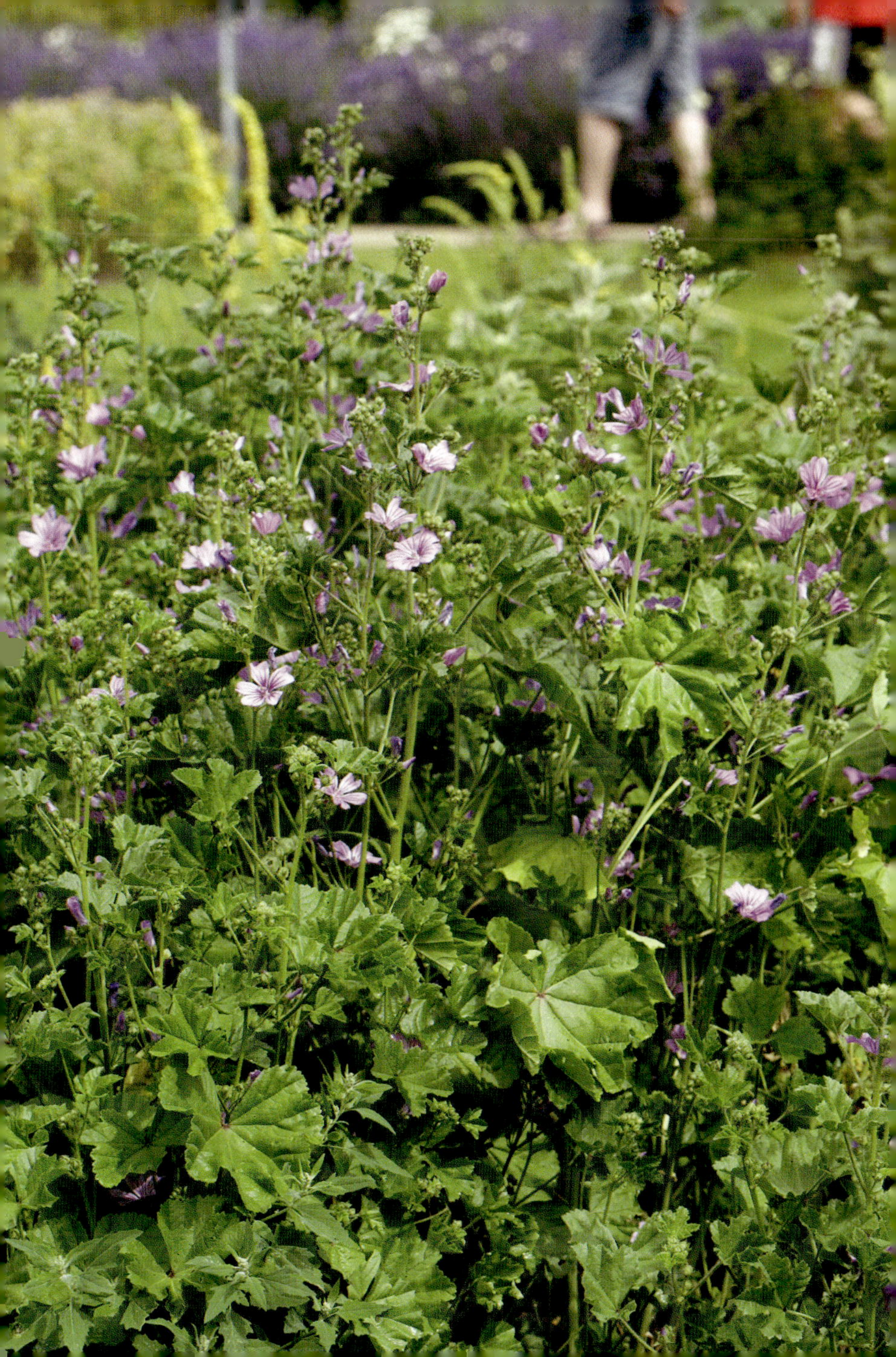

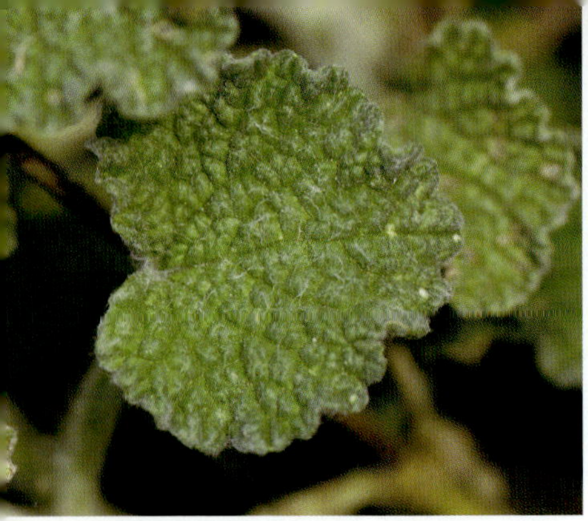

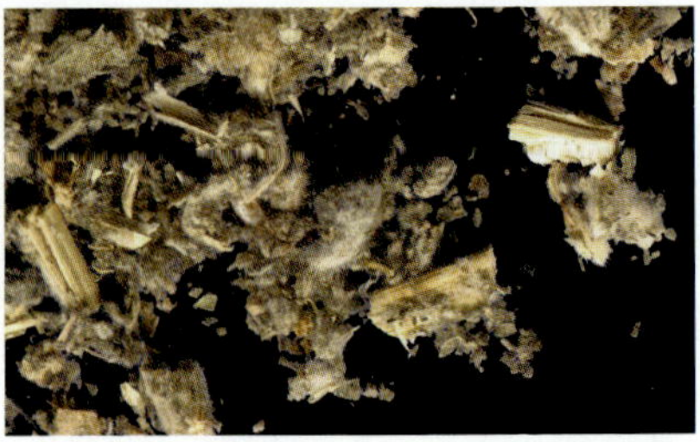

Marrubium vulgare
Gewöhnlicher Andorn

Verbreitung: Europa; Kaukasusländer; Amerika; Türkei; Iran; Afrika.
Blatt: Graugrün gefärbt; rundlich.
Blüte: Lippige Einzelblüten; weiß; in Quirlen stehend; VI–VIII.
Frucht: Ovale Schote.
Wuchs: Halbstrauch/Staude; 0,3–0,5 m hoch.
Standort: Sonniger Standort; trockene bis frische, neutrale bis alkalische Böden mit hohem bis sehr hohem Nährstoffgehalt.
Drogen: Andornkraut – *Marubii herba* (DAC). Verwendet werden getrocknete Blätter der oberen Pflanzenteile. *Marrubium vulgare, Marrubium album* (HAB).
Inhaltsstoffe: Die Droge enthält Bitterstoffe (Marrubiin), Lamiaceen-Gerbstoffe, Flavonoide und etwas ätherisches Öl.
Wirkungen: Andornkraut wirkt verdauungsfördernd und schleimlösend.
Homöopathie: Die Homöopathie verwendet Andorn bei Entzündungen der Atemwege.

Andorn ist eines der ältesten bekannten Heilkräuter. Schon die Ägypter verwendeten das Kraut gegen Erkrankungen der Atemwege. Seit alters kennt die Volksheilkunde Andorn als Mittel gegen Appetitlosigkeit, gegen Verdauungsbeschwerden und äußerlich angewendet als Wundheilmittel bei Hautausschlägen.

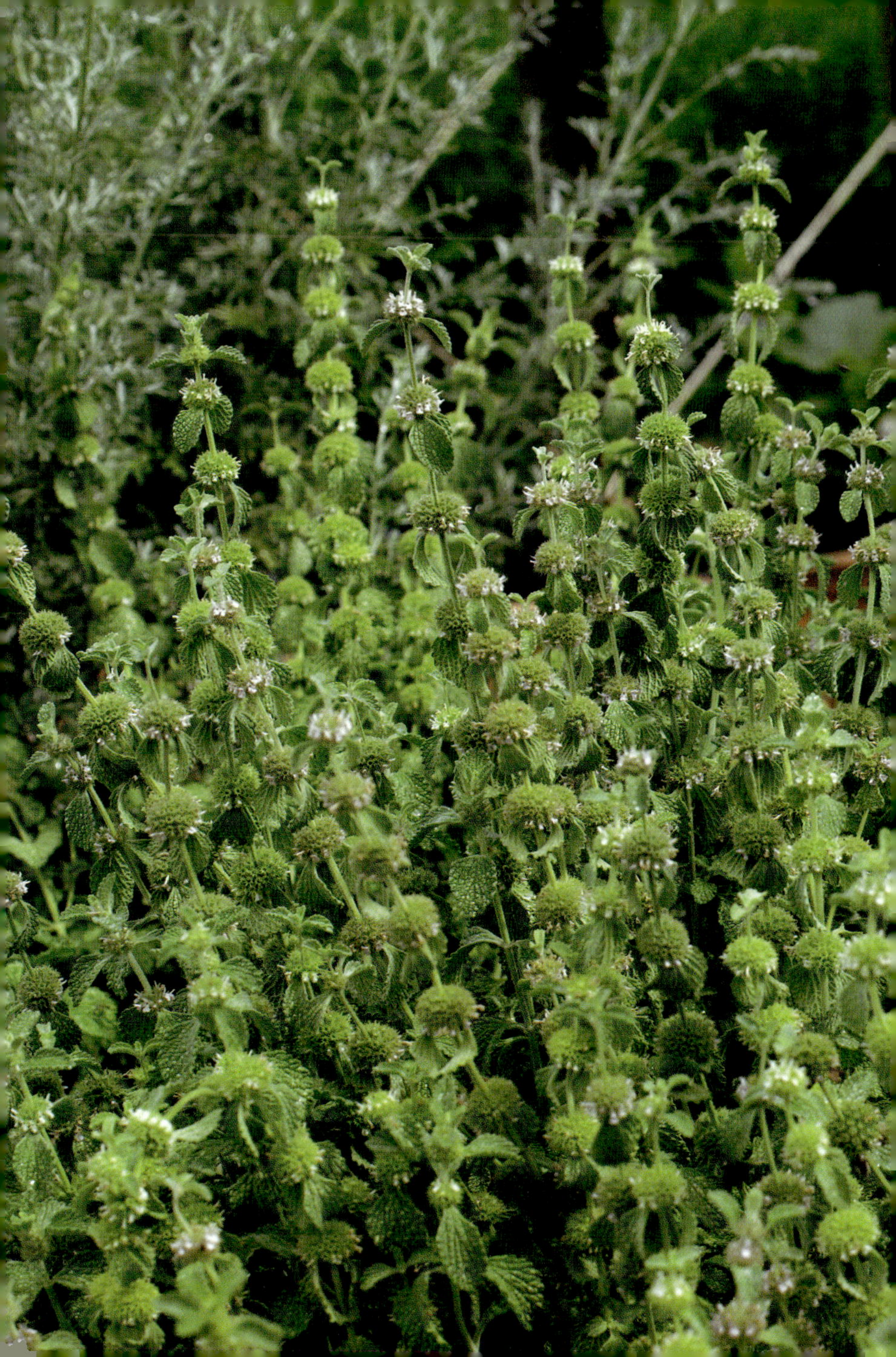

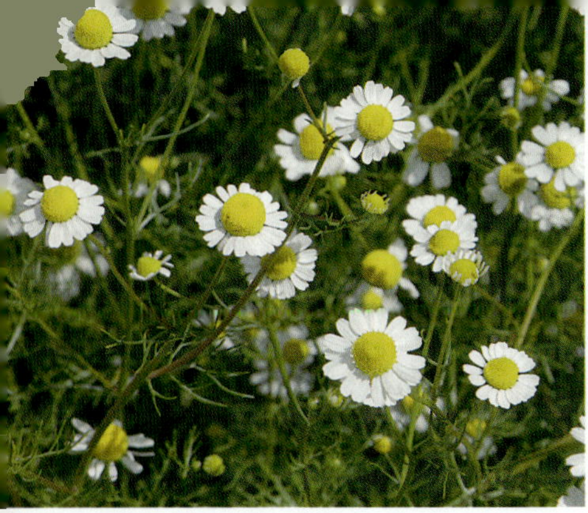

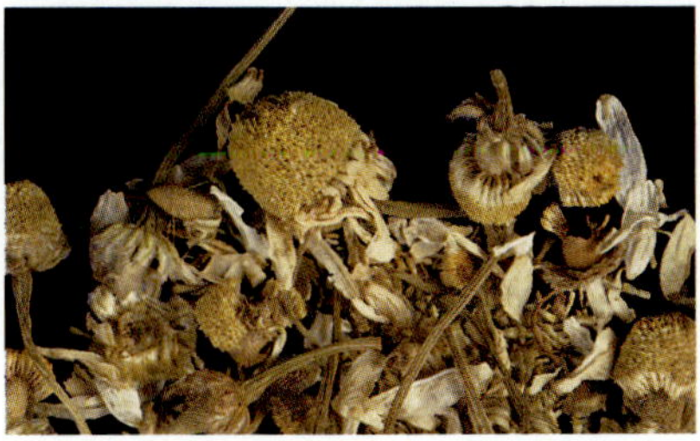

Matricaria recutita

Echte Kamille

Verbreitung: Europa; Kaukasusländer; Irak; Iran; Afghanistan.
Blatt: Grün gefärbt; 2 bis 3fach fiederteilig; Blattspitzen spitz.
Blüte: Körbchenartige Blütenstände, randständige Zungenblüten weiß, innere Scheibe gelb; VI–VII.
Frucht: Achänen.
Wuchs: Staude; 0,3–0,5 m hoch.
Standort: Sonniger bis absonniger Standort; frische, schwach saure bis neutrale Böden mit normalem bis hohem Nährstoffgehalt.
Drogen: Kamillenblüten – *Matricariae flos*. Verwendet werden getrocknete Blütenköpfchen. *Chamomilla recutita, Chamomilla* (HAB). Verwendet werden ganze, frische Pflanzen.
Inhaltsstoffe: Die Droge enthält 0,3–1,5 % ätherisches Öl (mit 4–21 % Azulen, Bisabolol und dem Proazulen Matricin), Flavonglykoside (Quercetin, Apigenin), Oxycumarine, Polyinether und Schleim.
Wirkungen: Kamille wirkt entzündungshemmend, wundheilungsfördernd, antibakteriell und krampflösend.
Verwendungen: Kamille wird innerlich bei Erkrankungen im Magen- und Darmbereich, bei Verdauungsstörungen sowie bei Menstruationsbeschwerden verwendet. Äußerlich wird Kamille in Form von Salben, Umschlägen und Bädern bei Entzündungen der Haut- und Schleimhäute angewendet.
Homöopathie: Homöopathische Anwendungsgebiete sind verschiedene Entzündungen, heftige Schmerzen und reizbare Verstimmungszustände.
Gefahren: Zubereitungen aus der Echten Kamille können Allergien auslösen.

Kamille ist eine uralte Heilpflanze. Im alten Ägypten wurde sie als Blume des Sonnengottes verehrt. Dioskurides beschrieb die Pflanze und auch die Klosterheilkunde bediente sich der Heilkraft der Kamille.

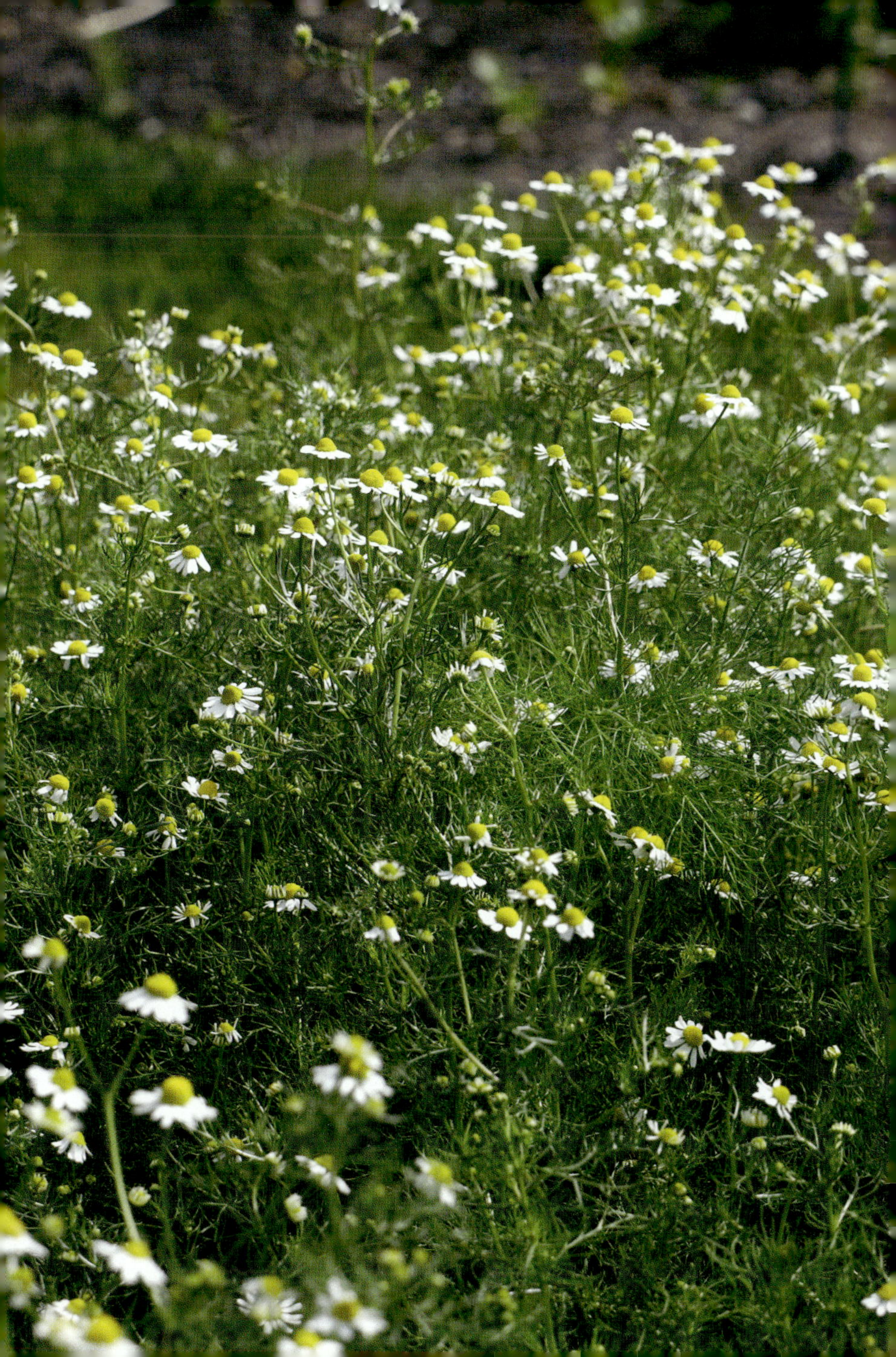

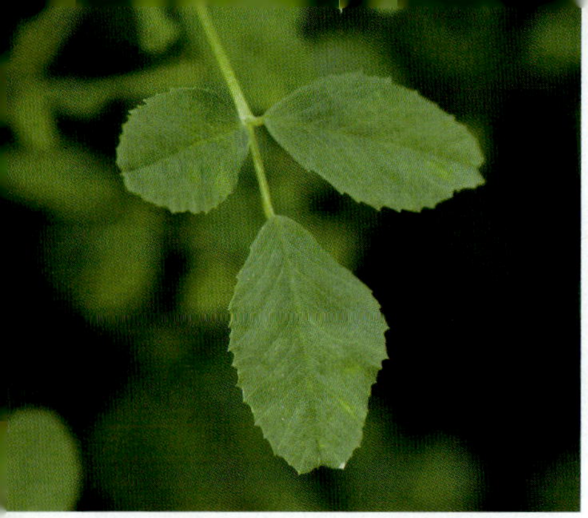

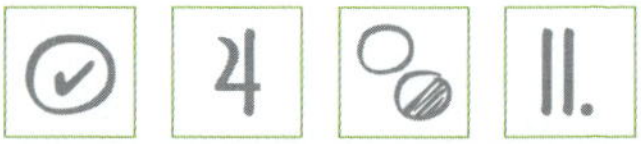

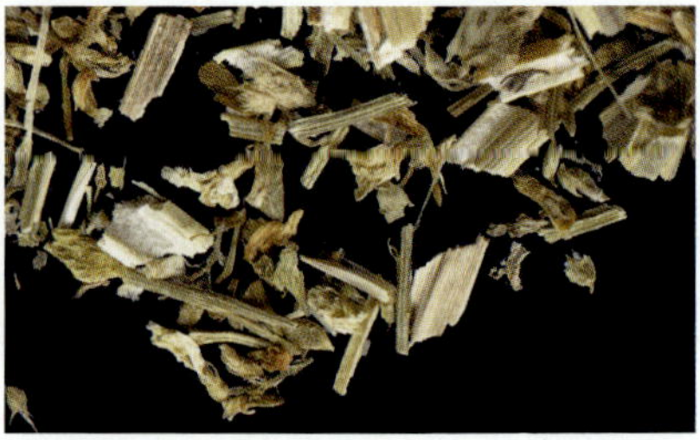

Melilotus officinalis

Echter Steinklee

Verbreitung: Europa; Amerika; Russland; Mittelasien; China; Türkei; Iran.
Blatt: Blaugrün gefärbt; oval.
Blüte: Lippige Einzelblüten; gelb; in Trauben stehend; V–IX.
Frucht: Eiförmige Hülse; 1-samig.
Wuchs: Staude; 0,8-1,2 m hoch.
Standort: Sonniger bis absonniger Standort; trockene, neutrale bis alkalische Böden mit geringem bis normalem Nährstoffgehalt.
Drogen: Steinklee – *Meliloti herba* (DAC). Verwendet werden getrocknete oberirdische Pflanzenteile. *Melilotus officinalis* (HAB).
Inhaltsstoffe: Die Droge enthält Cumaringlykoside (aus denen beim Trocknen Cumarin abgespalten wird), Gerbstoffe, Flavonoide, Saponine und Schleim.
Wirkungen: Die Droge wirkt entzündungshemmend, harntreibend und senkt die Gefäßdurchlässigkeit.
Verwendungen: Da der Cumaringehalt stark schwankt, werden in erster Linie standardisierte Fertigpräparate bei Venenerkrankungen und bei Hämorrhoiden angewendet.

Die Heilwirkung des Steinklees ist schon seit der Antike bekannt. Schon Dioskurides und später die Kräuterbücher des 16. Jahrhunderts empfahlen die Anwendung gegen Geschwüre. Die Volksmedizin kennt Steinklee als schleimlösendes Mittel bei Husten und wendet ihn in Umschlägen bei Verstauchungen, Prellungen und Blutergüssen an.

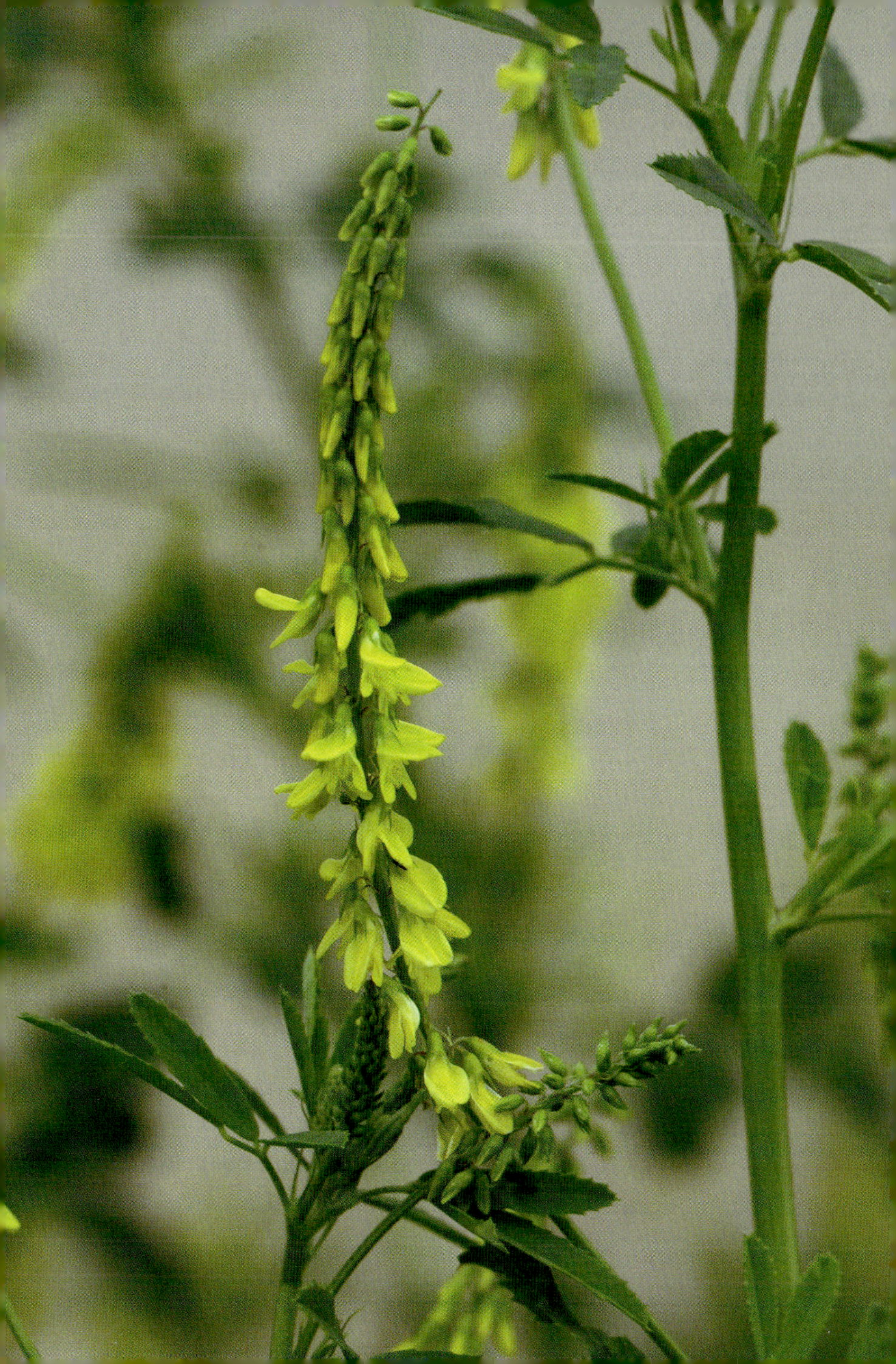

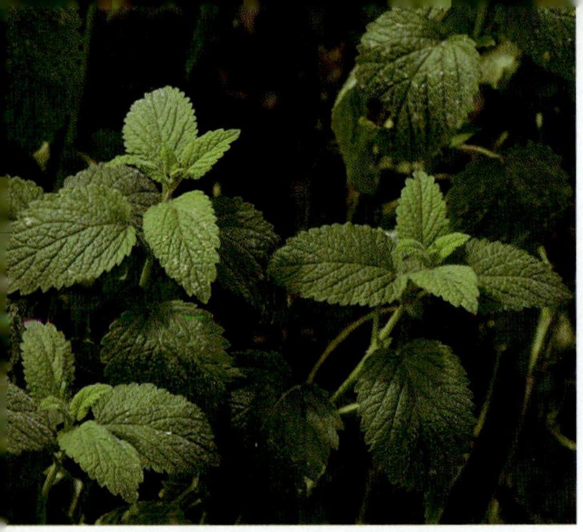

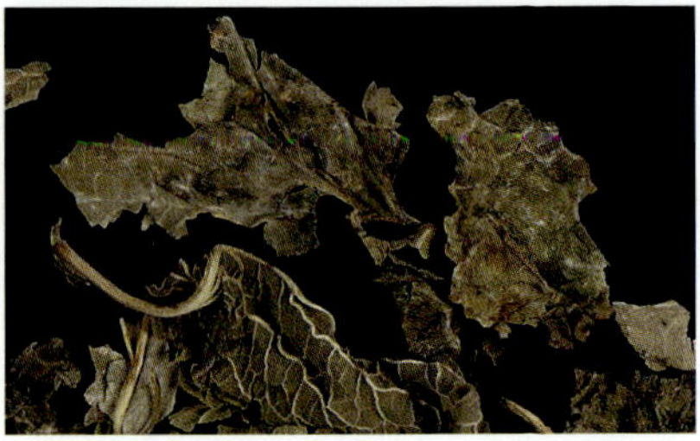

Melissa officinalis

Zitronen-Melisse, Melisse

Verbreitung: Iberische Halbinsel; Balkanhalbinsel; Kaukasusländer; Türkei; Marokko; Tunesien.
Blatt: Grün bis hellgrün gefärbt; eiförmig–verkehrt eiförmig; Blattspitzen kurz zugespitzt.
Blüte: Lippige Einzelblüten, weiß, in Ähren zusammen stehend; VI–VIII.
Frucht: Klausenfrüchte.
Wuchs: Staude; 0,5–0,8 m hoch.
Standort: Sonniger Standort; frische, neutrale bis alkalische Böden mit normalem Nährstoffgehalt.
Drogen: Melissenblätter – *Melissae folium*. Verwendet werden getrocknete Laubblätter.
Inhaltsstoffe: Die Droge enthält 0,05–0,2 % ätherisches Öl (mit 30 % Citral, 40 % Citronellal, Linalool u. a.), 4–5 % Gerbstoff (Rosmarinsäure) und Flavonoide.
Wirkungen: Melisse wirkt beruhigend, krampflösend, blähungstreibend, antibakteriell sowie virushemmend.
Verwendungen: Melisse ist in verschiedenen Schlaf- und Nerventees enthalten und häufig Bestandteil von Fertigpräparaten gegen nervöse Magen-Darmstörungen, nervöse Herzbeschwerden sowie gegen leichte Fälle von Schlaflosigkeit. Der Extrakt ist Bestandteil von Präparaten zur lokalen Behandlung von Herpes simplex, das ätherische Öl von Entspannungsbädern und Einreibungen zur Behandlung von Nervenschmerzen und rheumatischen Erkrankungen.
Allgemeines: Die frischen Blätter sind ein beliebtes Salatgewürz.

Die Melisse kam im 11. Jahrhundert mit den Arabern nach Spanien. Von dort wurde sie bei uns eingeführt und zunächst von Mönchen in den Klostergärten angebaut. Schon bald wuchs Melisse als Heil- und Gewürzpflanze in vielen Hausgärten. In Klöstern wurde auch der bis heute in der Volksmedizin sehr beliebte Melissengeist erstmals hergestellt und angewendet.

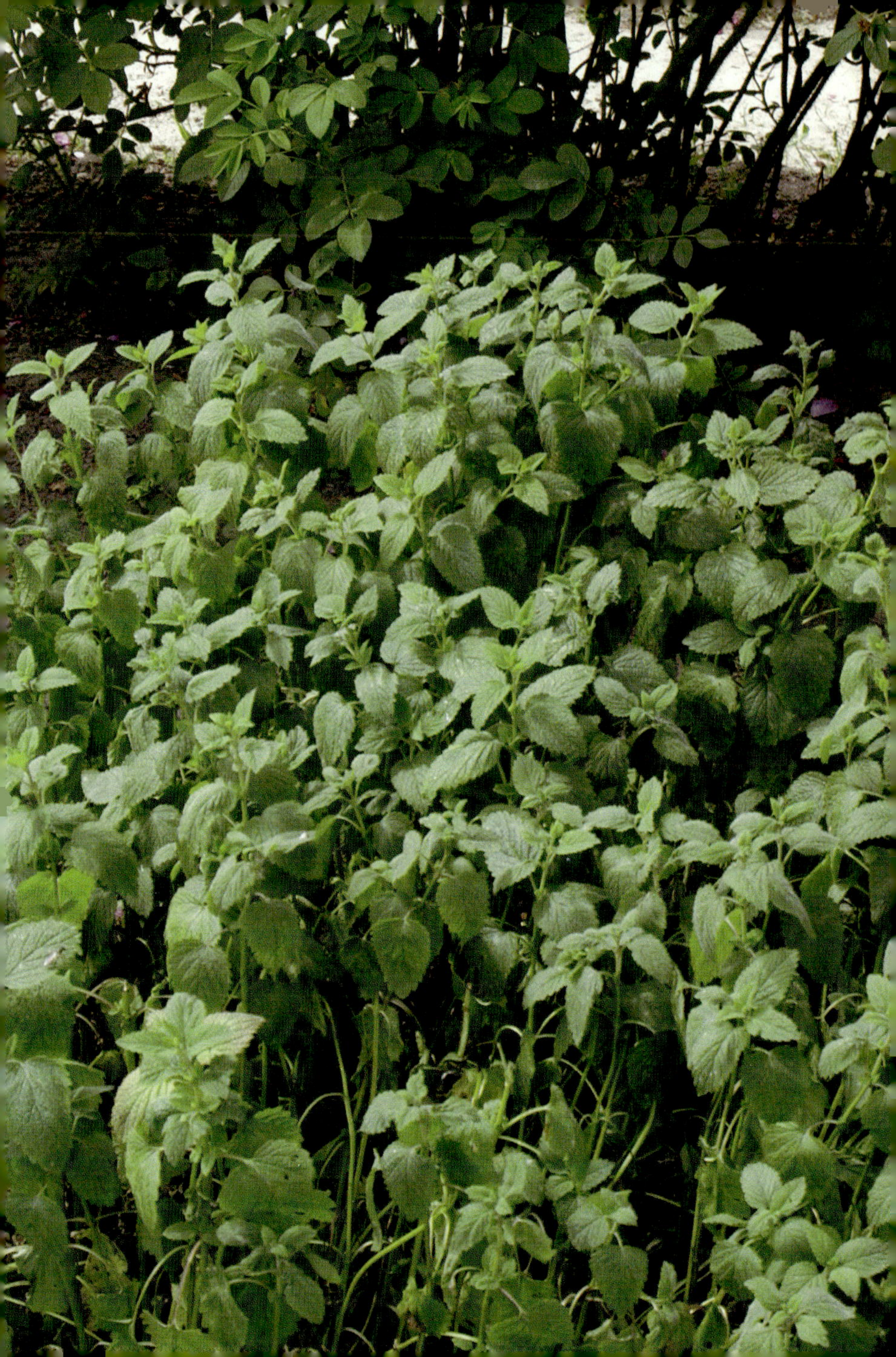

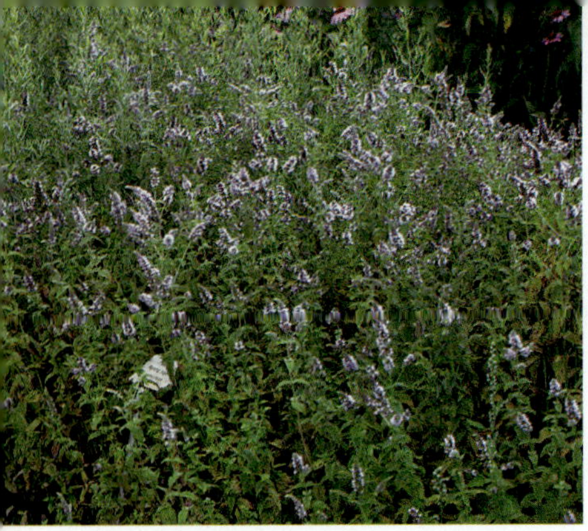

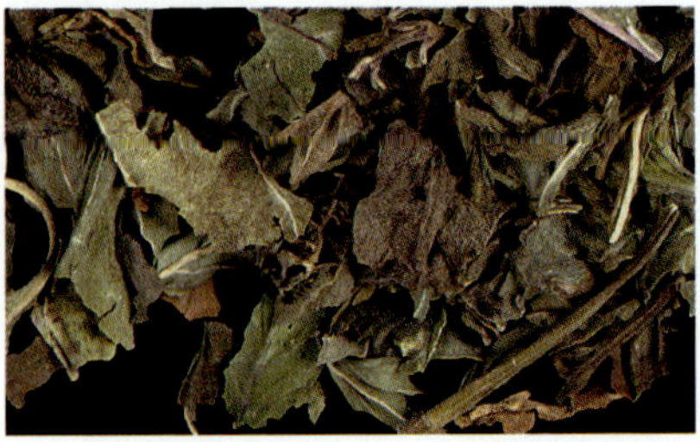

Mentha × piperita
Pfefferminze

Verbreitung: Kosmopolitisch.
Blatt: Dunkelgrün gefärbt; lanzettlich-eiförmig; Blattspitzen zugespitzt.
Blüte: Lippige Einzelblüte, rötlich violett bis violett, in Ähren zusammen stehend; VII–IX.
Frucht: Klausenfrüchte.
Wuchs: Staude; 0,3–0,5 m hoch.
Standort: Sonniger bis absonniger Standort; frische bis feuchte, schwach saure bis schwach alkalische Böden mit hohem bis sehr hohem Nährstoffgehalt.
Drogen: Pfefferminzblätter – *Menthae piperitae folium*. Verwendet werden kurz vor der Blütezeit gesammelte und getrocknete Laubblätter. Pfefferminzöl – *Methae piperitae aetheroleum*. *Mentha piperita* (HAB).
Inhaltsstoffe: Die Droge enthält ätherisches Öl (mit dem Hauptbestandteil Menthol, daneben Menthon u. a.), Lamiaceen-Gerbstoffe, Flavonoide.
Wirkungen: Die Droge wirkt insgesamt krampflösend, blähungstreibend, galleanregend, antimikrobiell und antiviral; das ätherische Öl hat zusätzlich insektizide und lokal anästhesierende Eigenschaften.
Verwendungen: Pfefferminztee wird bei krampfartigen Beschwerden im Magen-Darmbereich und der Gallenwege angewendet. Das ätherische Öl ruft auf der Haut ein Kältegefühl hervor und setzt die Schmerzempfindlichkeit herab. Es wird daher zu schmerzlindernden Einreibungen bei rheumatischen Beschwerden, Juckreiz, Kopfschmerzen und Erkältungskrankheiten verwendet. Inhalationen helfen bei Katarrhen der Atemwege.
Allgemeines: Das ätherische Öl ist häufig Bestandteil von Mund- und Zahnpflegemitteln sowie Lutschpastillen gegen Erkältungskrankheiten.
Gefahren: Pfefferminzöl löst in seltenen Fällen allergische Reaktionen aus.

Mentha × piperita wurde erstmals Ende des 17. Jahrhunderts in England beschrieben. Sie galt als Aphrodisiakum und Empfängnisverhütungsmittel. Die Volksmedizin kennt den Pfefferminztee als Magen- und Gallemittel, bei Abszessen galten Umschläge mit Pfefferminze als wirksam.

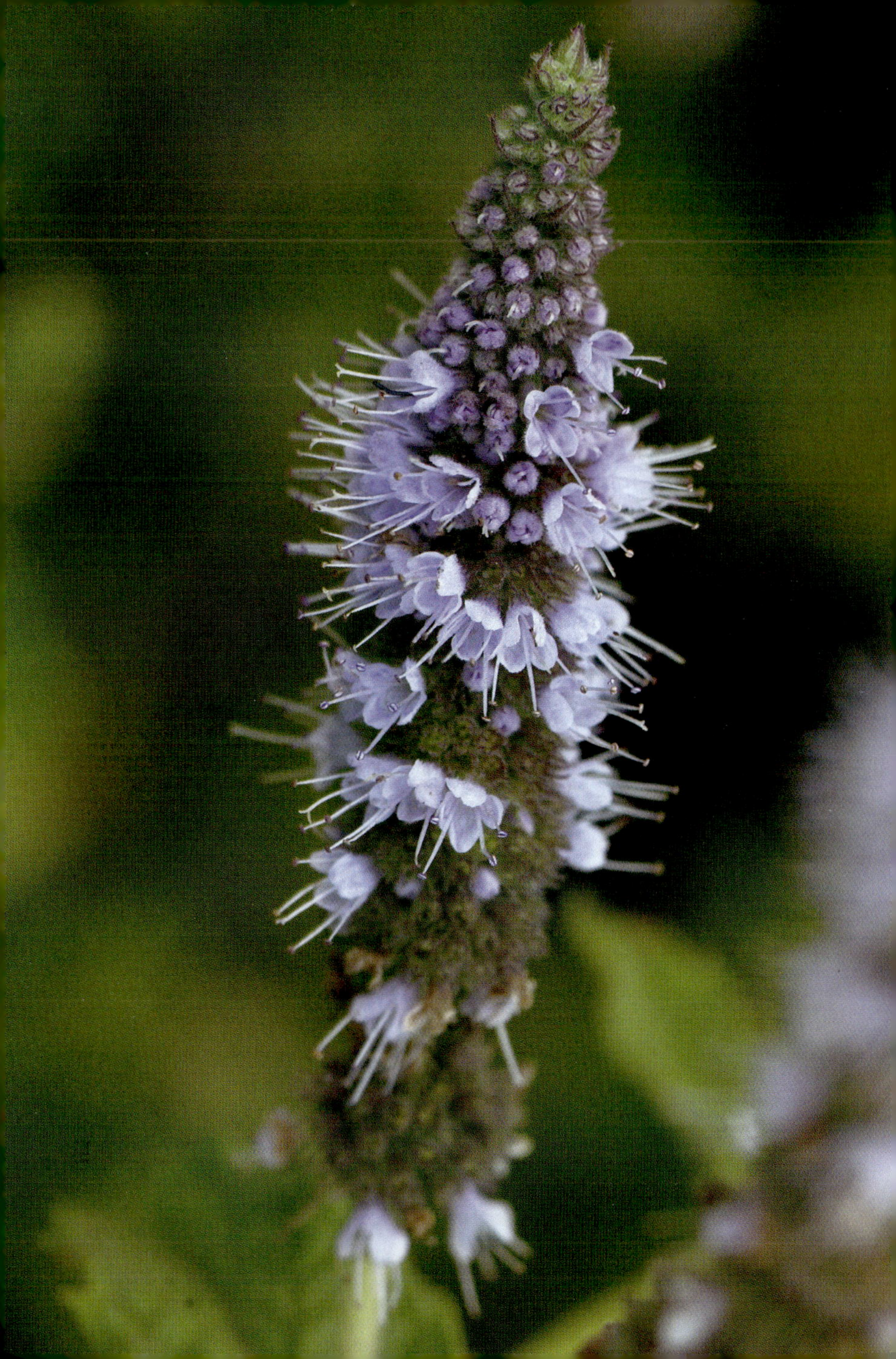

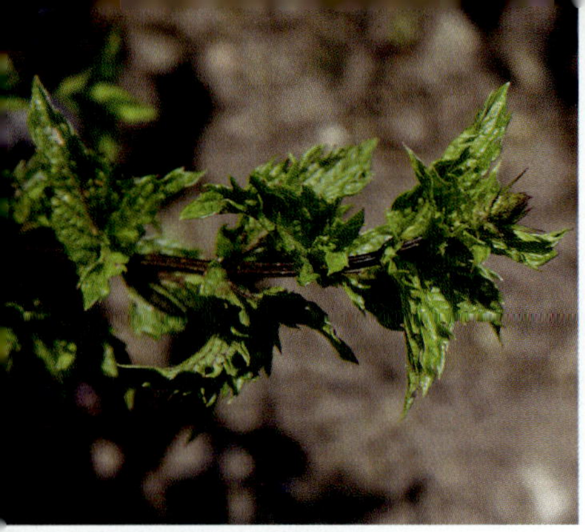

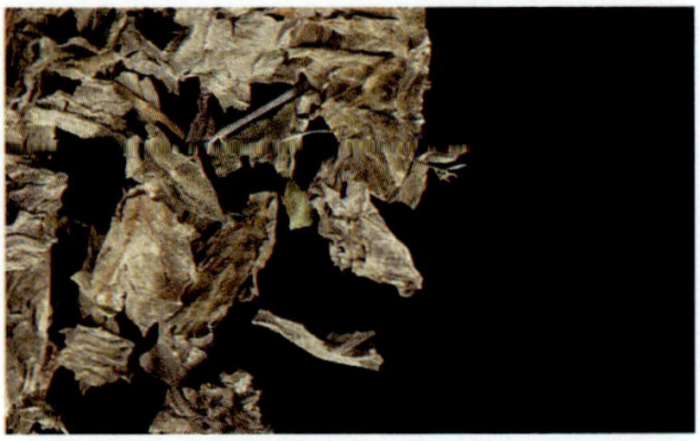

Mentha spicata 'Crispa'
Ährige Minze, Grüne Minze

Verbreitung: Europa.
Blatt: Dunkelgrün gefärbt; lanzettlich-eiförmig; Blattspitzen zugespitzt.
Blüte: Lippige Einzelblüten, violett, in Ähren zusammen stehend; VII–IX.
Frucht: Keine Frucht beobachtet.
Wuchs: Staude; 0,3–0,5 m hoch.
Standort: Sonniger bis absonniger Standort; trockene bis feuchte, schwach saure bis schwach alkalische Böden mit hohem bis sehr hohem Nährstoffgehalt.
Drogen: Krauseminzblätter – *Menthae crispae folium*. Verwendet werden kurz vor der Blütezeit gesammelte und getrocknete Laubblätter. Krauseminzöl – *Menthae crispae aetheroleum* (DAC).
Inhaltsstoffe: Die Droge enthält ätherisches Öl (mit dem Hauptbestandteil Carvon), Lamiaceen-Gerbstoffe, Flavonoide.
Allgemeines: Das ätherische Öl wird zur Aromatisierung von Mundwässern, Zahncremes und zur Herstellung von Kaugummi (Spearmint) verwendet.
Gefahren: Pfefferminzöl löst in seltenen Fällen allergische Reaktionen aus.
Warnungen: Die Pflanze gilt als ungiftig.

Die Krause Minze stammt wahrscheinlich aus China und wurde schon lange in Südeuropa angebaut. Bereits 1200 v. Chr. gab es in Ägypten nachweislich Krauseminzkulturen. Über die Klöster gelangte die Kenntnis ihrer heilenden Eigenschaften in den Norden. Heute ist der Tee ein beliebtes Mittel bei Krämpfen, Blähungen und Verdauungsbeschwerden. Das ätherische Öl wird häufig zur Inhalation bei Erkältungskrankheiten verwendet.

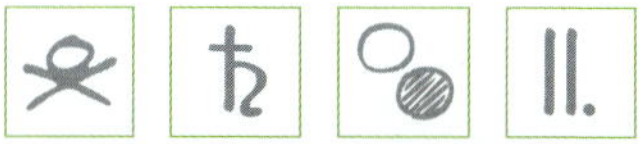

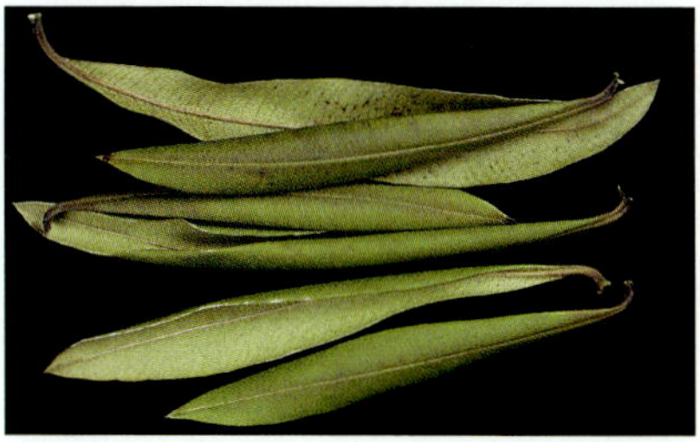

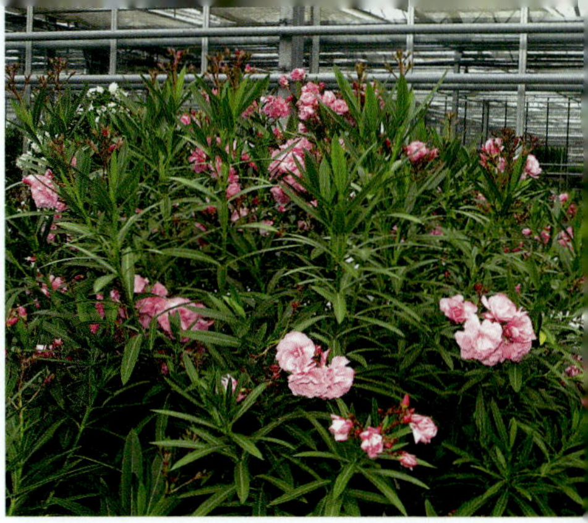

Nerium oleander

Oleander, Gemeiner Oleander

Verbreitung: Österreich; Iberische Halbinsel; Italien; Balkanhalbinsel; Iran.
Blatt: Grün gefärbt; linealisch–lanzettlich; Blattspitzen spitz oder zugespitzt.
Blüte: Trichterförmige Einzelblüten, rosarot, in Trugdolden stehend; VI–X.
Frucht: Schotenartige Balgfrüchte, aufspringend.
Wuchs: Staude/Kübelpflanze; 1,5–3,0 m hoch; am Naturstandort 3–5 m hoch.
Standort: Sonniger Standort; frische bis feuchte, neutrale Böden mit normalem Nährstoffgehalt.
Drogen: Oleanderblätter – *Oleandri folium* (DAB). Die Blätter werden vor der Blüte gesammelt und getrocknet. *Nerium oleander* (HAB). Verwendet werden frische Blätter.
Inhaltsstoffe: Oleander enthält herzwirksame Glykoside (mit dem Hauptglykosid Oleandrin), Flavonoide.
Wirkungen: Oleander zeigt digitalisähnliche Wirkung.
Verwendungen: Anwendung finden heute nur Reinsubstanzen als Bestandteil von Kombinationspräparaten zur Behandlung von geschwächter Herzleistung, von funktionellen Herz- und Kreislaufstörungen und von Altersherz.
Homöopathie: Die Homöopathie verwendet Oleander als Herzmittel, bei nässenden Ekzemen und bei Darmkatarrhen.
Vergiftungserscheinungen: Die gesamte Pflanze ist stark giftig. Bei oraler Aufnahme des Giftes kommt es zu Gefühllosigkeit im Mund- und Rachenraum, Übelkeit, Erbrechen, Herzrhythmusstörungen, Pupillenerweiterung und Atemnot.

> Schon unter Alexander dem Großen war die Giftwirkung des Oleanders bekannt. Auch Dioskurides weiß darüber zu berichten. Er empfiehlt ihn aber auch mit Wein getrunken gegen Schlangenbisse. In der mittelalterlichen Volksheilkunde verwendete man Oleander gegen Parasiten und als Rattengift. Seit dem 16. Jahrhundert wird Oleander als Zierpflanze gehalten.

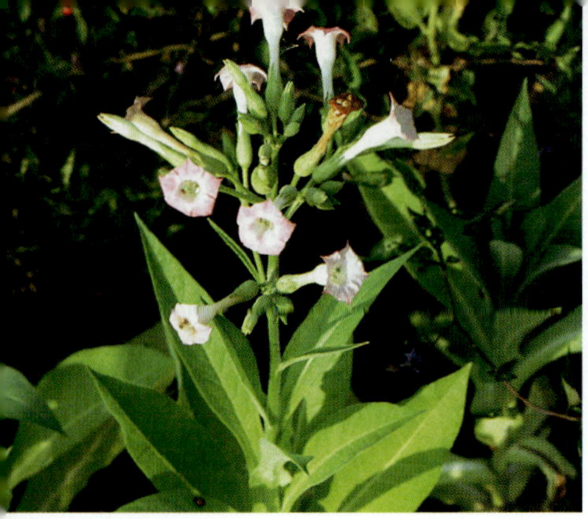

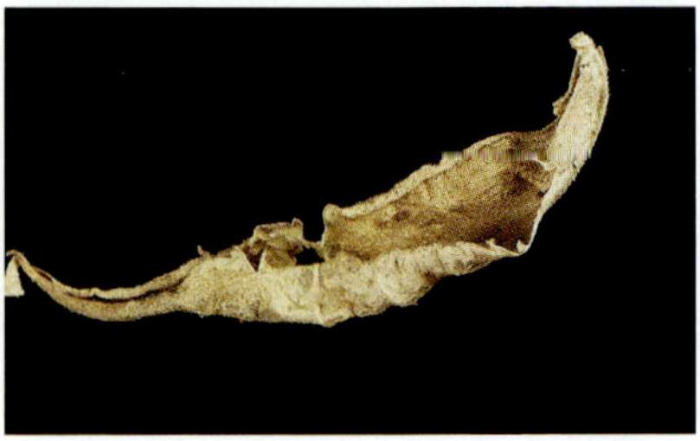

Nicotiana tabacum

Virginischer Tabak

Verbreitung: Südamerika; Gartenherkunft.
Blatt: Grün gefärbt; eilanzettlich-eiförmig; Blattspitzen spitz.
Blüte: Eng trichterförmige Einzelblüten, rosa, in Rispen stehend; Mitte VI–IX.
Frucht: Eiförmig-spitze Kapseln, aufspringend.
Wuchs: Einjährig/Staude; 0,5–0,7 m hoch.
Standort: Sonniger Standort; frische, schwach saure bis schwach alkalische Böden mit hohem Nährstoffgehalt.
Drogen: Tabakblätter – *Nicotianae folium.* Verwendet werden in der Zeit von August bis Oktober geerntete, an der Luft getrocknete, unfermentierte Blätter von *Nicotiana rustica* und *Nicotiana tabacum. Nicotiana tabacum, Nicotiana* (HAB).
Inhaltsstoffe: Nicotin und andere Pyridinalkaloide (die Blätter von Nicotiana tabacum können bis 18 % Nicotin enthalten).
Verwendungen: Tabak wird zur Gewinnung von Nicotinsäure angebaut. Nicotinsäure ist Bestandteil von Präparaten zur Gefäßerweiterung, von Raucherentwöhnungspräparaten und von Rheumasalben.
Homöopathie: Homöopathische Anwendungsgebiete sind Schwindel, Kreislaufschwäche, Brechdurchfall und Angina pectoris.
Vergiftungserscheinungen: Die gesamte Pflanze ist sehr stark giftig (Ausnahme: reife Samen). Nicotin ist ein starkes Gift. Für Erwachsene gilt die Aufnahme von 40 bis 60 mg (enthalten im Tabak von 2–3 Zigaretten) als tödliche Dosis. Vergiftungserscheinungen sind Brennen in Mund und Rachen, Übelkeit, Erbrechen, Herzrhythmusstörungen, Krämpfe und Sehstörungen. Der Tod erfolgt durch Atemlähmung.
Allgemeines: Tabakauszüge werden zur Herstellung von Insektiziden verwendet. Die fermentierten Blätter werden zu den bekannten Genussmitteln verarbeitet.

Indianer nutzten verschiedene Arten des Tabaks als Narkotikum und für rituelle Zwecke. Um 1560 brachten Spanier Samen der Tabakpflanze erstmals nach Europa, wo die Pflanzen zunächst als Zierpflanzen kultiviert wurden. Später wurde die Pflanze auch in Mitteleuropa zur Tabakherstellung angebaut.

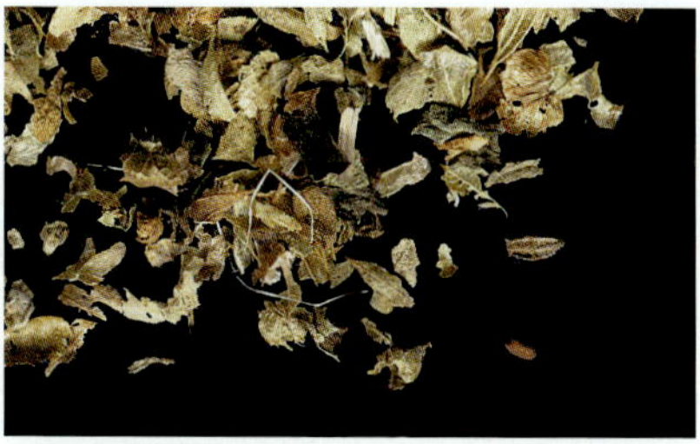

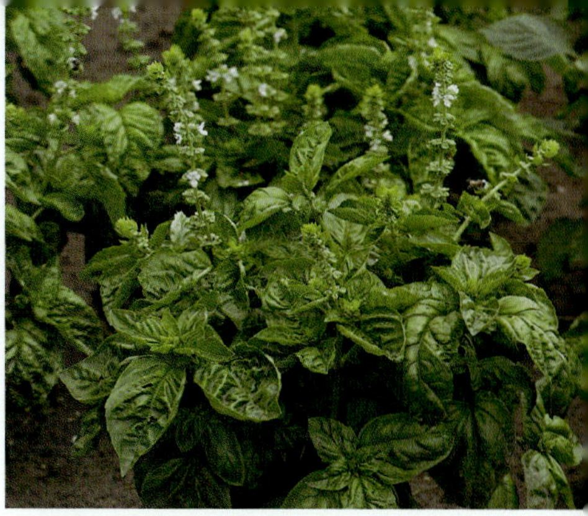

Ocimum basilicum

Basilikum

Verbreitung: Tropen; Subtropen.
Blatt: Grün gefärbt; lanzettlich-eiförmig; Blattspitzen spitz.
Blüte: Lippige Einzelblüten, weiß, in Scheinquirlen; VI–IX.
Frucht: Klausenfrüchte.
Wuchs: Einjährig; 0,3–0,5 m hoch.
Standort: Sonniger bis absonniger Standort; trockene bis frische, neutrale Böden mit normalem Nährstoffgehalt.
Drogen: Basilikum – *Basilici herba*. Verwendet wird das getrocknete, zur Blütezeit geerntete Kraut. *Ocimum basilicum ex herba* (HAB).
Inhaltsstoffe: Basilikum enthält ätherisches Öl, Lamiaceen-Gerbstoffe und Flavonoide.
Wirkungen: Basilikum wirkt appetitanregend, verdauungsfördernd, blähungstreibend, leicht krampflösend und fördert die Milchsekretion.
Homöopathie: Homöopathische Zubereitungen werden bei Harnwegsinfektionen angewendet.
Allgemeines: Basilikum wird überwiegend als Gewürz verwendet.

Basilikum stammt aus Indien und war bereits in der Antike eine geschätzte Arznei- und Gewürzpflanze. Die Volksheilkunde gebraucht das Kraut bei Magen- und Darmstörungen sowie als Gurgelmittel bei Halsentzündungen.

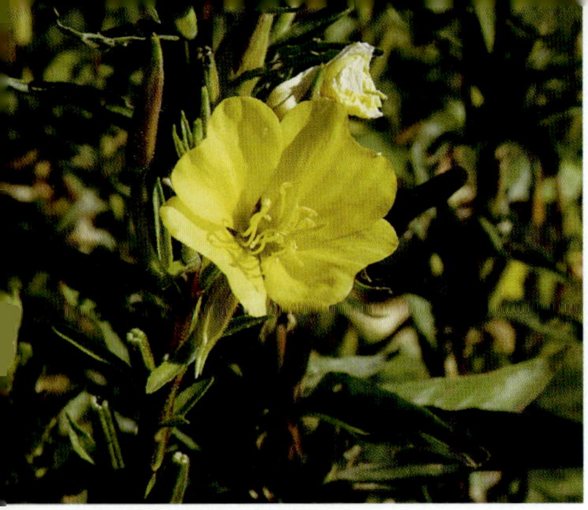

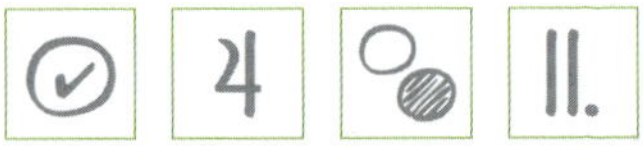

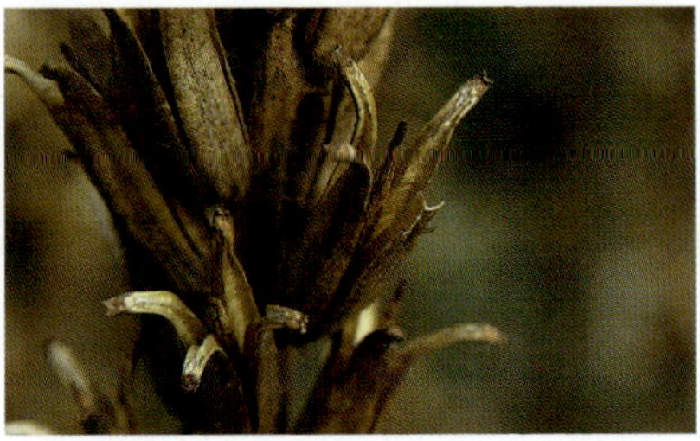

Oenothera biennis

Gewöhnliche Nachtkerze,
Gemeine Nachtkerze

Verbreitung: Europa; Kanada; USA; Mexiko; Türkei; Neuseeland.
Blatt: Grün gefärbt; lanzettlich; Blattspitzen zugespitzt.
Blüte: Becherförmige Blüten, gelb, in der Knospe weinrot mit grünen Streifen, Blütenöffnung erst am Abend, angenehm duftend; VI–IX.
Frucht: Kapseln, flachspaltig, aufspringend.
Wuchs: Staude/zweijährig; 0,5–1,0 m hoch.
Standort: Sonniger Standort; trockene bis frische, schwach saure bis schwach alkalische Böden mit geringem bis normalem Nährstoffgehalt.
Drogen: Nachtkerzenöl – *Oenotherae biennis oleum*. Verwendet wird das aus reifen Samen gewonnene fette Öl. *Oenothera biennis* (HAB). Verwendet werden frische oberirdische Pflanzenteile.
Inhaltsstoffe: Nachtkerzenöl enthält 65–80 % Linolsäure, 8–14 % Gamma-Linolensäure, 6–11 % Ölsäure, 7–10 % Palmitinsäure.
Verwendungen: Gamma-Linolensäure ist Bestandteil von Fertigpräparaten, die innerlich und äußerlich zur unterstützenden Behandlung von Neurodermitis eingesetzt werden.
Homöopathie: Homöopathische Zubereitungen werden bei Durchfall verwendet.

Die Nachtkerze wurde zu Beginn des 17. Jahrhundert aus Amerika eingeschleppt und verbreitete sich bei uns rasch auf Ödland und später auch an Bahndämmen. Die Volksmedizin verwendete den Tee aus Blättern gegen Durchfälle; die Wurzeln wurden als kräftigendes Gemüse gegessen.

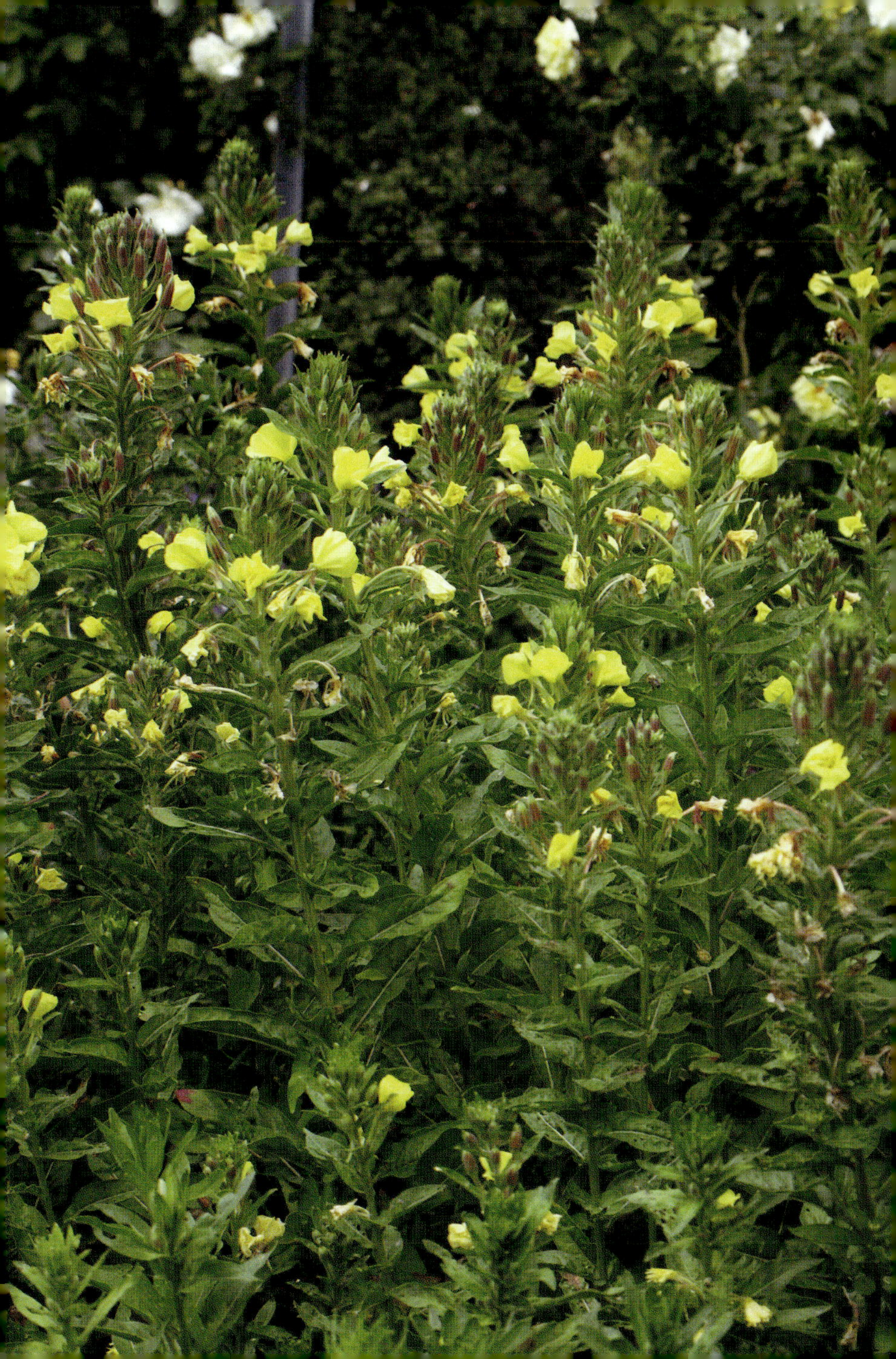

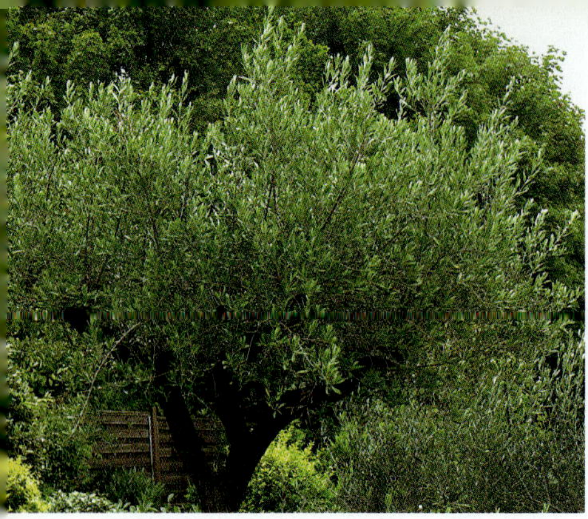

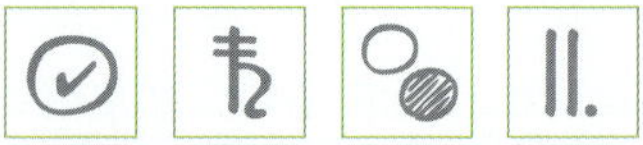

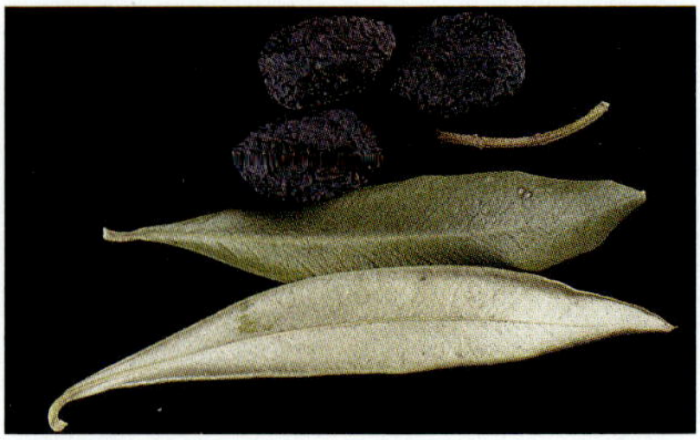

Olea europaea
Ölbaum, Olive

Verbreitung: Gartenherkunft.
Blatt: Graugrün gefärbt; lineal lanzettlich; Blattspitzen zugespitzt.
Blüte: Kleine sternförmige Einzelblüten, weiß bis gelbweiß, in Rispen stehend; VI–VII.
Frucht: Längliche bis rundliche Steinfrucht, jung olivgrün, später schwarz.
Wuchs: Kübelpflanze/Halbstrauch; 1,2–1,5 m hoch; am Naturstandort 5–10 m hoch.
Standort: Sonniger Standort; frische, schwach saure bis neutrale Böden mit normalem Nährstoffgehalt.
Drogen: Olivenblätter – *Oleae folium*. Verwendet werden getrocknete Blätter. Natives Olivenöl – *Olivae oleum virginum*. Raffiniertes Olivenöl – *Olivae oleum raffinatum*.
Inhaltsstoffe: Die Blätter enthalten Oleuropein und Elenolidsäure; das Öl enthält Glyceride der Öl-, der Palmitin- und der Linolsäure.
Wirkungen: Blattextrakte haben blutdrucksenkende Wirkung.
Verwendungen: Blattextrakte sind Bestandteil von Fertigpräparaten, die bei leichten Formen des Bluthochdrucks angewendet werden.
Allgemeines: Das Öl ist Arzneiträger für ölige Lösungen und Salben und wird als Hautpflegemittel verwendet.

In den alten Hochkulturen galt der Olivenbaum als heilig. Das Alte Testament überliefert, dass die Taube von ihrem dritten Erkundungsflug einen Ölzweig zu Noahs Arche zurückbrachte, ein Zeichen, dass der Zorn Gottes beendet war. Es gibt wohl auch keine zweite Pflanze, die so eng mit der griechischen Kultur verbunden ist wie der Olivenbaum. Der Sage nach stiftete Athena den ersten Ölbaum auf dem Felsen der Akropolis und wurde zur Stadtgöttin Athens. Noch heute wächst an der alten Stelle ein Nachfahre dieses ersten Olivenbaums. Antike Ringkämpfer rieben sich mit Olivenöl ein und die Sieger der Olympischen Spiele erhielten einen Kranz aus Olivenzweigen. Bis heute liefert die Olive den Griechen fast alles Fett und aus den Resten der Pressung lässt sich noch Seife, Brenn- und Schmieröl oder Tierfutter herstellen.

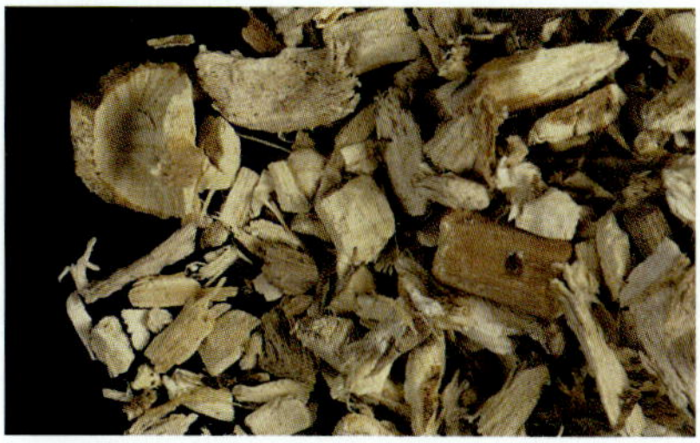

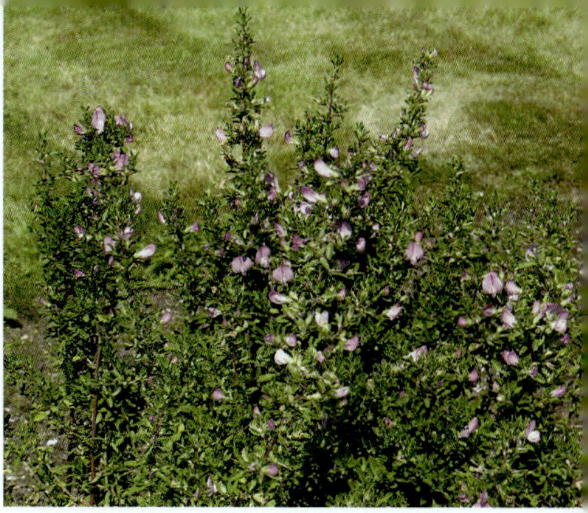

Ononis spinosa
Dornige Hauhechel

Verbreitung: Europa; Mittelasien; Iran; Libyen; Afrika.
Blatt: Dunkelgrün gefärbt; länglich bis eiförmig; Blattspitzen zugespitzt.
Blüte: Schmetterlingsförmige Blüten, rot bis rosa, weinrot gestreift, einzeln, teilweise auch zu zweit; VI–IX.
Frucht: Eiförmige Hülsen, 1–3-samig.
Wuchs: Staude; 0,2–0,6 m hoch.
Standort: Sonniger bis absonniger Standort; trockene bis frische, schwach saure bis schwach alkalische Böden mit geringem Nährstoffgehalt.
Drogen: Hauhechelwurzel – *Ononidis radix* (DAC). Verwendet werden getrocknete Wurzelstöcke und Wurzeln. *Ononis spinosa* (HAB). Verwendet werden zur Blütezeit geerntete oberirdische Pflanzenteile.
Inhaltsstoffe: Die Droge enthält Triterpene (Onocerin), Isoflavonderivate (Ononin, Trifolirhizin), ätherisches Öl (mit Anethol, Carvon, Menthol u. a.), Mineralsalze, Phytosterole.
Wirkungen: Die Droge wirkt harntreibend.
Verwendungen: Hauhechel ist Bestandteil von Blasen- und Nierentees und wird zur Durchspülung bei entzündlichen Erkrankungen der ableitenden Harnwege angewendet. Der Extrakt ist Bestandteil von Fertigpräparaten gegen Blasen- und Nierenerkrankungen.
Homöopathie: Homöopathische Zubereitungen werden bei Wassersucht angewendet.

Bereits in der Antike war die wassertreibende Wirkung des Hauhechels bekannt. Die Volksmedizin nutzt die Droge bei rheumatischen Beschwerden, bei Gicht und bei chronischen Hauterkrankungen.

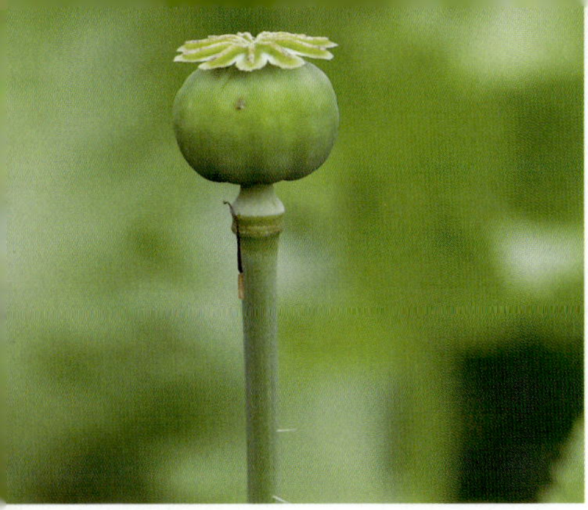

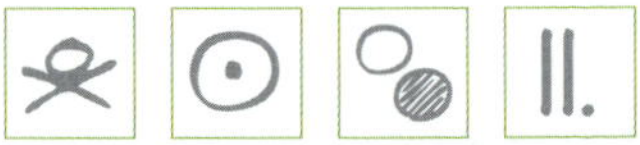

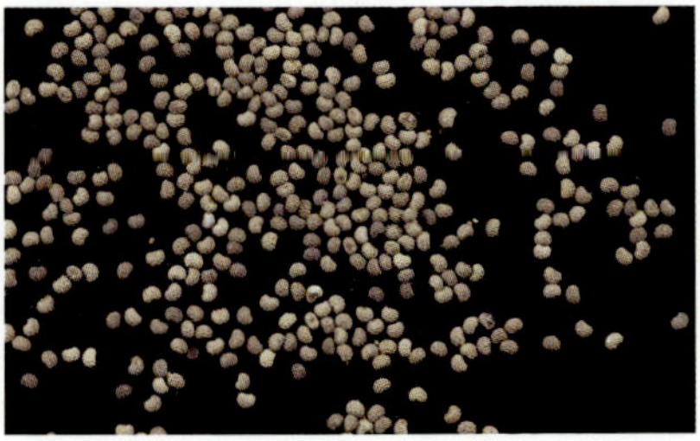

Papaver somniferum
Schlaf-Mohn

Verbreitung: Gartenherkunft; eingebürgert in Europa und Asien.
Blatt: Graugrün gefärbt; länglich; Blattspitzen spitz.
Blüte: Schalenförmige Blüten, weiß, innen dunkelrot gezeichnet, oder violett; VI–VIII.
Frucht: Kapseln, 1-fächrig, grünbraun bis graubraun.
Wuchs: Einjährig; 0,7–0,9 m hoch.
Standort: Sonniger Standort; trockene bis frische, schwach saure bis schwach alkalische Böden mit normalem Nährstoffgehalt.
Drogen: Rohopium – *Opium crudum*. Verwendet wird der getrocknete Milchsaft von angeschnittenen unreifen Früchten.
Inhaltsstoffe: Die Droge enthält 20–25 % Alkaloide wie Morphin, Codein, Thebain, Papaverin und Narcotin, Schleimstoffe und Harze.
Wirkungen: Opium wird heute vor allem als Ausgangsmaterial zur Gewinnung der Reinalkaloide verwendet, die dann in Fertigpräparaten mit unterschiedlicher Wirkung eingesetzt werden: Morphin hat vor allem schmerzstillende und betäubende Eigenschaften (bei großer Abhängigkeitsgefahr!). Codein verstärkt die Wirkung anderer Schmerzmittel und ist stark hustenreizstillend (wie auch Narcotin). Papaverin wirkt krampflösend auf die glatte Muskulatur.
Verwendungen: Verschiedene Fertigpräparate werden bei Schmerzen, bei starkem Husten und bei Krampfzuständen im Magen- und Darm- sowie im Gallen- und Harnwegsbereich angewendet. Die Präparate unterliegen der Betäubungsmittel-Verschreibungsverordnung. Der Trockenextrakt (Opii extractum), das auf einen bestimmten Morphingehalt eingestellte Pulver (Opium titratum) und die Tinktur (Opii tinctura) werden heute gelegentlich zur Ruhigstellung des Darmes bei schweren Durchfällen, Operationen und starken Schmerzen verwendet.
Vergiftungserscheinungen: Die gesamte Pflanze ist stark giftig (besonders die Kapseln). Vergiftungserscheinungen sind: Übelkeit, Erbrechen, Wassereinlagerung, beiderseitiger Hörsturz u. a.
Allgemeines: Die reifen Samen werden zur Herstellung des fetten Öls und in der Bäckerei verwendet.

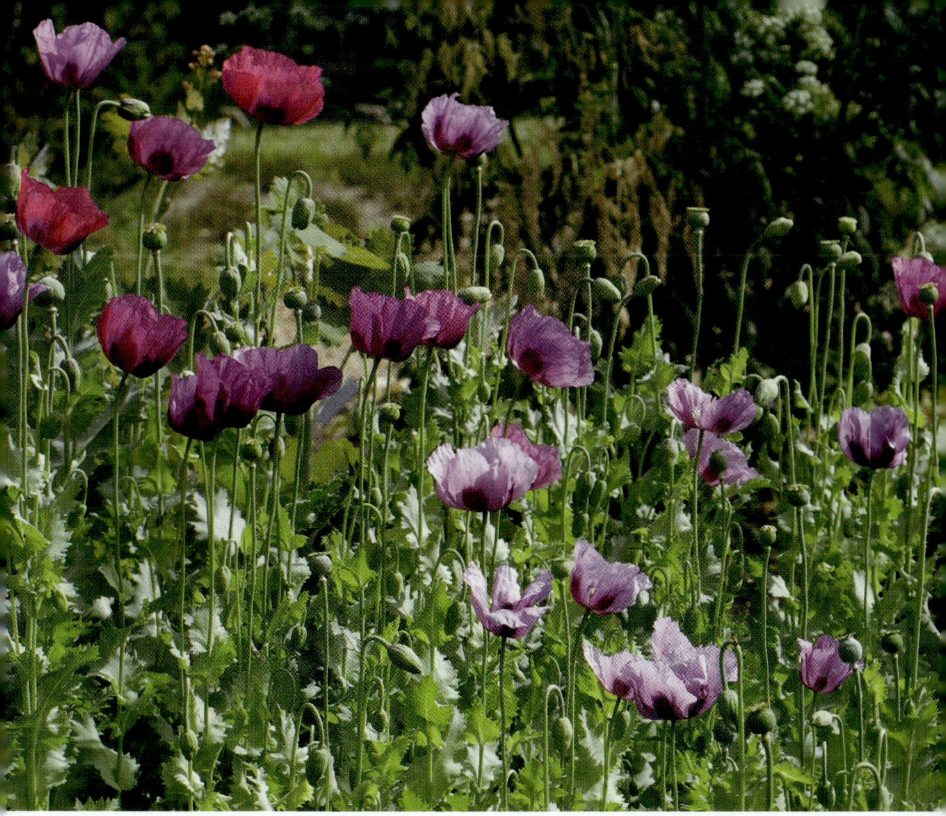

Hinweis: Papaver somniferum fällt unter das „Gesetz über den Verkehr mit Betäubungsmitteln“. Es dürfen nicht mehr als 25 Pflanzen angebaut und nicht mehr als 10 qm bepflanzt werden.

Schlafmohn zählt zu den ältesten Arznei- und Kulturpflanzen. Theophrast, Dioskurides und Plinius berichteten, dass die Pflanze bereits im Altertum als Heilmittel genutzt wurde. Auch in der Klosterheilkunde hatte der Schlafmohn einen festen Platz. Die Volksheilkunde verwendete Abkochungen der unreifen Früchte gegen Husten und als Beruhigungsmittel, was nicht selten zu tödlichen Vergiftungen führte. Im 17. Jahrhundert entwickelte sich in China das Opiumrauchen. Dem Apotheker Sertürner gelang es im Jahre 1805 das Alkaloid Morphium aus dem Opium zu isolieren.

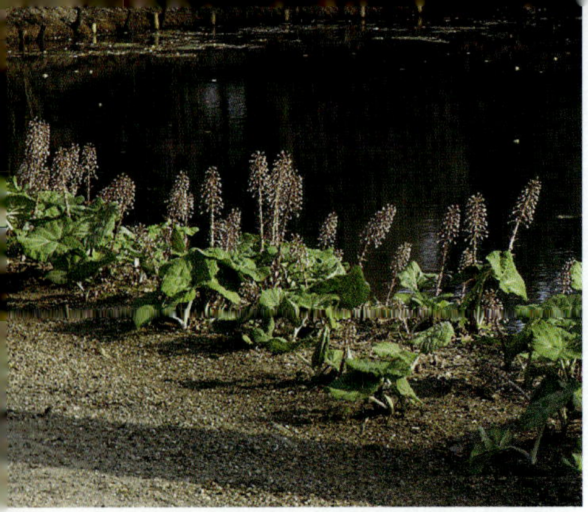

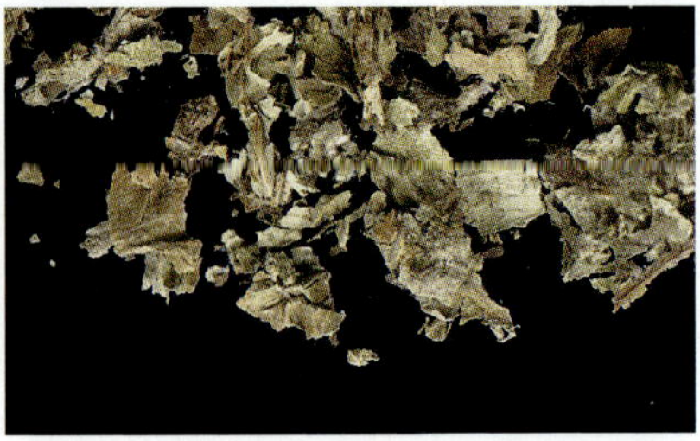

Petasites hybridus

Gewöhnliche Pestwurz

Verbreitung: Europa.
Blatt: Grün gefärbt; eirund; Blattspitzen stumpf.
Blüte: Kleine Röhrenblüten, purpurn, selten weiß, in Trauben stehend, Blüten erscheinen vor dem Laubaustrieb; zweihäusig; III–IV.
Frucht: Achänen.
Wuchs: Staude; 0,2–1,0 m hoch.
Standort: Absonniger bis halbschattiger Standort; sehr feuchte, schwach saure bis schwach alkalische Böden mit hohem Nährstoffgehalt.
Drogen: Pestwurzel – *Petasitis radix*. Verwendet werden unterirdische Organe. *Petasites hybridus, Petasites* (HAB). Verwendet werden gegen Ende der Blütezeit gesammelte oberirdische Pflanzenteile.
Inhaltsstoffe: Die Droge enthält Sesquiterpene (Petasin, Isopetasin), Pyrrolizidinalkaloide.
Wirkungen: Wurzelextrakte wirken krampflösend und schmerzstillend.
Verwendungen: Wurzelextrakte sind Bestandteil von Fertigpräparaten gegen krampfartige Schmerzen im Bereich der ableitenden Harnwege, aber auch gegen Kopfschmerzen, Migräne und Asthma.
Homöopathie: Homöopathische Anwendungsgebiete sind Erkrankungen der Atemwege und Gallen- und Nierenkoliken.
Vergiftungserscheinungen: Giftige Pflanzenteile: Laub und Wurzel (schwach giftig). Bei hochdosierter Einnahme ist mit einer karcinogenen (krebserregend) Wirkung zu rechnen.
Gefahren: Von der unkontrollierten Anwendung der Droge wird wegen des schwankenden Alkaloidgehalts abgeraten.

> Im Mittelalter stand die schweißtreibende Wirkung der Droge im Vordergrund. Sie wurde in erster Linie zur Behandlung der Pest angewendet.

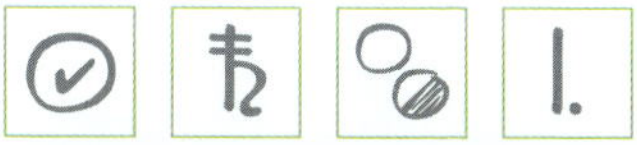

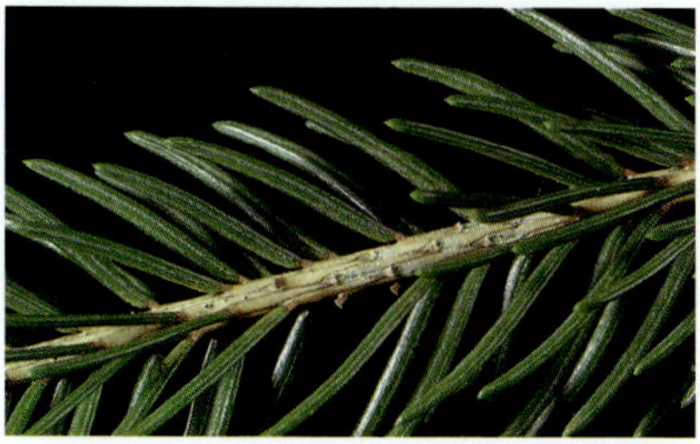

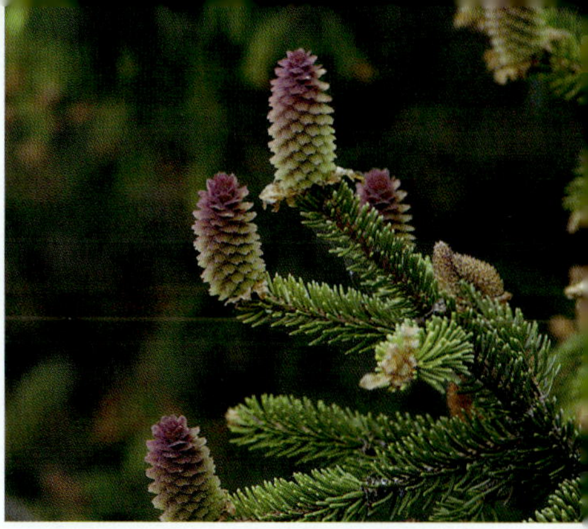

Picea abies

Gewöhnliche Fichte, Deutsche Fichte

Verbreitung: Europa; Britische Inseln; Spanien.
Blatt: Nadelförmig; Oberseite und Unterseite dunkelgrün gefärbt.
Blüte: Deckblätter hellgelb, männliche Blüte rot (beim Verstäuben gelb), weibliche Blüte leuchtend purpurn; einhäusig; IV–V.
Frucht: Zylindrische Zapfen mit rhombischen Schuppen.
Wuchs: Gehölz; 30–50 m hoch; Durchmesser 6–8 m.
Standort: Sonniger bis halbschattiger Standort; trockene bis feuchte, saure bis schwach alkalische Böden mit geringem bis normalem Nährstoffgehalt.
Drogen: Fichtennadelöl – *Piceae aetheroleum* (das ätherische Öl der frischen Nadeln, Zweigspitzen oder Ästen). Fichtenspitzen – *Piceae turiones recentes*. Fichtennadelextrakt – *Pini extractum* (der wässrige Auszug). *Pinus abies* (HAB).
Inhaltsstoffe: Wirksamer Inhaltstoff ist das ätherische Öl.
Wirkungen: Die ätherischen Öle der Fichte haben auswurffördernde, antimikrobielle und hautreizende Eigenschaften.

Verwendungen: Fichtennadelöl wird zur Inhalation bei Erkrankungen der Atemwege und zu Einreibungen bei rheumatischen Beschwerden und Durchblutungsstörungen verwendet und ist häufig Bestandteil von Erkältungsbalsamen.

Die ätherischen Öle verschiedener Nadelgehölze wurden in der Volksheilkunde als Badezusatz bei rheumatischen Beschwerden, bei Nervenschmerzen und bei Hautkrankheiten sowie als Inhalation bei Erkrankungen der Atemwege verwendet.

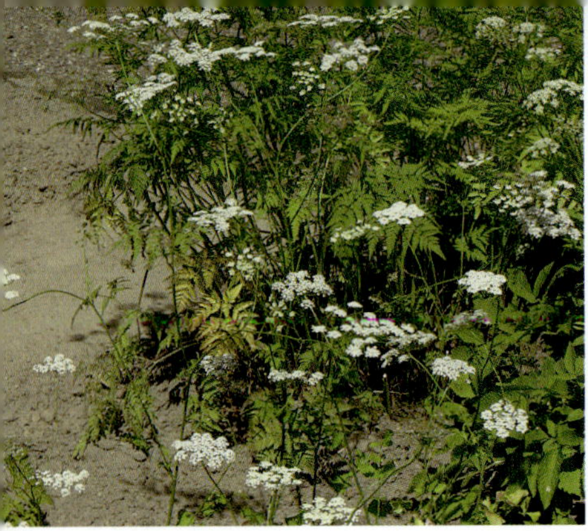

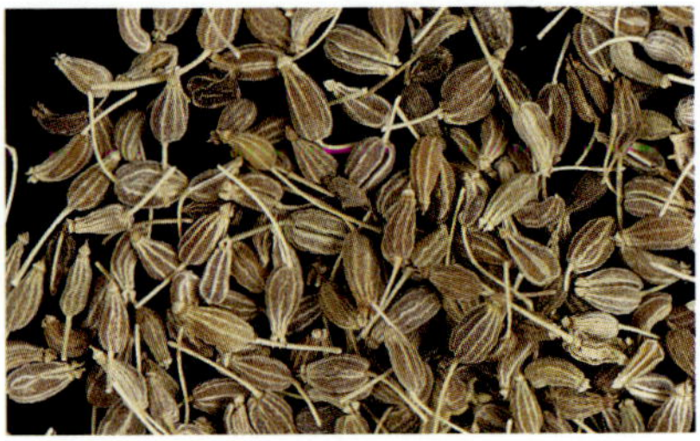

Pimpinella anisum

Anis

Verbreitung: Europa; Asien.
Blatt: Grün gefärbt; rundlich, fiederschnittig–dreilappig; Blattspitzen spitz.
Blüte: Kleine Einzelblüten, weiß, in zusammengesetzten Dolden stehend; VII–VIII.
Frucht: Spaltfrüchte.
Wuchs: Einjährig; 0,5–1,0 m hoch.
Standort: Sonniger Standort; trockene, schwach saure bis schwach alkalische Böden mit normalem Nährstoffgehalt.
Drogen: Anis – *Anisi fructus*. Verwendet werden getrocknete Früchte. Anisöl – *Anisi aetheroleum*. *Pimpinella anisum* (HAB).
Inhaltsstoffe: Die Droge enthält 2–6 % ätherisches Öl mit u. a. 80–90 % trans-Anethol.
Wirkungen: Die Droge wirkt schleimlösend, auswurffördernd, schwach krampflösend und blähungstreibend.
Verwendungen: Anis ist häufig Bestandteil von Hustentees und von Magen- und Darmtees. Extrakt und ätherisches Öl sind Bestandteil von Fertigpräparaten. Das ätherische Öl wird zur Herstellung von Mundwässern und Halstabletten genutzt. Die Volksmedizin verwendet Anis auch zur Steigerung der Milchbildung stillender Mütter.
Homöopathie: Homöopathische Anwendungsgebiete sind z. B. Nackenschmerzen und Hexenschuss.
Allgemeines: Anis ist ein beliebtes Gewürz und wird reichlich in der Likörindustrie (Ouzo, Pernod, u. a.) verarbeitet.

Anis wurde bereits im alten Ägyptern als Heilmittel gegen eine Vielzahl von Erkrankungen verwendet. Dioskurides beschrieb die Pflanze als Mittel gegen Husten und als Gegengift bei Schlangenbissen. In der Klosterheilkunde war Anis als Gewürz und als Heilmittel gleichermaßen geschätzt.

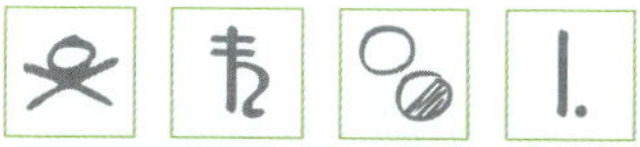

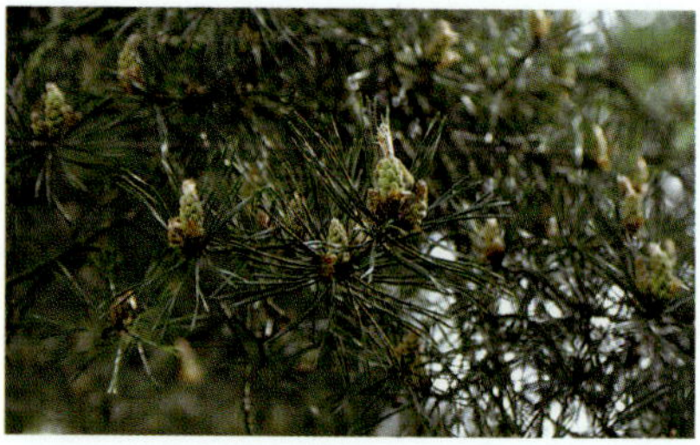

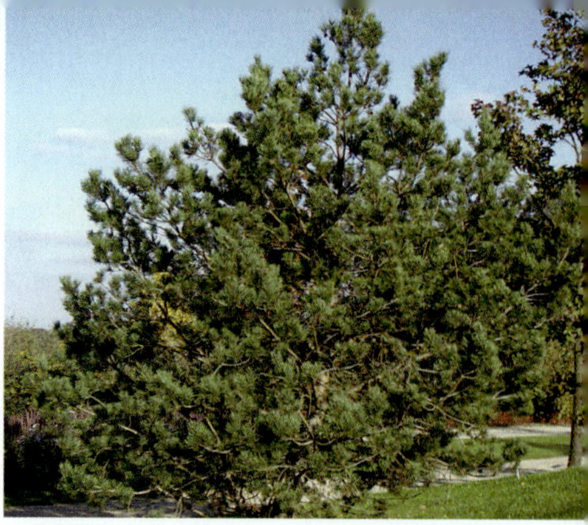

Pinus sylvestris

Wald-Kiefer, Föhre

Verbreitung: Europa; Kaukasusländer; Amerika; Russland; Mittelasien; China, Amur; Türkei.
Blatt: Nadelförmig; Oberseite blau bis graugrün, Unterseite blau- bis graugrün gefärbt.
Blüte: Männl. Blüten kätzchenartig, gelb; weibl. Blüten zapfenartig, rötlich; V–VI.
Frucht: ei- bis kegelförmige Zapfen, oft zu mehreren, kurz gestielt, im 2. Jahr reifend.
Wuchs: Gehölz; 10–30 m hoch, Durchmesser 7–12 m.
Standort: Sonniger bis absonniger Standort; trockene bis feuchte, saure bis alkalische Böden mit sehr geringem bis hohem Nährstoffgehalt.
Drogen: Kiefernsprosse – *Pini turiones*. Verwendet werden zu Beginn des Frühjahrs gesammelte und getrocknete Langtriebe. *Pinus sylvestris* (HAB). Kiefernnadelöl – *Pini aetheroleum* (DAB). Verwendet wird das ätherische Öl aus frischen Nadeln, Zweigspitzen oder Ästen (auch von anderen Pinus-Arten). Holzteer – *Pix liquida* (DAB, HAB). Holzteer wird durch trockene Destillation des Holzes gewonnen.
Inhaltsstoffe: Die Sprosse enthalten ätherisches Öl (mit Phellandren, Limonen, Pinen u. a.), den Bitterstoff Pinicrin. Der Holzteer enthält Phenole, Kresole, Xylol, Naphthalin.
Wirkungen: Das ätherische Öl wirkt durchblutungsfördernd.
Verwendungen: Das ätherische Öl wird für Inhalationen gegen Atemwegserkrankungen, in durchblutungsfördernden Einreibungen und als Hautpflegemittel verwendet. Der Holzteer wird gelegentlich bei chronischen Hauterkrankungen angewendet.
Homöopathie: Homöopathische Anwendungsgebiete sind Rheumaerkrankungen, Ekzeme und Entzündungen der Atemwege.
Warnungen: Terpentinöl wirkt hautreizend.

> Die ätherischen Öle verschiedener Nadelgehölze wurden in der Volksheilkunde als Badezusatz bei rheumatischen Beschwerden, bei Nervenschmerzen und bei Hautkrankheiten sowie als Inhalation bei Erkrankungen der Atemwege verwendet.

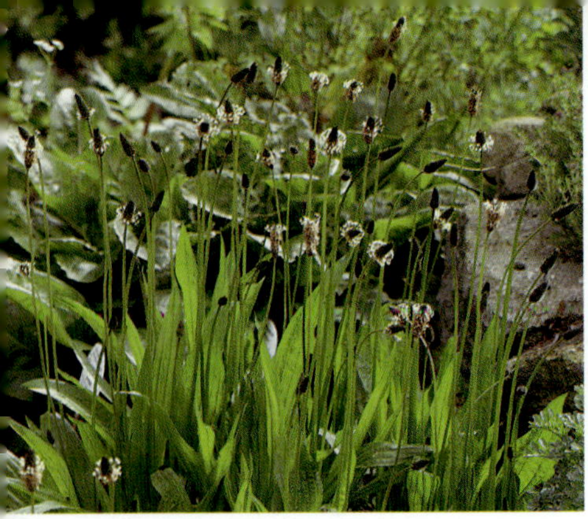

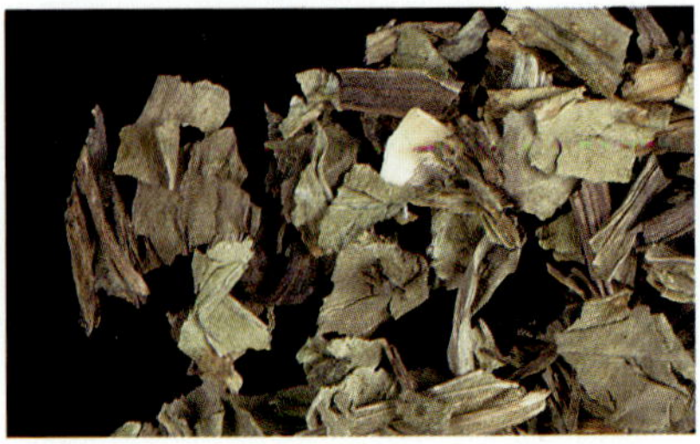

Plantago lanceolata

Spitz-Wegerich

Verbreitung: Europa; Mittelasien; Himalaja; Iran; Afrika.
Blatt: Grün gefärbt; lineal lanzettlich; Blattspitzen zugespitzt.
Blüte: Ähren, bräunlich, Staubgefäße gelb; IV–IX.
Frucht: Pyxidium (Kapsel, die sich mit Ringschnitt öffnet).
Wuchs: Staude; 0,2–0,4 m hoch.
Standort: Sonniger bis halbschattiger Standort; trockene bis frische, saure bis neutrale Böden mit normalem Nährstoffgehalt.
Drogen: Spitzwegerichkraut – *Plantaginis lanceolatae herba* (DAB). Verwendet werden zur Blütezeit gesammelte, getrocknete oberirdische Pflanzenteile. *Plantago lanceolata* (HAB).
Inhaltsstoffe: Die Droge enthält 1,9–2,5 % Iridoidglykoside (Aucubin, Catalpol u. a.), Phenylethanoide, 2 % Schleim, 6,5 % Gerbstoffe, Flavonoide, Phenolcarbonsäuren und Mineralien.
Wirkungen: Spitzwegerich wirkt schleimlösend und reizmildernd.

Verwendungen: Der Tee oder der Frischpflanzen-Presssaft wird zur Reizlinderung bei Entzündungen der oberen Luftwege und seltener zum Gurgeln bei Entzündungen der Mund- und Rachenschleimhaut verwendet. Der Extrakt ist Bestandteil von Hustensäften.

Bereits die assyrische Medizin verwendete den Spitzwegerich als Heilpflanze. Die Ärzte der Antike unterschieden zwischen Spitz- und Breitwegerich. Die Klostermedizin und später die Volksheilkunde verwendeten den Saft oder die frischen Blätter als Wundmittel und zur Vermeidung von Entzündungen nach Insektenstichen. Auch Schwindsucht, Husten, Fieber, Durchfall und Blutarmut zählten zu den Anwendungsgebieten.

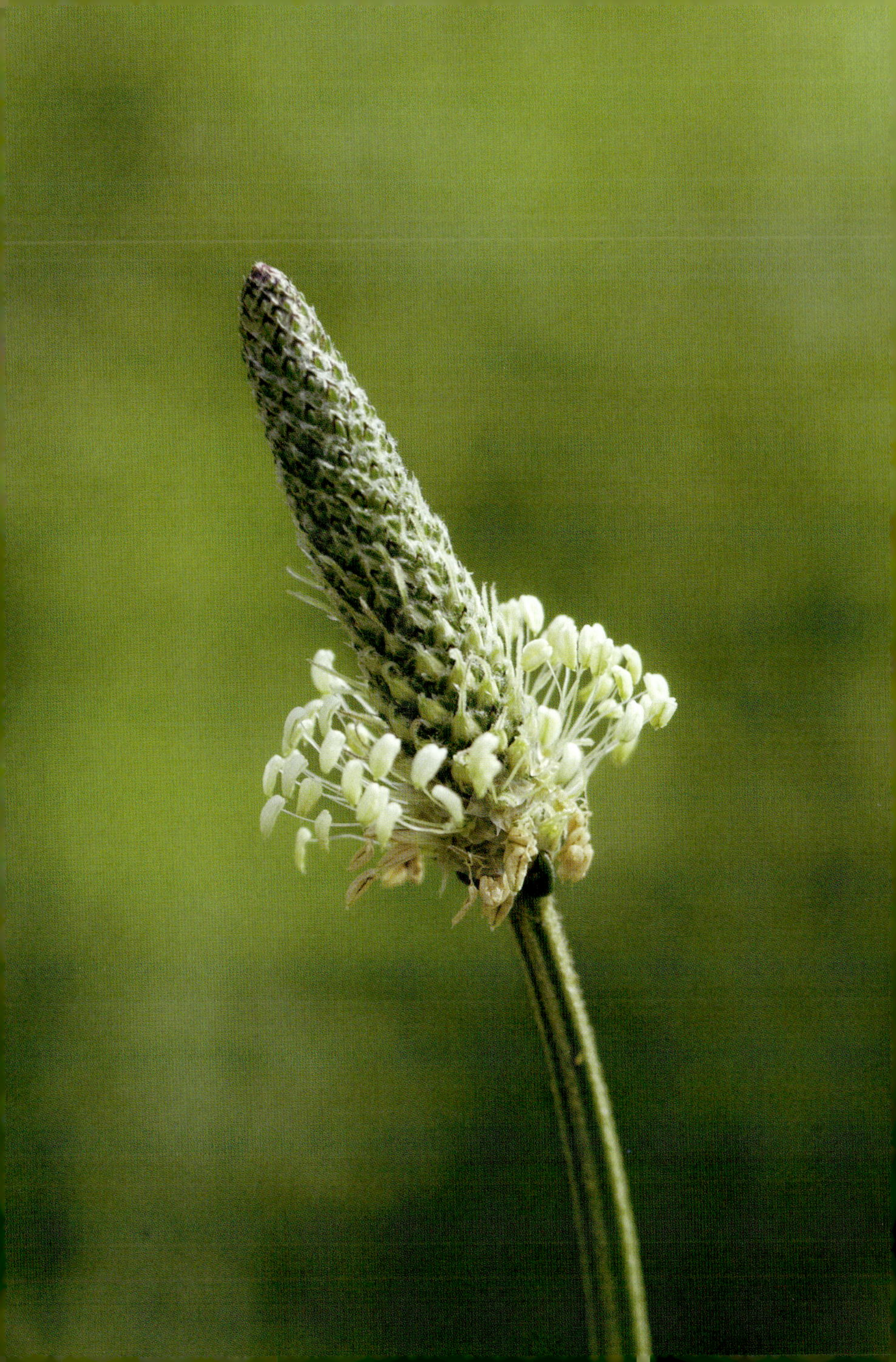

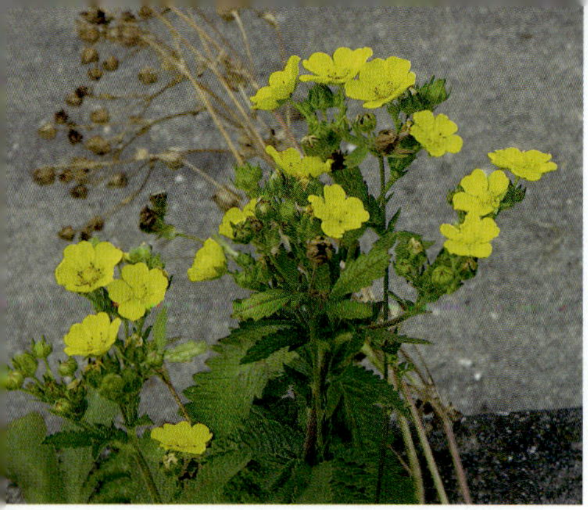

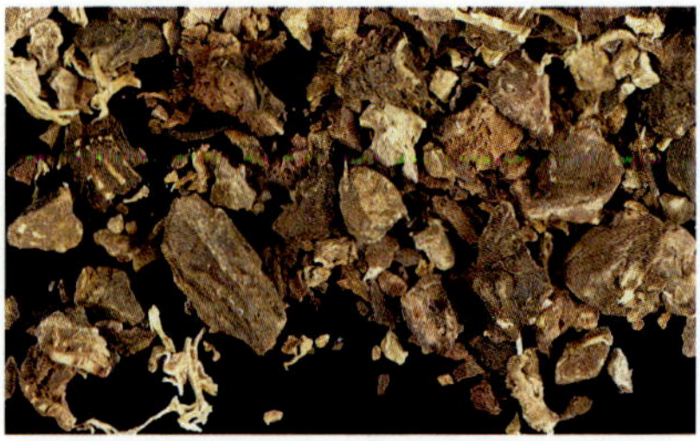

Potentilla erecta

Aufrechtes Fingerkraut, Blutwurz

Verbreitung: Europa; Kaukasusländer; Russland; Türkei.
Blatt: Grün gefärbt; verkehrt eiförmig; Blattspitzen stumpf.
Blüte: Schalenförmige Blüten, goldgelb; V–VIII.
Frucht: Scheinbeeren.
Wuchs: Staude; 0,1–0,3 m hoch.
Standort: Sonniger bis halbschattiger Standort; frische, saure bis schwach saure Böden mit sehr geringem bis geringem Nährstoffgehalt.
Drogen: Fingerkrautwurzelstock – *Tormentillae rhizoma*. Verwendet werden im Frühjahr oder Herbst gesammelte, von den Wurzeln befreite und getrocknete Wurzelstöcke.
Inhaltsstoffe: Die Droge enthält 17–22 % Gerbstoffe.
Wirkungen: Die Droge wirkt kräftig zusammenziehend und antimikrobiell.
Verwendungen: Fingerkraut wird zum Gurgeln bei Schleimhautentzündungen im Mund- und Rachenraum sowie gegen Prothesedruckstellen verwendet. Der Tee hilft bei akuten Durchfällen sowie bei unspezifischen Darmstörungen.

In den Herbarien und Rezeptsammlungen des Mittelalters wurde die Pflanze unter dem Namen Blutwurz beschrieben.

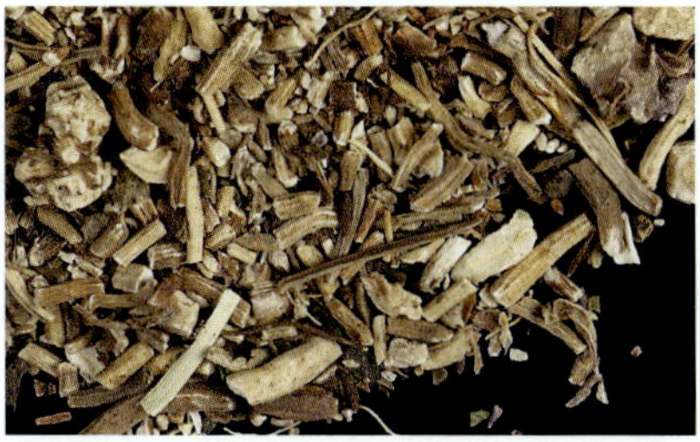

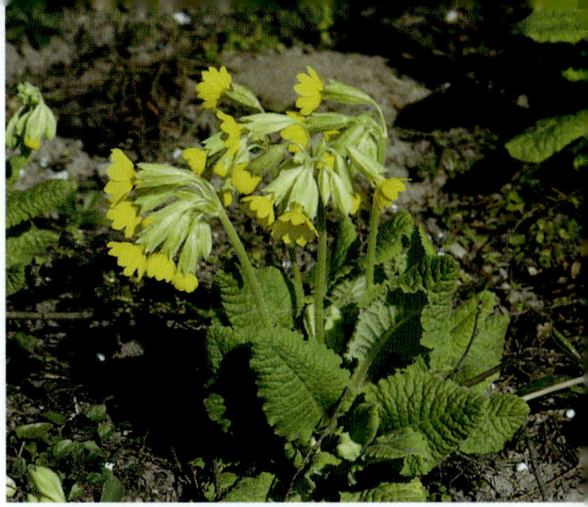

Primula elatior

Hohe Schlüsselblume,
Große Schlüsselblume

Verbreitung: Europa.
Blatt: Grün gefärbt; eiförmig–verkehrt eiförmig; Blattspitzen abgerundet, gelegentlich stumpf zugespitzt.
Blüte: Trichterförmige Einzelblüten, gelb, in Dolden stehend; III–IV.
Frucht: Kapseln, 1-fächrig.
Wuchs: Staude; 0,15–0,25 m hoch.
Standort: Sonniger bis halbschattiger Standort; frische bis feuchte, schwach saure bis alkalische Böden mit normalem bis hohem Nährstoffgehalt.
Drogen: Primelwurzel – *Primulae radix*. Verwendet werden Wurzelstöcke mit Wurzeln von drei Jahre alten Pflanzen (*Primula veris* und *Primula elatior*). Schlüsselblumenblüten – *Primulae flos*. Verwendet werden getrocknete Blüten mit oder ohne Kelch.
Inhaltsstoffe: Primelwurzeln enthalten 4–10 % Triterpensaponine, Salicylsäureglykoside. Die Blüten enthalten nur im Kelch Saponine; die Kronen enthalten Flavonoide, Carotinoide und geringe Mengen ätherisches Öl.
Wirkungen: Aufgrund des hohen Saponingehaltes wirken Primelwurzeln auswurffördernd, schleimlösend und schwach entzündungshemmend.
Verwendungen: Primelwurzeln werden als Tee oder als Bestandteil von Teemischungen bei Erkrankungen der Atemwege verwendet. Extrakt oder Tinktur sind Bestandteil von verschiedenen Hustenmitteln. Die Blüten werden häufig als Schmuckdroge in Teemischungen verwendet.

Die Volksheilkunde verwendet Wurzeln und Blüten (mit Kelchen) als Hustenmittel, zur Nervenberuhigung sowie als harntreibendes Mittel bei Rheuma und Gicht.

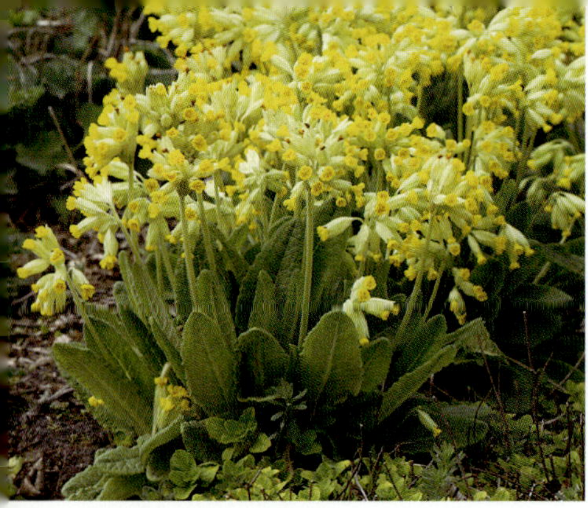

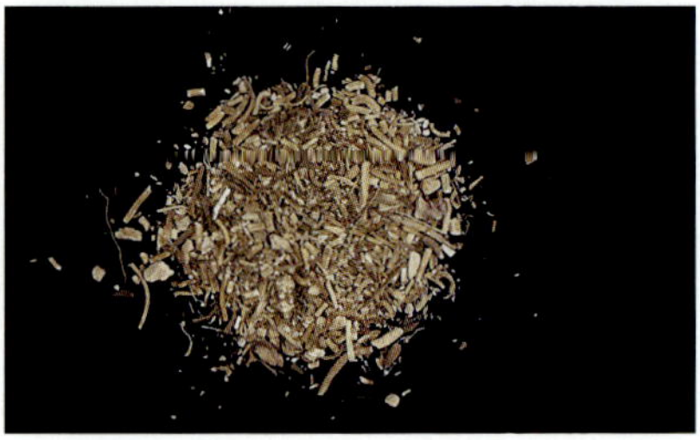

Primula veris

Echte Schlüsselblume,
Apothekerprimel

Verbreitung: Mitteleuropa; Südfrankreich; Spanien.
Blatt: Grün gefärbt; eiförmig-verkehrt eiförmig; Blattspitzen abgerundet, gelegentlich stumpf zugespitzt.
Blüte: Röhrige Einzelblüten mit glockigem Saum, goldgelb, in Dolden stehend; IV–VI.
Frucht: Kapseln, 1-fächrig.
Wuchs: Staude; 0,15–0,20 m hoch.
Standort: Sonniger bis absonniger Standort; trockene bis frische, neutrale bis alkalische Böden mit geringem Nährstoffgehalt.
Drogen: Primelwurzel – *Primulae radix*. Verwendet werden Wurzelstöcke mit Wurzeln von drei Jahre alten Pflanzen (*Primula veris* und *Primula elatior*). Schlüsselblumenblüten – *Primulae flos*. Verwendet werden getrocknete Blüten mit oder ohne Kelch. *Primula veris* (HAB). Verwendet werden frische oberirdische Pflanzenteile.
Inhaltsstoffe: Primelwurzeln enthalten 4–10 % Triterpensaponine, Salicylsäureglykoside. Die Blüten enthalten nur im Kelch Saponine; die Kronen enthalten Flavonoide, Carotinoide und geringe Mengen ätherisches Öl.
Wirkungen: Aufgrund des hohen Saponingehaltes wirken Primelwurzeln auswurffördernd, schleimlösend und schwach entzündungshemmend.
Verwendungen: Primelwurzeln werden als Tee oder als Bestandteil von Teemischungen bei Erkrankungen der Atemwege verwendet. Extrakt oder Tinktur sind Bestandteil von verschiedenen Hustenmitteln. Die Blüten werden häufig als Schmuckdroge in Teemischungen verwendet.
Homöopathie: Homöopathische Anwendungsgebiete sind Kopfschmerzen und Hautausschläge.

Die Schlüsselblume ist eine nordische Pflanze und war in der antiken Medizin nicht bekannt. Die Pflanze wird erstmals in den Schriften der Klosterheilkunde erwähnt. Die Volksheilkunde verwendet Wurzeln und Blüten (mit Kelchen) als Hustenmittel, zur Nervenberuhigung sowie als harntreibendes Mittel bei Rheuma und Gicht.

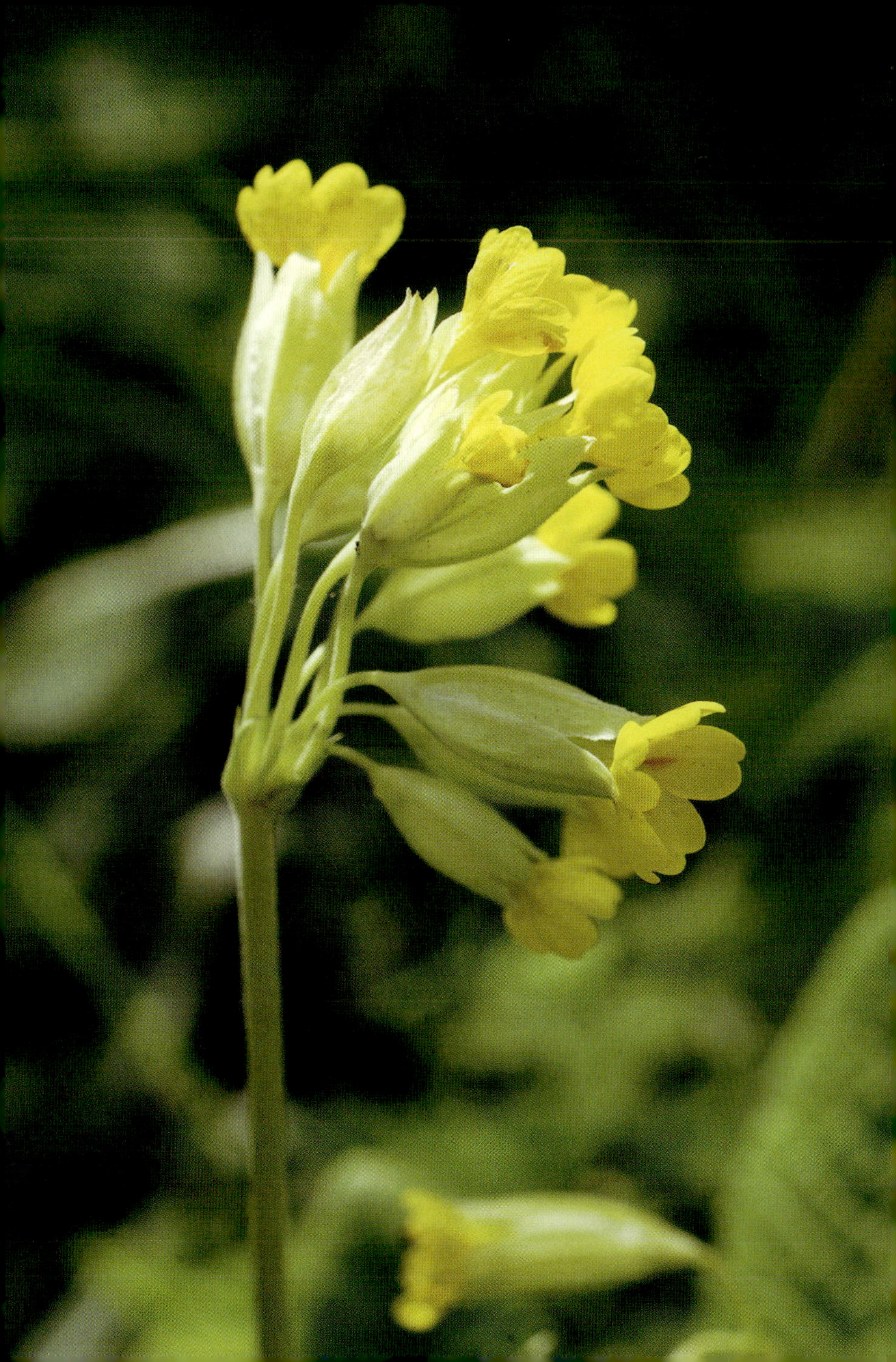

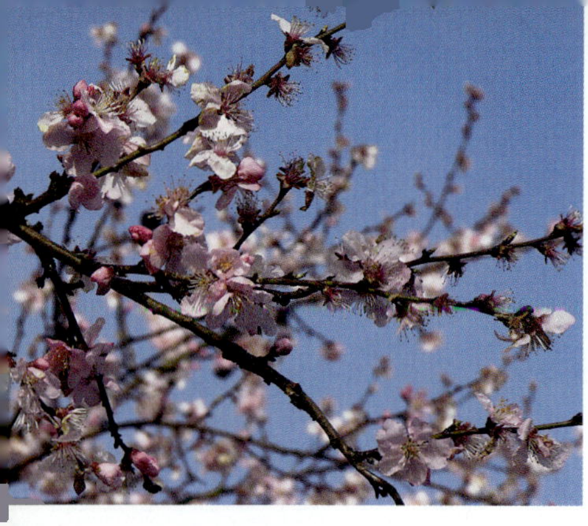

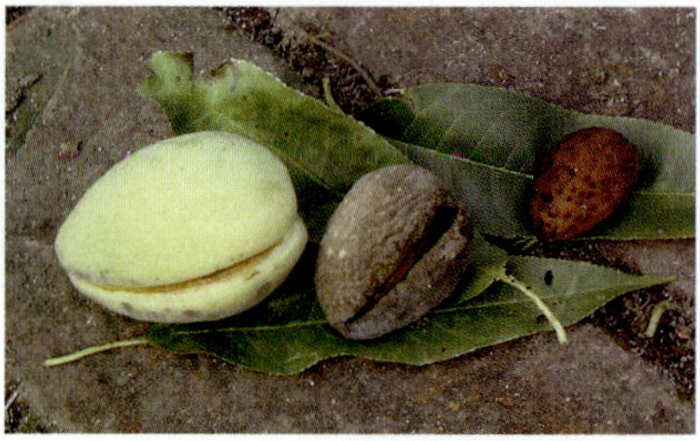

Prunus dulcis

Mandelbaum, Mandel

Verbreitung: Kaukasusländer; Mittelasien; Türkei; Iran; Afghanistan.
Blatt: Oberseite und Unterseite hellgrün gefärbt; elliptisch–länglich lanzettlich; Blattspitzen lang zugespitzt.
Blüte: Flach schalenförmige Blüten, 5-zählig, weiß bis blassrosa, meist zu 2, fast sitzend, erscheinen vor den Blättern; III–IV.
Frucht: Eiförmig-längliche Steinfrüchte, grünlich, samtig behaart.
Wuchs: Gehölz; 5–10 m hoch; Durchmesser 4–6 m.
Standort: Sonniger Standort; frische bis feuchte, schwach saure bis schwach alkalische Böden mit geringem bis normalem Nährstoffgehalt.
Drogen: Mandelöl – *Amygdalae oleum*. Verwendet wird kalt gepresstes fettes Öl der Süßen (var. *dulcis*) und der Bitteren (var. *amara*) Mandel. *Prunus dulcis var. amara, Amygdalae amarae* (HAB).
Inhaltsstoffe: Das fette Öl enthält Glyceride der Öl- und Linolsäure. In Bitteren Mandeln (nicht im kalt gepressten Öl) ist das Blausäureglykosid Amygdalin enthalten.
Verwendungen: Mandelöl wird zur Herstellung von Injektionslösungen sowie Salben und Cremes verwendet.
Homöopathie: Homöopathische Zubereitungen der bitteren Mandel werden bei Mandelentzündungen angewendet.
Vergiftungserscheinungen: Giftige Pflanzenteile: Samen (stark giftig).
Warnungen: Der Genuss größerer Mengen bitterer Mandeln kann zu schweren Vergiftungen führen.

Die Mandel wurde im Nahen Osten und in Griechenland bereits in der Steinzeit verbreitet; sie ist möglicherweise das älteste Kulturobst der Alten Welt. Der Mandelbaum ist Pflanze der griechischen Mythologie und wurde auch in der Bibel mehrfach erwähnt. Die Römer haben die Mandelkultur sehr früh von den Griechen übernommen. Bei uns wurde die Pflanze erstmals im Capitulare de villis beschrieben. Zum Genuss wurden überwiegend „süße" Mandelsorten verwendet.

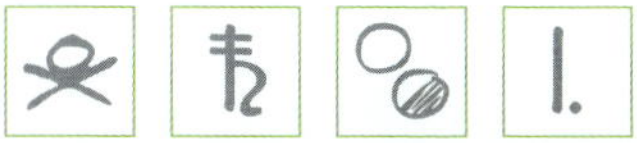

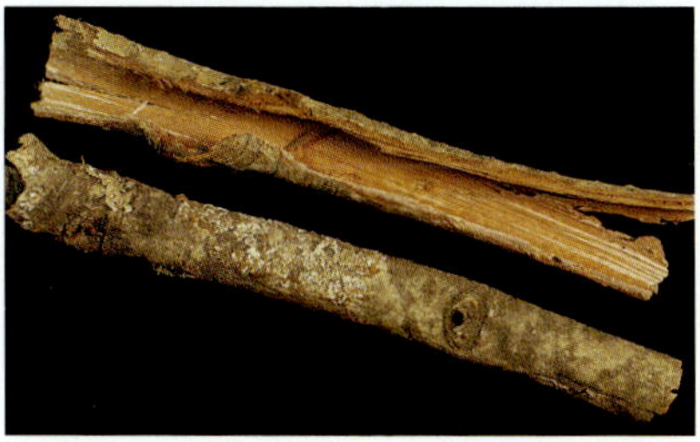

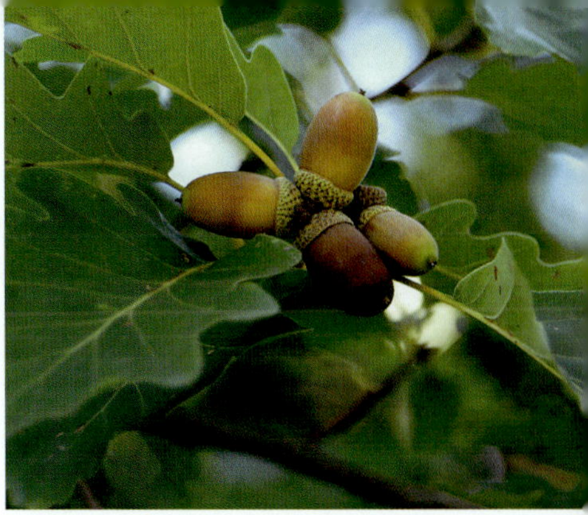

Quercus petraea

Trauben-Eiche, Stein-Eiche

Verbreitung: Europa; Kaukasusländer; Türkei; Syrien; Iran.
Blatt: Oberseite glänzend grün, Unterseite hell graugrün gefärbt; verkehrt schmal eiförmig, buchtig fiederlappig; Blattspitzen stumpf.
Blüte: Gelbgrün, männl. Blüten in hängenden, büscheligen Kätzchen, weibliche Blüte einzeln oder in 2- bis vielblütigen ährenartigen Ständen; Blüte unscheinbar; einhäusig; V–VI.
Frucht: Eilängliche Nüsse, bräunlich, fast sitzend.
Wuchs: Gehölz; 20–40 m hoch; Durchmesser 15–20 m.
Standort: Sonniger bis absonniger Standort; trockene bis frische, saure bis alkalische Böden mit geringem bis normalem Nährstoffgehalt.
Drogen: Eichenrinde – *Quercus cortex* (DAC). Verwendet wird getrocknete, borkenfreie Rinde jüngerer Zweige von *Quercus robur* und *Quercus petraea*.
Inhaltsstoffe: Die Droge enthält Catechingerbstoffe, zum Teil auch Ellagitannine, Triterpene u. a.
Wirkungen: Die Droge wirkt wundheilungsfördernd, zusammenziehend, entzündungshemmend, austrocknend, blutstillend, stopfend bei Durchfällen und kräftigend auf den Darm.
Verwendungen: Abkochungen der Droge werden äußerlich in Bädern oder Umschlägen bei nässenden Hauterkrankungen, Schweißfüßen, Erfrierungen oder Hämorrhoiden angewendet. Der Tee wird zum Gurgeln bei Infektionen im Mund- und Rachenraum und in der Volksheilkunde selten bei akuten Durchfällen und bei Magen- und Darmstörungen verwendet.
Warnungen: Die Pflanze gilt für den Menschen als nicht bzw. als wenig giftig.

Die Eiche wurde von fast jeder Kultur als heilig anerkannt. Besonders bei den Kelten und bei den nordischen Völkern erlangte sie große Achtung. Da Eichen oft vom Blitz getroffen werden, wurden sie häufig mit Blitz- und Donnergottheiten wie Zeus und Thor in Verbindung gebracht. Seit der Antike gilt die Eiche als Königin der Bäume und genoss auch als Heilpflanze hohes Ansehen.

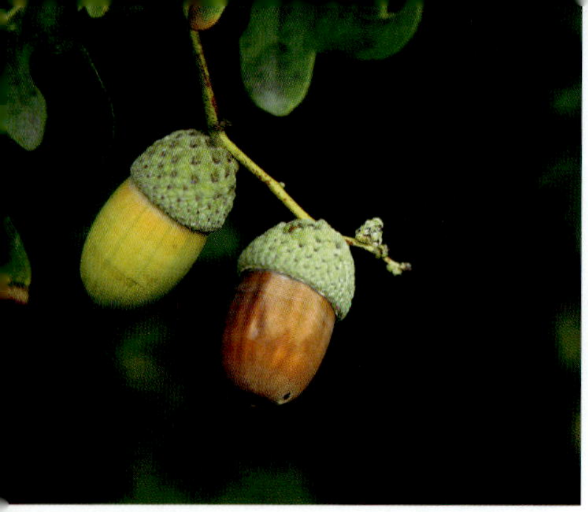

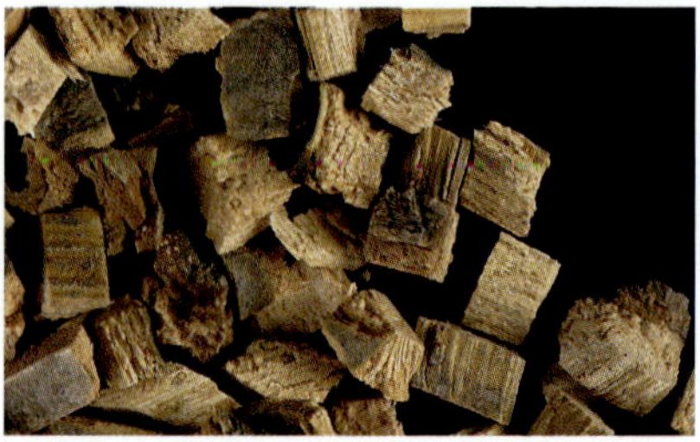

Quercus robur

Stiel-Eiche, Deutsche Eiche

Verbreitung: Europa; Kaukasusländer; Türkei.
Blatt: Oberseite glänzend grün, Unterseite hell blaugrün gefärbt; verkehrt eiförmig-länglich, buchtig fiederlappig; Blattspitzen abgerundet.
Blüte: Gelbgrün, männliche Blüten in hängenden, büschelig gehäuften Kätzchen (2–4 cm lang); weibliche Blüte in lang gestielten Ähren; Blüte unscheinbar; einhäusig; IV–V.
Frucht: Eiförmige bis eilängliche Nüsse, braun, lang gestielt.
Wuchs: Gehölz; 25–35 m hoch; Durchmesser 15–20 m.
Standort: Sonniger bis absonniger Standort; frische bis feuchte, schwach saure bis alkalische Böden mit normalem bis hohem Nährstoffgehalt.
Drogen: Eichenrinde – *Quecus cortex* (DAC). Verwendet wird getrocknete, borkenfreie Rinde jüngerer Zweige von *Quercus robur* und *Quercus petraea*.
Inhaltsstoffe: Die Droge enthält Catechingerbstoffe, zum Teil auch Ellagitannine, Triterpene u. a.
Wirkungen: Die Droge wirkt wundheilungsfördernd, zusammenziehend, entzündungshemmend, austrocknend, blutstillend, stopfend bei Durchfällen und kräftigend auf den Darm.
Verwendungen: Abkochungen der Droge werden äußerlich in Bädern oder Umschlägen bei nässenden Hauterkrankungen, Schweißfüßen, Erfrierungen oder Hämorrhoiden angewendet. Der Tee wird zum Gurgeln bei Infektionen im Mund- und Rachenraum und in der Volksheilkunde gelegentlich bei akuten Durchfällen und bei Magen- und Darmstörungen verwendet.
Vergiftungserscheinungen: Giftige Pflanzenteile: Laub, Rinde und Frucht (sehr schwach giftig).
Warnungen: Die Pflanze gilt für den Menschen als nicht bzw. als wenig giftig.

> Die Eiche wurde von fast jeder Kultur als heilig anerkannt. Besonders bei den Kelten und bei den nordischen Völkern erlangte sie große Achtung. Da Eichen oft vom Blitz getroffen werden, wurden sie häufig mit Blitz- und Donnergottheiten wie Zeus und Thor in Verbindung gebracht.

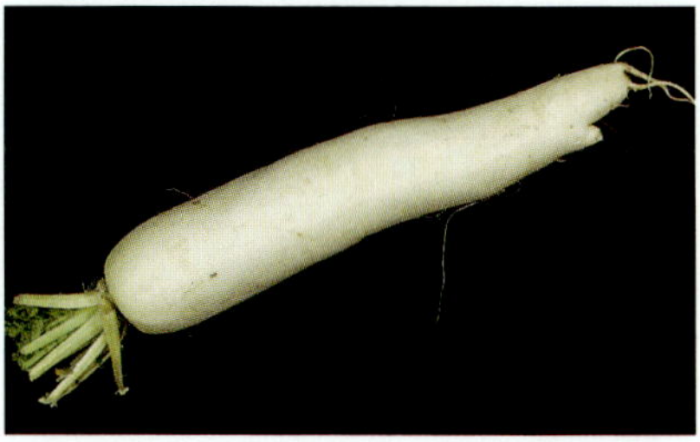

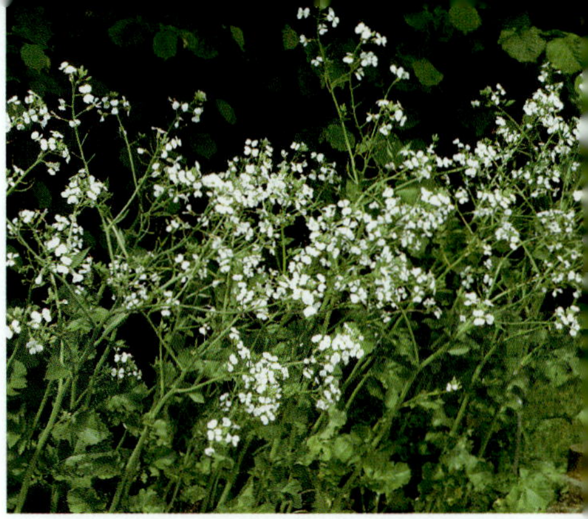

Raphanus sativus

Garten-Rettich

Verbreitung: Herkunft unbekannt.
Blatt: Grün gefärbt; eiförmig–verkehrt eiförmig, fiederteilig; Blattspitzen spitz.
Blüte: Kreuzblüten, weiß oder purpurviolett, in Doppeltrauben stehend; VI–VIII.
Frucht: Walzenförmige Schoten, zugespitzt, nicht gegliedert.
Wuchs: Staude; 0,4–0,6 m hoch.
Standort: Sonniger Standort; frische, schwach saure bis schwach alkalische Böden mit normalem bis hohem Nährstoffgehalt.
Drogen: Rettich – *Raphani radix*. Verwendet werden frische Wurzeln. *Raphanus sativus* (HAB).
Inhaltsstoffe: Rettich enthält u. a. Senfölglykoside und Vitamin C.
Wirkungen: Rettich fördert die Magen- und Gallensaftsekretion und wirkt antimikrobiell.
Homöopathie: Die homöopathischen Anwendungsgebiete sind Verdauungsschwächen und fettige Haut.

Rettich war schon in der Antike eine weit verbreitete Nutzpflanze. In mittelalterlichen Klostergärten wurde er als Gemüse und auch als Heilpflanze angebaut. Die Volksmedizin verwendet Rettichsaft bei Bronchitis.

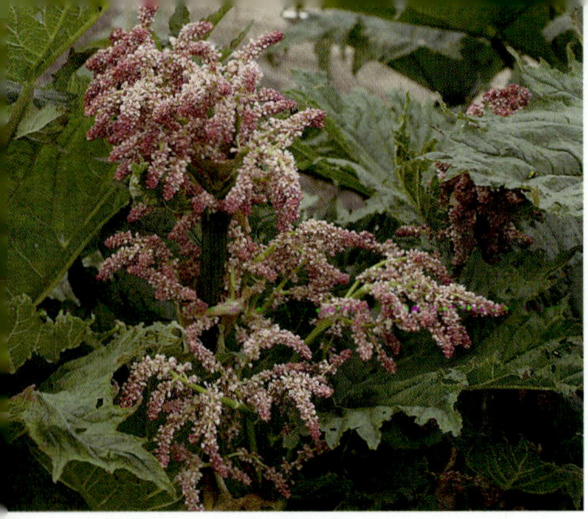

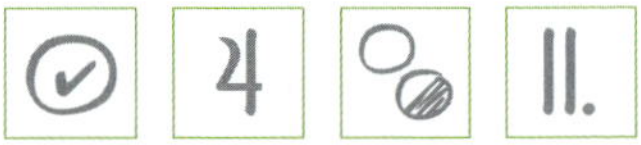

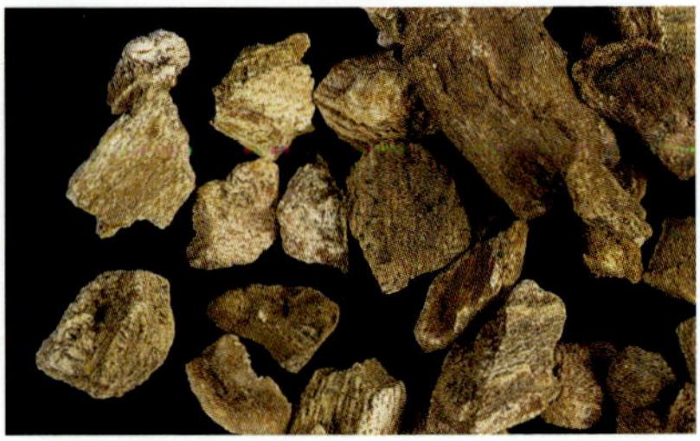

Rheum officinale

Gebräuchlicher Rhabarber,
Südchinesischer Rhabarber

Verbreitung: China; Indien.
Blatt: Grün gefärbt; rundlich, handförmig geteilt; Blattspitzen zugespitzt.
Blüte: Kleine Einzelblüten, rot, büschelig in Rispen stehend; VI–VII.
Frucht: Einsamige Nussfrüchte.
Wuchs: Staude; 1,5–2,5 m hoch.
Standort: Sonniger bis halbschattiger Standort; frische bis feuchte, neutrale Böden mit hohem Nährstoffgehalt.
Drogen: Rhabarberwurzel – *Rhei radix* (DAB). Verwendet werden getrocknete Wurzelstöcke mit Wurzeln von 4–7 Jahre alten Pflanzen (*Rheum palmatum* und *Rheum officinale*). *Rheum* (HAB).
Inhaltsstoffe: Die Droge enthält Anthrachinonglykoside (mit Rhein, Rheum-Emodin, Aloe-Emodin, Physcion, Chrysophanol), Gerbstoffe, Flavonoide.
Wirkungen: In niedriger Dosierung wirkt die Droge appetitanregend und verdauungsfördernd, in höherer Dosierung wirkt sie abführend.
Verwendungen: Die Rhabarberwurzel ist Bestandteil von Abführ-, Gallen- und Lebertees. Der Extrakt ist Bestandteil von Abführmitteln und Mitteln zur Anregung von Appetit und Verdauung. Er wird auch äußerlich zu Pinselung gegen Entzündungen von Zahnfleisch und der Mundschleimhaut angewendet.
Homöopathie: Homöopathische Anwendungsgebiete sind Durchfallerkrankungen, Verhaltensstörungen von Kindern und Zahnungsbeschwerden.
Allgemeines: Aufgrund des bitteren Geschmackes wird die Droge zur Likörherstellung und als Zusatz in der Lebensmittelindustrie verwendet.
Warnungen: Die Pflanze gilt als wenig giftig. Große Mengen roher und unreifer Rhabarberstängel können zu Nierenversagen führen.

Der Rhabarber wird in China seit Jahrtausenden verwendet. Den Ärzten der Antike war die Pflanze wohl nicht bekannt, sie wurde nicht beschrieben. Bei uns wurde der Rhabarber durch die Araber einführt und gehörte zunächst zu den sehr teuren Drogen.

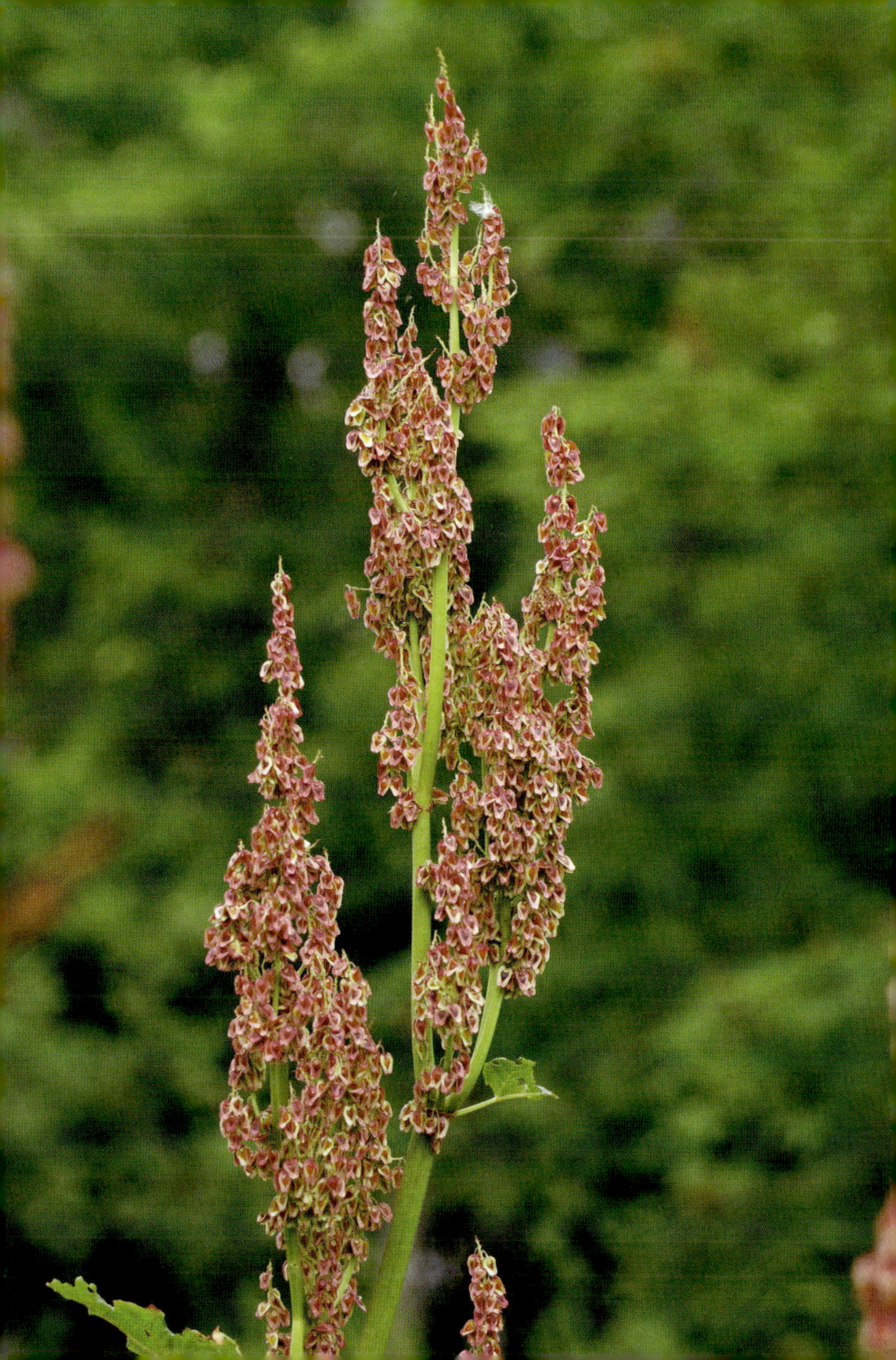

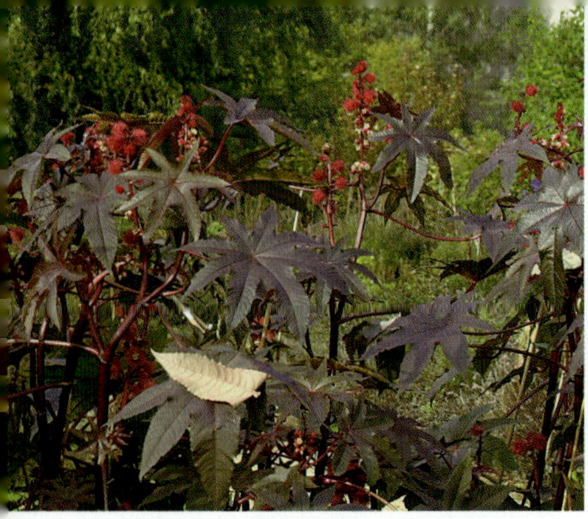

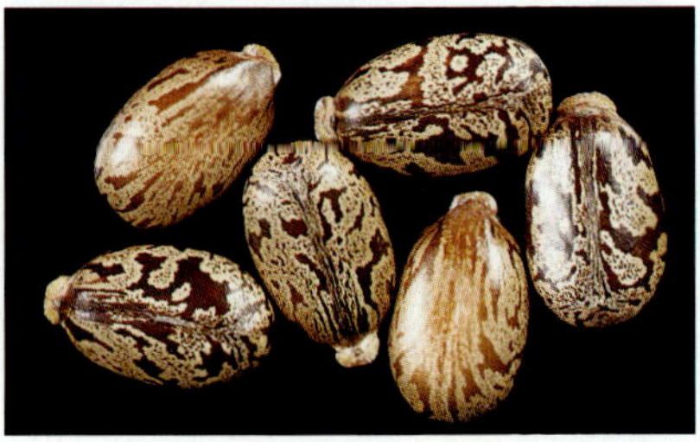

Ricinus communis

Wunderbaum, Palma Christi

Verbreitung: Tropen; Subtropen.
Blatt: Braunrot bis grün gefärbt; handförmig, tief gebuchtet; Blattspitzen zugespitzt.
Blüte: Männl. Blüten mit 5-teiliger, rötl. Blütenhülle, Staubblätter verzweigt, gelblich weiß, in Rispen; darüber weibl. Blüten, rot, gestielt, in Büscheln; einhäusig; VIII–X.
Frucht: Kapseln, fleischig gestachelt, dunkelrot, mit je drei ovalen, marmorierten Samen.
Wuchs: Einjährig; 1,0–3,0 m hoch.
Standort: Sonniger Standort; frische, schwach saure bis schwach alkalische Böden mit hohem bis sehr hohem Nährstoffgehalt.
Drogen: Rizinusöl – *Ricini oleum*. Verwendet wird das aus Samen durch Kaltpressung gewonnene fette Öl (für pharmazeutische Zwecke muss das Öl zunächst vom giftigen Ricin befreit werden). *Ricinus communis* (HAB). Verwendet werden frische Samen.
Inhaltsstoffe: Das fette Öl enthält Triglyceride der Ricinolsäure.
Wirkungen: Das fette Öl wirkt abführend.
Verwendungen: Ricinusöl wurde früher als starkes Abführmittel verwendet. Diese Anwendung ist heute nicht mehr üblich. Das Öl ist als Hilfsstoff in Salben und in kosmetischen Präparaten enthalten.
Homöopathie: Homöopathische Anwendungsgebiete sind Gallensteinerkrankungen und Durchfälle.
Vergiftungserscheinungen: Giftige Pflanzenteile: Samen (sehr stark giftig). Vergiftungserscheinungen sind Übelkeit, blutiges Erbrechen, blutiger Durchfall, Nierenentzündungen, Leberschaden und Kreislaufkollaps.
Allgemeines: Das Öl wird in der Farben- und Lackindustrie verarbeitet und als Schmieröl verwendet.
Warnungen: Für Kinder gelten 3–6 Samen als tödliche Dosis. Die giftige Wirkung beruht auf dem Inhaltstoff Ricin.

Bereits 4000 v. Chr. gelangte die Rizinuspflanze nach Ägypten, wo sie später in Kulturen angebaut wurde. Das Öl wurde als Lampenöl zur Beleuchtung der Tempel verwendet und war auch damals schon als Mittel gegen Verstopfung bekannt.

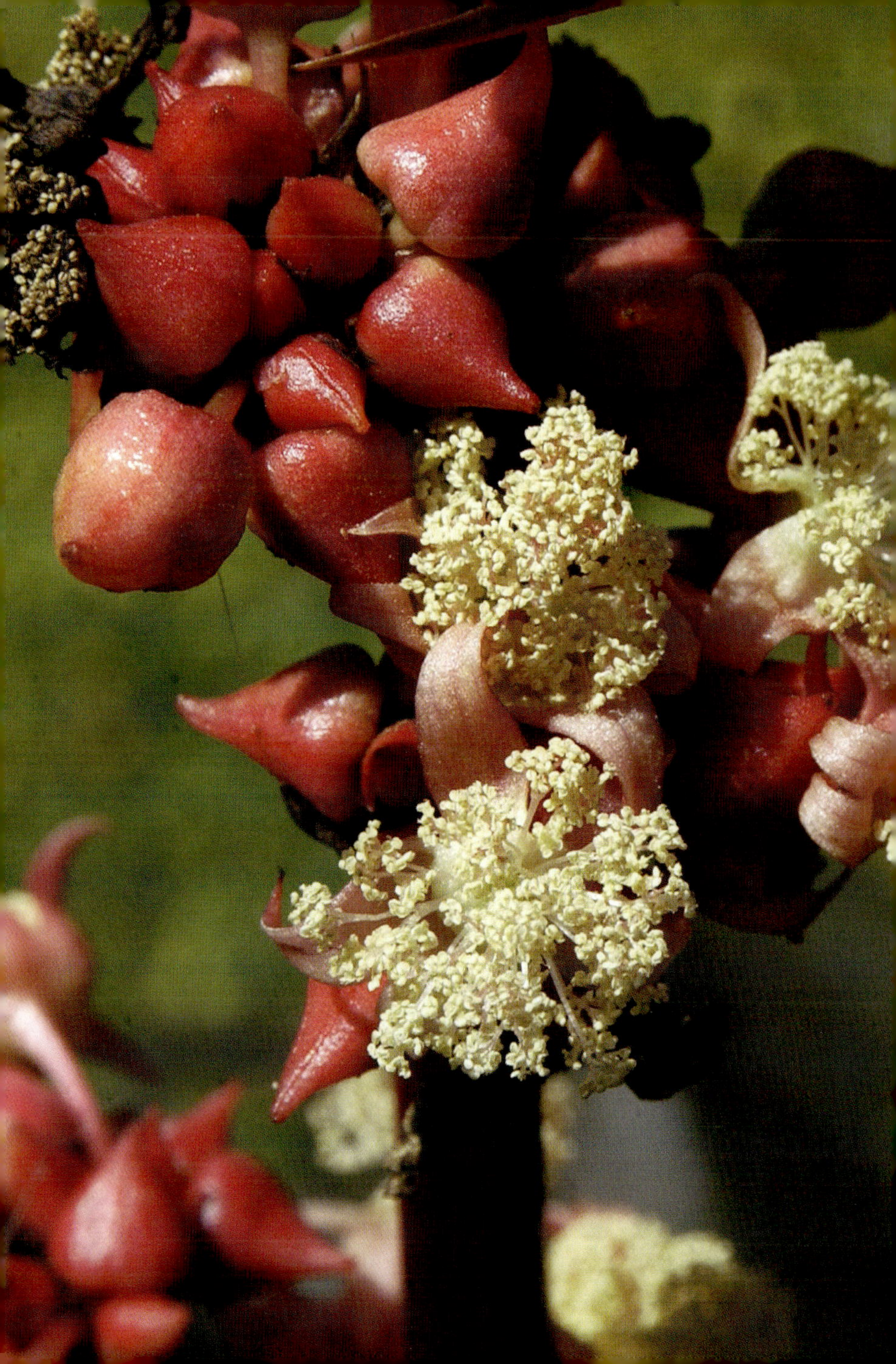

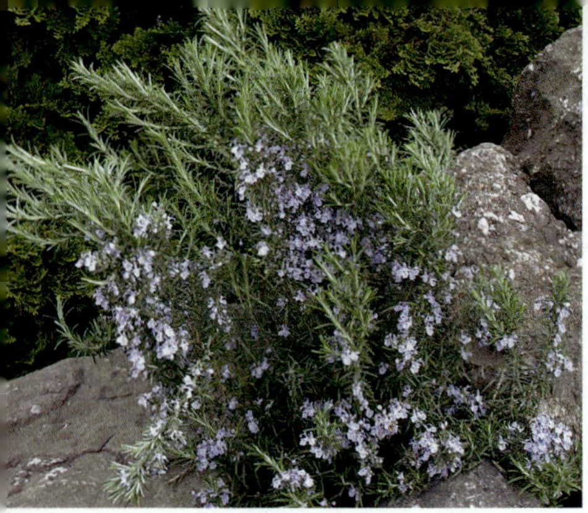

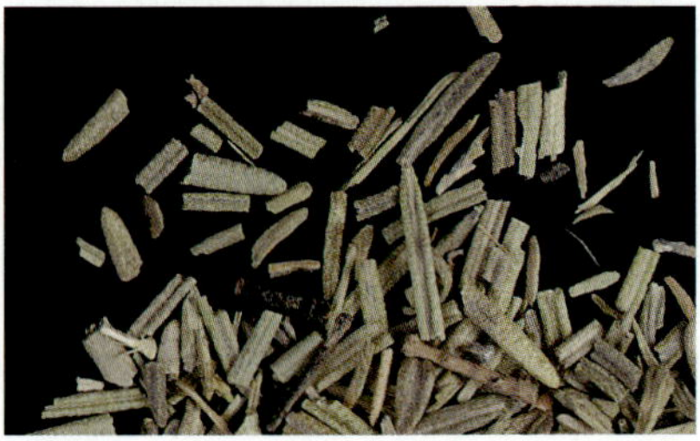

Rosmarinus officinalis

Rosmarin

Verbreitung: Frankreich und Benelux-Staaten; Iberische Halbinsel; Italien; Balkanhalbinsel; Tunesien.
Blatt: Oberseite grün, Unterseite grau gefärbt; linealisch–länglich; Blattspitzen spitz.
Blüte: Lippige Einzelblüten, violett oder blassblau, in Trauben stehend; V–VI.
Frucht: Klausenfrüchte.
Wuchs: Staude; 0,2–0,5 m hoch.
Standort: Sonniger Standort; trockene bis frische, neutrale Böden mit geringem bis normalem Nährstoffgehalt.
Drogen: Rosmarinblätter – *Rosmarini folium* (DAC). Verwendet werden getrocknete Blätter. Rosmarinöl – *Rosmarini aetheroleum* (DAB). Verwendet wird das ätherische Öl. *Rosmarinus officinalis* (HAB).
Inhaltsstoffe: Die Droge enthält 1–2,5 % ätherisches Öl (mit Cineol, Borneol, Campher u. a.), Lamiaceen-Gerbstoffe (Rosmarinsäure), Flavonoide.
Wirkungen: Rosmarin wirkt insgesamt galleanregend, krampflösend, schwach antimikrobiell und antiviral. Das ätherische Öl wirkt hautreizend und durchblutungsfördernd.
Verwendungen: Rosmarin ist häufig Bestandteil von Teemischungen unterschiedlicher Indikationen: Rheuma- oder Kreislauftee, zur Appetitanregung und bei Verdauungsstörungen. Das ätherische Öl ist Bestandteil von schmerzstillenden Einreibungen bei Muskel- und Gelenkrheumatismus. Rosmarinöl wird als Badezusatz verwendet.
Homöopathie: Die Homöopathie verwendet Rosmarin vor allem bei Magen-Darmstörungen.
Vergiftungserscheinungen: Die gesamte Pflanze ist sehr schwach giftig. Sehr große Mengen Rosmarin können zu Erbrechen, Durchfällen, Nierenreizungen und Gebärmutterblutungen führen.
Allgemeines: Rosmarinblätter sind ein beliebtes Gewürz, sie werden als Konservierungsmittel von Fleisch und Fett verwendet und sind Rohstoff in der Likörindustrie.
Warnungen: Rosmarin kann Kontaktallergien hervorrufen.

Rosmarin wurde erstmals in den mittelalterlichen Klostergärten als Heilpflanze angebaut. Später avancierte der Strauch zu einer der beliebtesten Arzneipflanzen.

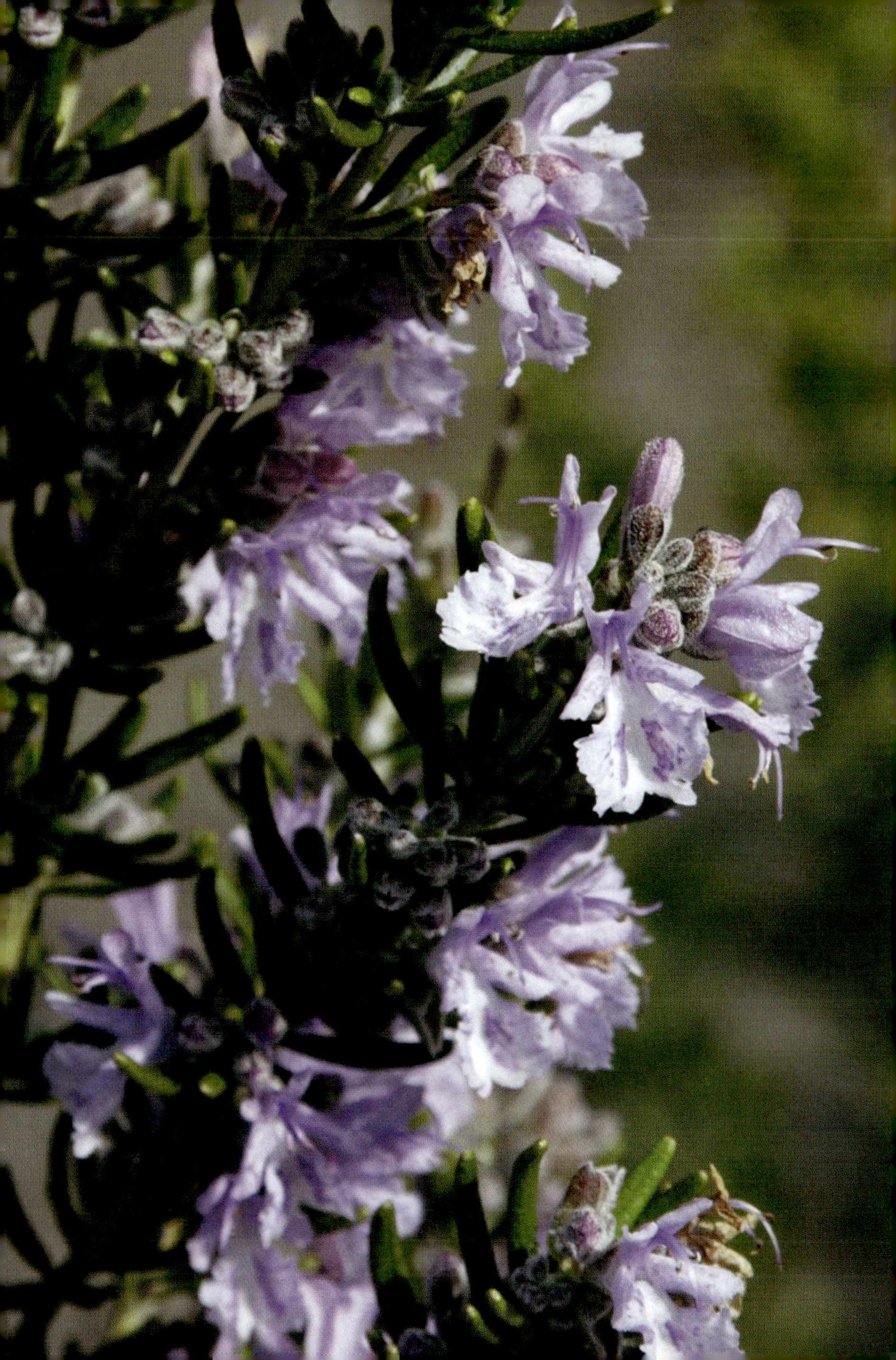

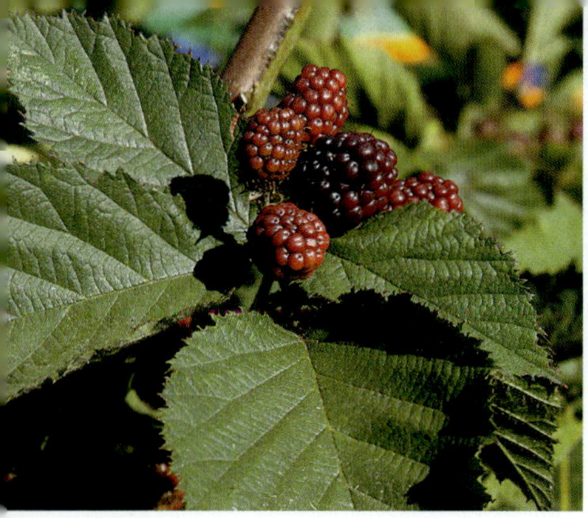

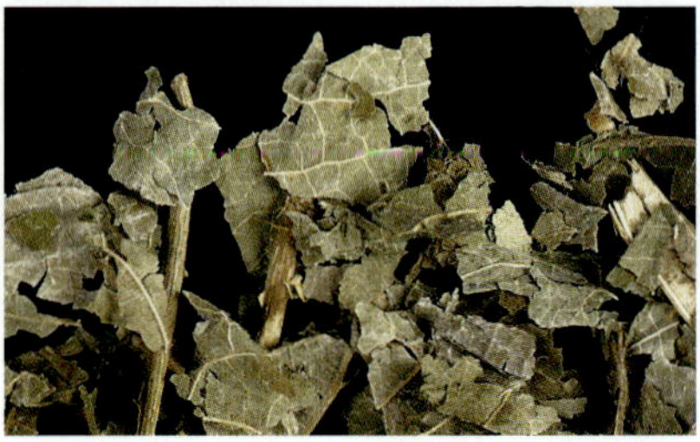

Rubus fruticosus

Echte Brombeere, Gemeine Brombeere

Verbreitung: Europa.
Blatt: Oberseite dunkelgrün, Unterseite graugrün gefärbt; unpaarig gefiedert mit 3–7 Blättchen; Blattspitzen zugespitzt.
Blüte: Einzelblüten radiär, 5-zählig, weiß bis hellrosa, in Rispen stehend; VI–VIII.
Frucht: Kugelig-eiförmige Steinfrüchte, zu halbkugeliger Sammelfrucht vereinigt, schwarzrot bis schwarz, glänzend.
Wuchs: Strauch; 1,0–3,0 m hoch; Durchmesser 1,0–3,0 m.
Standort: Sonniger bis halbschattiger Standort; sehr trockene bis feuchte, saure bis schwach alkalische Böden mit geringem bis hohem Nährstoffgehalt.
Drogen: Brombeerblätter – *Rubi fruticosi folium* (DAC). Verwendet werden getrocknete Laubblätter. *Rubus fruticosus* (HAB).
Inhaltsstoffe: Die Droge enthält Gerbstoffe (Gallo- und Ellagitannine), Flavonoide und Fruchtsäuren.
Wirkungen: Wegen ihres Gerbstoffgehaltes wirkt die Droge zusammenziehend.
Verwendungen: Brombeerblättertee wird bei leichten Durchfallerkrankungen getrunken, zum Gurgeln bei entzündeten Schleimhäuten verwendet und seltener zu Waschungen bei chronischen Hauterkrankungen genutzt.
Allgemeines: Brombeerblätter sind Bestandteil von vielen Hausteemischungen. Die Früchte werden zu Kompott, Säften, Marmeladen und Obstwein verarbeitet.

Die Brombeere zählt zu den ältesten Heil- und Kulturpflanzen. Sie war bereits den Ägyptern, Griechen und Römern bekannt und wurde von den mittelalterlichen Kräuterbuchautoren übernommen.

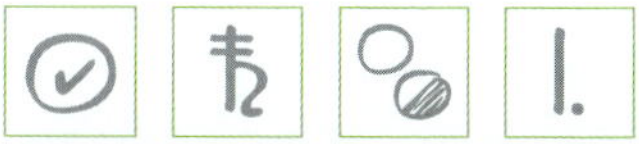

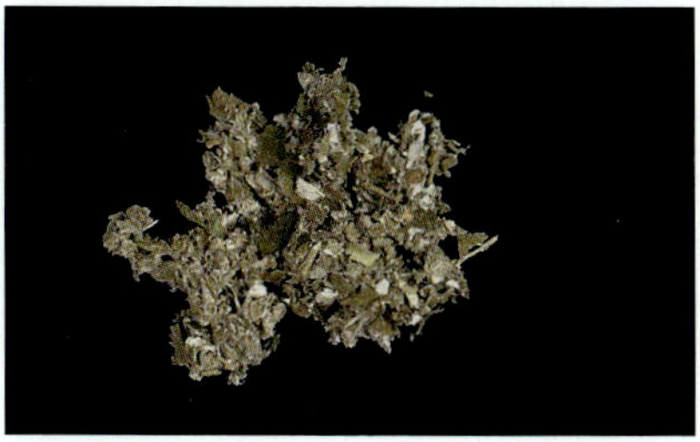

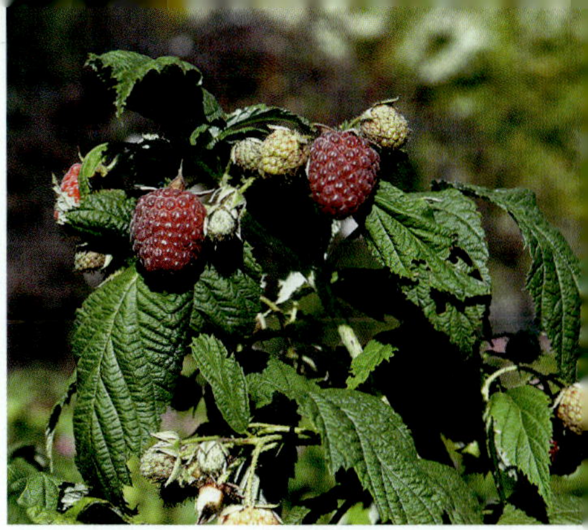

Rubus idaeus

Himbeere

Verbreitung: Europa; Kaukasusländer; Alaska; Kanada; USA; Mittelasien; Korea; Japan.
Blatt: Oberseite grün, Unterseite weißgrün gefärbt; unpaarig gefiedert mit 3–7 Blättchen; Blattspitzen zugespitzt bis lang zugespitzt.
Blüte: Einzelblüten radiär, 5-zählig, klein, weiß, meist nickend, in Rispen stehend; V–VII.
Frucht: Steinfrüchte, orange bis rot, zu halbkugeliger, fein behaarter Sammelfrucht vereinigt.
Wuchs: Gehölz; 1,5–2,0 m hoch.
Standort: Sonniger bis halbschattiger Standort; trockene bis frische, schwach saure bis alkalische Böden mit normalem bis hohem Nährstoffgehalt.
Drogen: Himbeerblätter – *Rubi idaei folium*. Verwendet werden getrocknete Laubblätter. Himbeersirup – *Rubi idaei sirupus* (DAB). Wird aus frischen Früchten hergestellt.
Inhaltsstoffe: Die Blätter enthalten Gerbstoffe (Gallo- und Ellagitannine), Flavonoide und Fruchtsäuren, die Früchte enthalten außerdem Mineralien und Vitamine.
Wirkungen: Wegen ihres Gerbstoffgehaltes wirken die Blätter zusammenziehend.
Verwendungen: Himbeerblättertee wird bei leichten Durchfallerkrankungen getrunken, zum Gurgeln bei entzündeten Schleimhäuten verwendet und seltener zu Waschungen bei chronischen Hauterkrankungen genutzt. Himbeerblätter sind Bestandteil von wassertreibenden und gallewirksamen Teemischungen. Der Sirup wird zum Färben und zur Geschmacksverbesserung von Arzneisäften genutzt.
Allgemeines: Himbeerblätter sind Bestandteil von vielen Hausteemischungen. Die Früchte werden zu Kompott, Säften, Marmeladen und Obstwein verarbeitet.

Die in den Laubwäldern Mittel- und Nordeuropas beheimatete Himbeere wurde von Menschen wahrscheinlich seit der Jungsteinzeit gesammelt. Als Heilpflanze war sie bereits im Altertum bekannt und wurde in vielen Schriften erwähnt. Mönche kannten die Heilwirkung der Pflanze und legten Himbeerkulturen in ihren Klostergärten an.

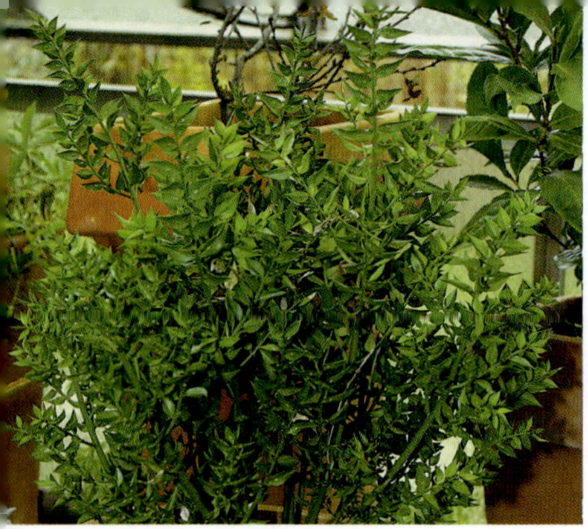

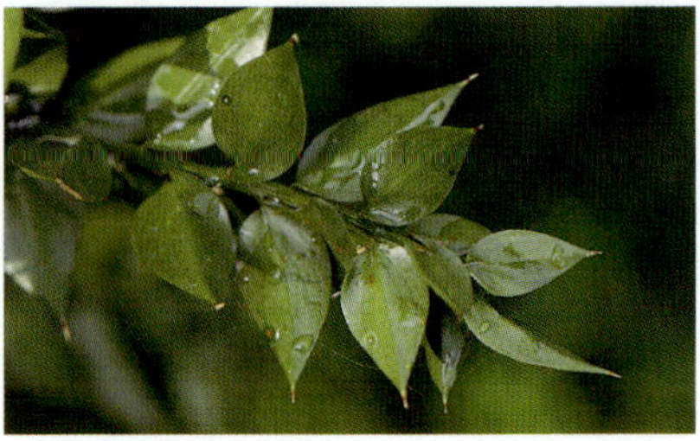

Ruscus aculeatus

Stacheliger Mäusedorn,
Stechender Mäusedorn

Verbreitung: Iberische Halbinsel; Italien; Balkanhalbinsel; europ. Russland.
Blatt: Bräunlich gefärbt; schuppenförmig; die 'Blätter' sind zweizeilig angeordnete, stechende Zweige (Phyllokladien), die blattartig verbreitert sind.
Blüte: Kleine, grünlich weiße Blüten auf der Oberseite der Phyllokladien, mit winzigem Tragblatt, einzeln oder zu wenigen stehend; zweihäusig; III–IV.
Frucht: Kugelige Beeren, rot glänzend.
Wuchs: Halbstrauch/Kübelpflanze; 0,5–1,0 m hoch.
Standort: Sonniger bis schattiger Standort; sehr trockene bis frische, schwach saure bis schwach alkalische Böden mit geringem Nährstoffgehalt.
Drogen: Mäusedornwurzelstock – *Rusci aculeati rhizoma*. Verwendet werden getrocknete unterirdische Organe.
Inhaltsstoffe: Die Droge enthält Steroidsaponine (Ruscin und Ruscosid), die Aglyka Neoruscogenin und Ruscogenin, Benzofurane, ätherisches Öl.
Wirkungen: Ruscogenine wirken kapillarabdichtend, sie erhöhen den Venentonus und haben entzündungshemmende und entwässernde Eigenschaften.
Verwendungen: Extrakte der Droge oder isolierte Ruscogenine sind Bestandteil von Fertigpräparaten, die bei Venenerkrankungen, schweren Beinen, Juckreiz, Schwellungen oder bei Hämorrhoiden verwendet werden.
Warnungen: Die Pflanze gilt als wenig giftig.

Die antiken Ärzte nutzten die jungen unterirdischen Sprosse des Mäusedorns als Gemüse. In der Klostermedizin entdeckte man die Wurzeln als wirksames Arzneimittel gegen Leberleiden, Menstruationsprobleme und Harnwegsbeschwerden.

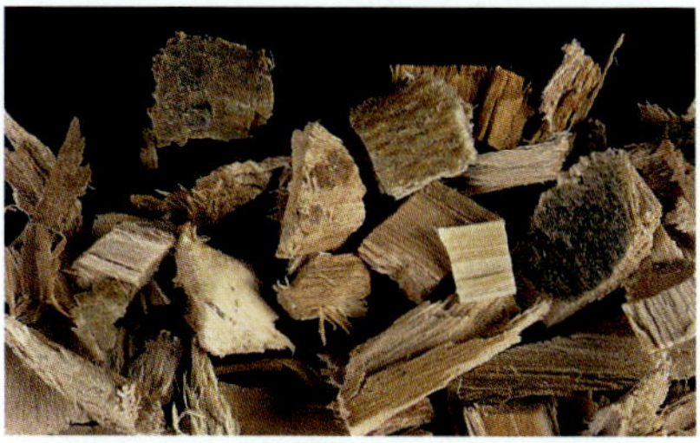

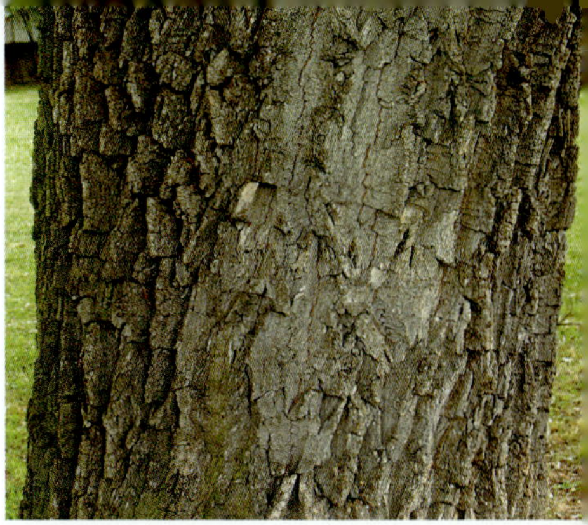

Salix alba

Silber-Weide, Baumweide

Verbreitung: Europa; Kaukasusländer; Mittelasien; Himalaja; Iran; Afrika.
Blatt: Oberseite dunkel graugrün, Unterseite hell blaugrün gefärbt; schmal lanzettlich-lanzettlich; Blattspitzen lang zugespitzt.
Blüte: Kätzchen, länglich-walzlich, gelb, mit gelbgrünen Tragblättern, männl. Blüten mit zwei Staubblättern, behaart, weibl. Blüten mit kahlem Fruchtknoten; zweihäusig; IV–V.
Frucht: Kapseln, 2-klappig, mit zahlreichen Samen.
Wuchs: Gehölz; 15–25 m hoch; Durchmesser 8–15 m.
Standort: Sonniger Standort; trockene bis feuchte, saure bis alkalische Böden mit geringem bis hohem Nährstoffgehalt.
Drogen: Weidenrinde – *Salicis cortex* (DAB). Verwendet wird getrocknete Rinde verschiedener Weidenarten. *Salix alba* (HAB), *Salix purpurea* (HAB).
Inhaltsstoffe: Die Weidenrinde enthält Phenolglykoside (Salicin, Salicortin), Flavonoide und Gerbstoffe. Das Glykosid Salicin wird im Blut bzw. in der Leber zu Salicylsäure umgewandelt.
Wirkungen: Die Droge wirkt fiebersenkend, entzündungshemmend und schmerzstillend.
Verwendungen: Seitdem Salicylsäure synthetisch hergestellt werden kann, spielt Weidenrinde als Fieber- und Rheumamittel keine große Rolle mehr. Die Volksmedizin verwendet Weidenrinden bei fieberhaften grippalen Infekten, Kopfschmerzen und bei rheumatischen Beschwerden. In der rationalen Phytotherapie werden normierte Extrakte bei gleicher Indikation eingesetzt.

> Die Verwendung der Weide als Heilpflanze reicht bis in das Altertum zurück. Mönche und Ärzte des Mittelalters nutzten die Weide als Mittel gegen Fieber und Schmerzen.

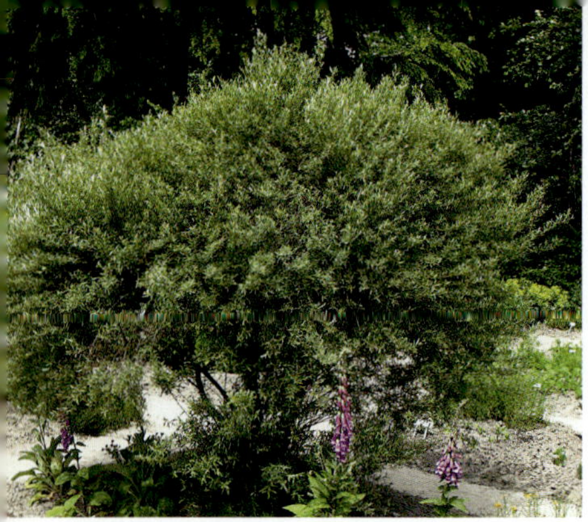

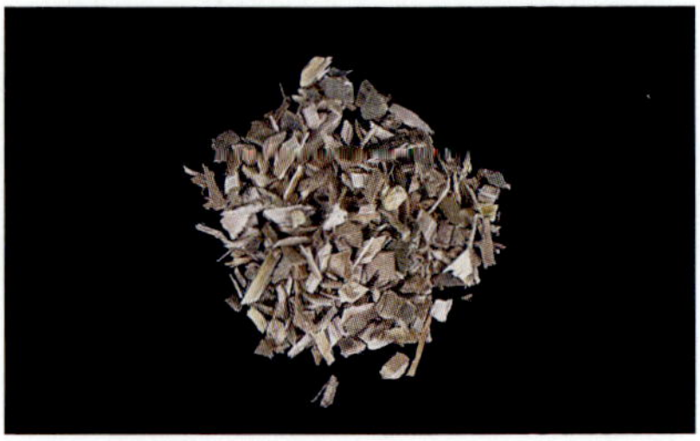

Salix purpurea

Purpurweide, Bachweide

Verbreitung: Europa; Mittelasien; Afrika.
Blatt: Oberseite grün, Unterseite blaugrün bis graugrün gefärbt; verkehrt lanzettlich-linealisch; Blattspitzen spitz bis zugespitzt.
Blüte: Kätzchen, purpurrot, erscheinen vor dem Laub, männl. Blüten mit zwei verwachsenen Staubblättern, weibl. Blüten mit sitzendem Fruchtknoten, behaart; zweihäusig; III–IV.
Frucht: Kapseln, grau, 2-klappig, Samen mit seidigem Haarschopf.
Wuchs: Gehölz; 3–5 m hoch; Durchmesser 3–5 m.
Standort: Sonniger bis halbschattiger Standort; trockene bis sehr feuchte, neutrale bis alkalische Böden mit geringem bis hohem Nährstoffgehalt.
Drogen: Weidenrinde – *Salicis cortex* (DAB). Verwendet wird getrocknete Rinde verschiedener Weidenarten. *Salix alba* (HAB), *Salix purpurea* (HAB).
Inhaltsstoffe: Die Weidenrinde enthält Phenolglykoside (Salicin, Salicortin), Flavonoide und Gerbstoffe. Das Glykosid Salicin wird im Blut bzw. in der Leber zu Salicylsäure umgewandelt.
Wirkungen: Die Droge wirkt fiebersenkend, entzündungshemmend und schmerzstillend.
Verwendungen: Seitdem Salicylsäure synthetisch hergestellt werden kann, spielt Weidenrinde als Fieber- und Rheumamittel keine große Rolle mehr. Die Volksmedizin verwendet Weidenrinden bei fieberhaften grippalen Infekten, Kopfschmerzen und bei rheumatischen Beschwerden. In der rationalen Phytotherapie werden normierte Extrakte bei gleicher Indikation eingesetzt.
Homöopathie: Homöopathische Zubereitungen der frischen Rinde von Salix purpurea werden bei Verdauungsstörungen und Schwindel gegeben.

Die Verwendung der Weide als Heilpflanze reicht bis in das Altertum zurück. Mönche und Ärzte des Mittelalters nutzten die Weide als Mittel gegen Fieber und Schmerzen.

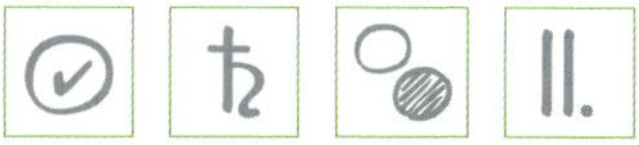

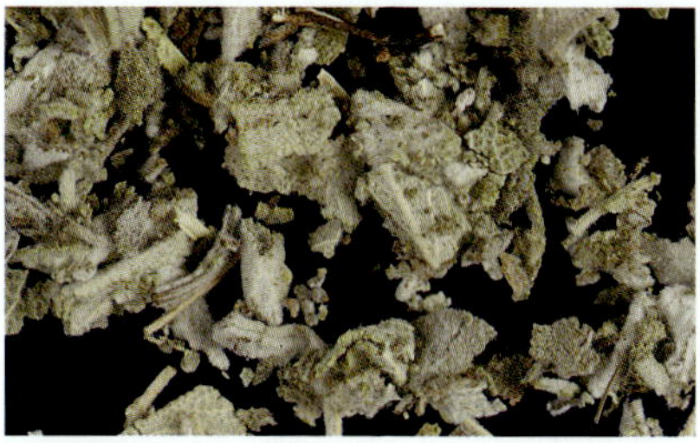

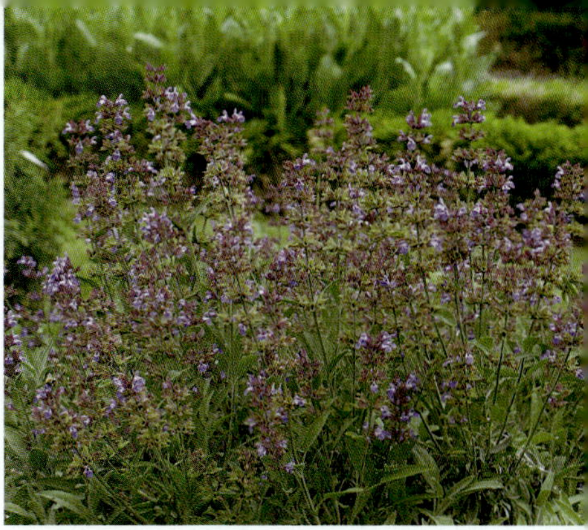

Salvia officinalis

Echter Salbei

Verbreitung: Frankreich und Benelux-Staaten; Spanien; Slowenien; Kroatien; Bosnien-Herzegowina.
Blatt: Graugrün gefärbt; länglich–eiförmig; Blattspitzen zugespitzt, gelegentlich abgerundet.
Blüte: Lippige Einzelblüten, violettblau, Kelch dunkel rotviolett, in Ähren stehend; VI–VIII.
Frucht: Klausenfrüchte.
Wuchs: Halbstrauch/Staude; 0,4–0,6 m hoch.
Standort: Sonniger Standort; trockene, neutrale bis alkalische Böden mit normalem Nährstoffgehalt.
Drogen: Salbeiblätter – *Salviae officinalis folium*. Verwendet werden vor der Blütezeit gesammelte und getrocknete Blätter. Salbeiöl – *Salviae officinalis aetheroleum* (DAC). Das durch Wasserdampfdestillation gewonnene ätherische Öl. *Salvia officinalis* (HAB).
Inhaltsstoffe: Die Droge enthält ätherisches Öl (mit hohem Thujon- und geringem Cineol- und Camphergehalt), Lamiaceengerbstoffe (Rosmarinsäure), Flavonoide.
Wirkungen: Der Tee wirkt antimikrobiell, antiviral, beruhigend und schweißhemmend. Das ätherische Öl wirkt zusätzlich krampflösend.
Verwendungen: Salbei wird als Tee, als alkoholischer Extrakt, als ätherisches Öl oder als Bestandteil von Fertigpräparaten innerlich bei Verdauungsbeschwerden, bei erhöhter Nachtschweißsekretion und zum Gurgeln bei Entzündungen im Mund- und Rachenraum verwendet.
Homöopathie: Die Homöopathie verwendet Salbei als schweißhemmendes Mittel.
Allgemeines: Frische Salbeiblätter sind ein beliebtes Gewürz für viele Speisen und wirken dabei konservierend.
Gefahren: Bei Überdosierung der Droge kann es zu schwerwiegenden Nebenwirkungen kommen, daher ist Salbeitee nicht für den Dauergebrauch geeignet.

Die Blätter des Salbeis galten in der Antike als Sinnbild für das ewige Leben. Die Pflanze wurde zuerst in Griechenland in Kultur genommen und erlangte später vor allem im Römischen Reich großes Ansehen. Wahrscheinlich schon zur römischen Zeit gelangte die Pflanze über die Alpen nach Mitteleuropa.

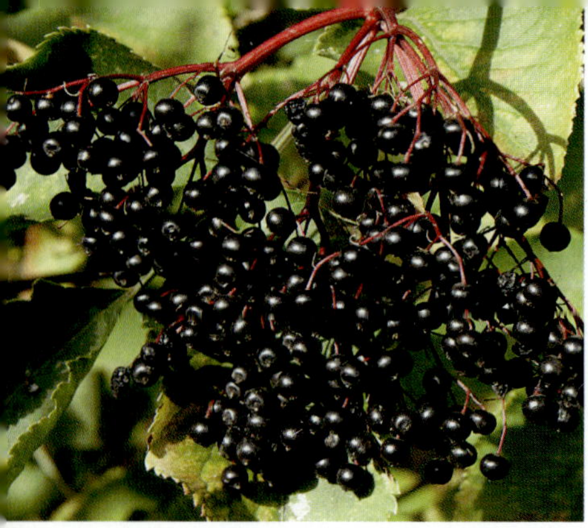

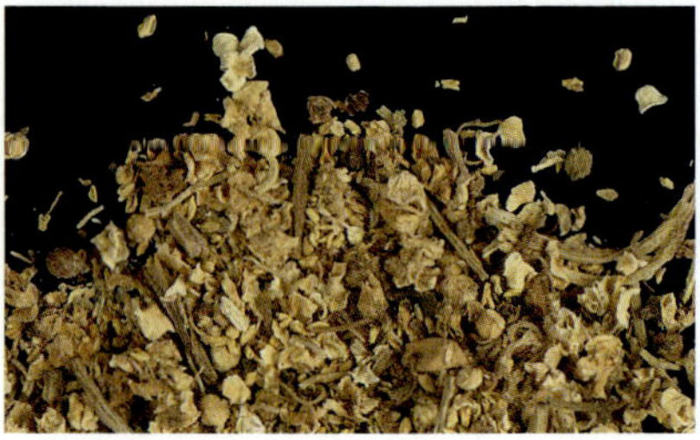

Sambucus nigra

Schwarzer Holunder, Fliederbeere

Verbreitung: Europa; Türkei; Irak; Iran.
Blatt: Oberseite dunkelgrün, Unterseite hellgrün gefärbt; unpaarig gefiedert mit 5–7 Blättchen; Blattspitzen lang zugespitzt.
Blüte: Einzelblüten klein, radförmig, 5-teilig, rahmweiß, in Doldenrispen stehend, duftend; VI–VII.
Frucht: Kugelige, beerenartige Steinfrüchte, jung rot, später schwarz glänzend, mit 3 (–4) Steinkernen.
Wuchs: Strauch; 3–10 m hoch; Durchmesser 3–5 m.
Standort: Sonniger bis halbschattiger Standort; trockene bis feuchte, schwach saure bis stark alkalische Böden mit geringem bis hohem Nährstoffgehalt.
Drogen: Holunderblüten (Fliederblüten) – *Sambuci flos*. Verwendet werden getrocknete, von ihren Stielen befreite Blüten. Holunderbeeren (Fliederbeeren) – *Sambuci fructus*. Verwendet werden frische Beeren. Holunderblätter – *Sambuci folium*. Verwendet werden die getrockneten Blätter. *Sambucus* (HAB).
Inhaltsstoffe: Die Blüten enthalten Flavonoide, ätherisches Öl, Gerbstoffe, Schleim. Die Beeren enthalten Flavonoide, Anthocyane (Sambucin), Vitamine, Fruchtsäuren. Blätter und Rinde (und Samen) enthalten Blausäureglykoside (Sambunigrin).
Verwendungen: Holunderblüten werden als Tee oder in Teemischungen als schweißtreibendes Mittel bei fieberhaften Erkältungskrankheiten verwendet. Der Extrakt ist Bestandteil von Fertigpräparaten. Äußerlich werden die Blüten in Gurgelwässern und Bädern angewendet.
Homöopathie: Homöopathische Zubereitungen werden bei Entzündungen der Atemwege angewendet.
Vergiftungserscheinungen: Giftige Pflanzenteile: Laub, Rinde und Frucht (sehr schwach giftig). Die Einnahme von größeren Mengen roher Früchte, Blätter oder Rinde führt zu Übelkeit und Erbrechen.

Holunder ist eine der beliebtesten Heilpflanzen der Volksmedizin und wird bereits seit der Steinzeit angewendet. Der Holunderstrauch galt auch als Wohnsitz der beschützenden Hausgötter und wuchs häufig in der Nähe von Häusern und Stallungen. Die Volksmedizin verwendet bei Erkältungskrankheiten Holundersaft oder -mus.

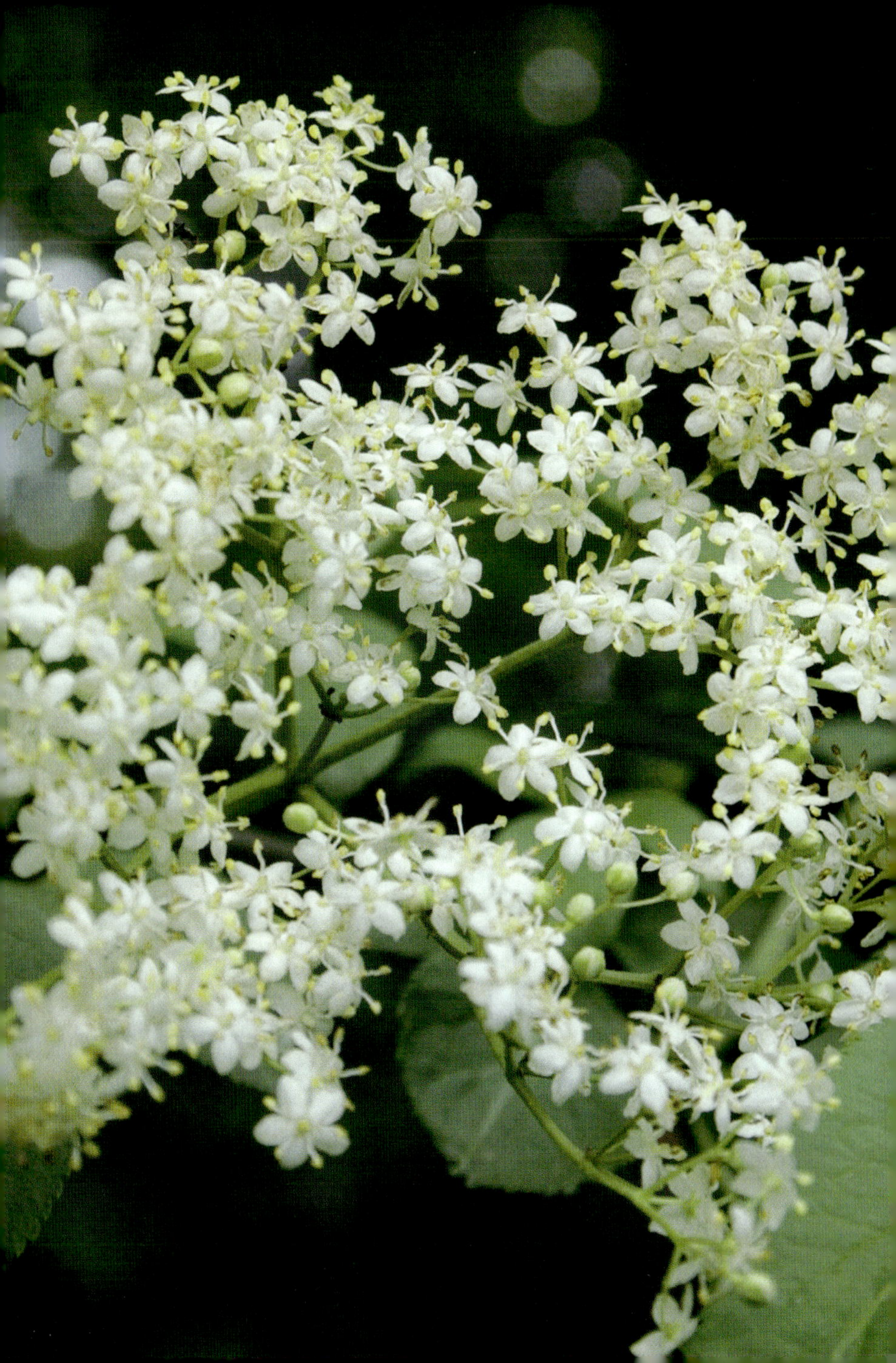

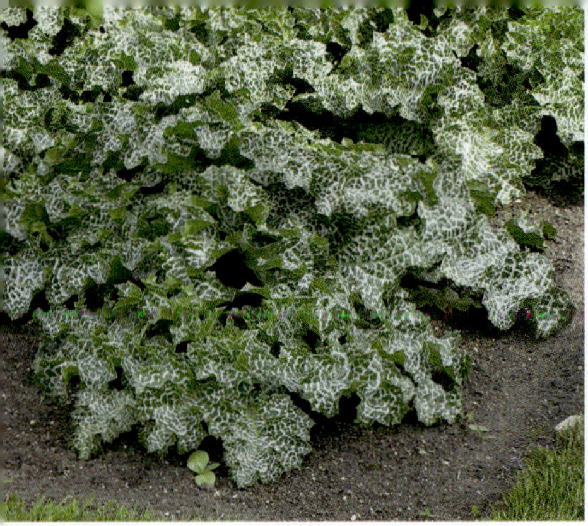

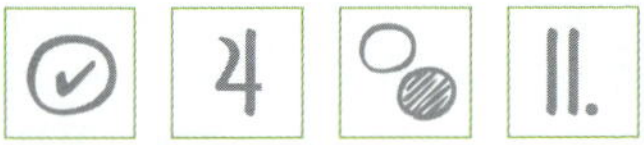

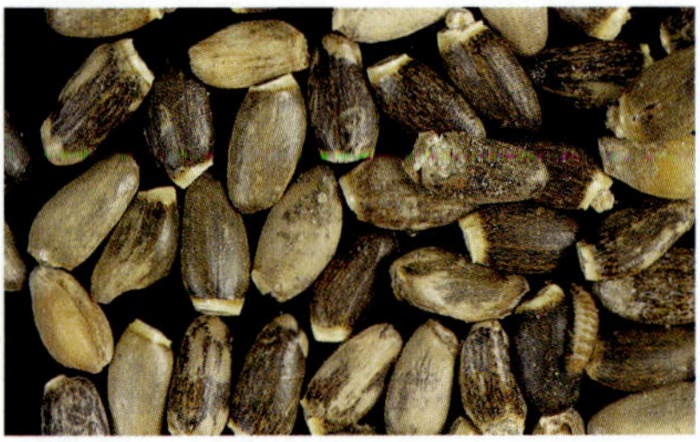

Silybum marianum

Gewöhnliche Mariendistel

Verbreitung: Iberische Halbinsel; Italien; Balkanhalbinsel; Türkei; Irak.
Blatt: Grün gefärbt; gefiedert, fiederspaltig; Blattspitzen spitz oder zugespitzt.
Blüte: Körbchenartige Blütenstände, nur Röhrenblüten, purpurrosa, mit stacheligen Hüllblättern; VI–VIII.
Frucht: Achänen, breit eiförmig, abgeflacht.
Wuchs: Staude; 1,5–2,0 m hoch.
Standort: Sonniger Standort; frische, schwach saure bis schwach alkalische Böden mit normalem Nährstoffgehalt.
Drogen: Mariendistelfrüchte – *Cardui mariae fructus*. Verwendet werden reife, getrocknete Früchte. Mariendistelkraut – *Cardui mariae herba*. Verwendet werden frische oder getrocknete oberirdische Pflanzenteile. *Silybum marianum* (HAB).
Inhaltsstoffe: Die Fruchtschale enthält den Wirkstoffkomplex Silymarin, ein Gemisch aus mehreren Flavonolignanen (mit Hauptwirkstoff Silybin). Das Kraut enthält Flavonoide, Sterole, Polyine, Fumarsäure; die Früchte enthalten 20–30 % fettes Öl.
Wirkungen: Mariendistelfrüchte wirken krampflösend und galleanregend.
Verwendungen: Silymarin hat sich als Leberschutzstoff erwiesen. Es ist wirksamer Bestandteil von standardisierten Extraktpräparaten zur Vorbeugung und Therapie toxischer Leberschäden (hervorgerufen durch z. B. Medikamente, Vergiftungen) sowie zur unterstützenden Behandlung bei chronisch-entzündlichen Lebererkrankungen und Leberzirrhose. Mariendistelfrüchtetee wird bei leichten Verdauungs- und bei Gallenblasenbeschwerden verwendet. Teemischungen sind zur Behandlung von Leberschäden wenig sinnvoll, da Silymarin nicht wasserlöslich ist.
Homöopathie: Homöopathische Anwendungsgebiete sind Leber- und Gallenerkrankungen, Hämorrhoiden, Krampfadern und rheumatischen Beschwerden.

Die Mariendistel wird zwar von den Botanikern der Antike beschrieben, in ihrer Heilkunde wurde sie aber nur selten verwendet. Erst in der mittelalterlichen Klosterheilkunde fand die Pflanze ihren festen Platz. Mariendistelkraut wird in der Volksheilkunde zur Behandlung von Leber- und Galleleiden angewendet.

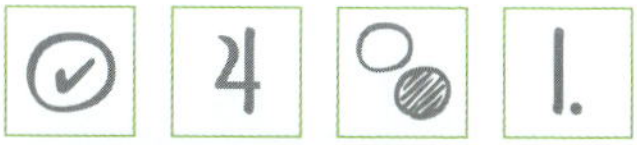

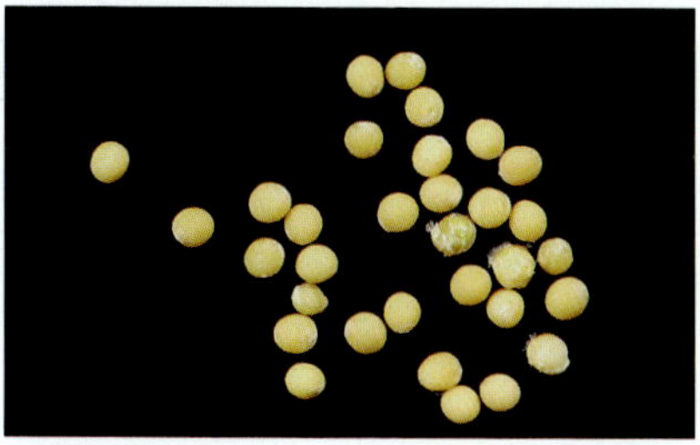

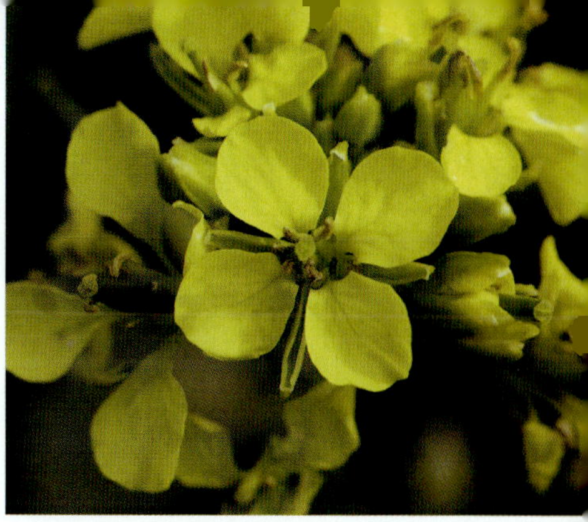

Sinapis alba
Weißer Senf

Verbreitung: Europa; Mittelasien; Türkei; Syrien; Afrika.
Blatt: Grün gefärbt; fiederspaltig; Blattspitzen stumpf bis spitz.
Blüte: Kreuzblüten, gelb, in Trauben stehend; IV–X.
Frucht: Längliche Schoten, abstehend, borstig behaart, Samen rund, gelblich.
Wuchs: Staude; 0,6–0,8 m hoch.
Standort: Sonniger Standort; frische, neutrale bis alkalische Böden mit normalem bis hohem Nährstoffgehalt.
Drogen: Weiße Senfsamen – *Sinapis albae semen*. Verwendet werden reife getrocknete Samen. *Sinapis alba* (HAB).
Inhaltsstoffe: Wirksame Inhaltstoffe sind das Senfölglykosid Sinalbin, aus dem Sinalbinsenföl entsteht, ätherisches Öl, fettes Öl und Eiweiß.
Wirkungen: Die Wirkung ähnelt der des Schwarzen Senfs *(Brassica nigra)*: Das Senföl hat stark durchblutungsfördernde Eigenschaften. Eingenommene Senfsamen (Speisesenf) wirken appetitanregend, verdauungsfördernd und auch antibakteriell.
Verwendungen: Die Nutzung des Weißen Senfes ähnelt der des Schwarzen Senfes; durch seinen milderen Geschmack ist Weißer Senf allerdings besser für den innerlichen Gebrauch geeignet. Senföl ist Wirkstoff von durchblutungsfördernden Einreibemitteln bei rheumatischen Beschwerden.
Homöopathie: Homöopathische Anwendungsgebiete sind Entzündungen der Atemwege und des Magen-Darm-Kanals.
Allgemeines: Speisesenf regt den Appetit an und fördert die Verdauung.
Gefahren: Senföl ist ein starkes Hautreizmittel. Senfwickel dürfen daher nicht zu lange aufgelegt werden und die behandelten Hautbereiche müssen nach dem Abnehmen des Wickels gereinigt werden.

Der Senf wird schon seit Jahrtausenden als Würz- und Heilkraut verwendet. Die Kenntnis über Anbau und Verwendung verdanken wir den orientalischen und antiken Völkern. Sie wussten Senf herzustellen und aßen auch die Blätter als Salat. In der Römerzeit kam der Senf durch den Handel nach Mitteleuropa, wo er sich rasch einbürgerte. Mit Beginn der Klosterkultur wurde Senf als Heil- und Gewürzpflanze bei uns populär.

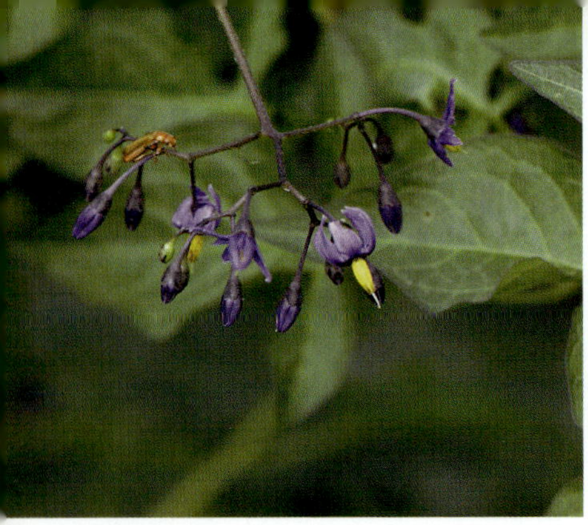

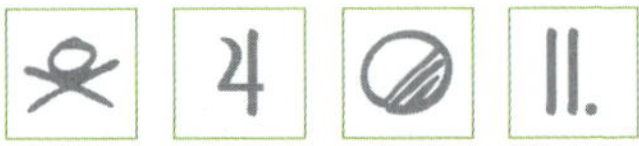

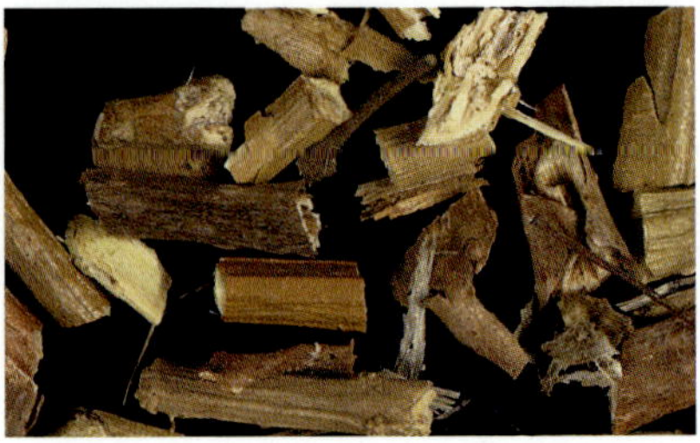

Solanum dulcamara

Bittersüßer Nachtschatten, Bittersüß

Verbreitung: Europa; Kaukasusländer; Mittelasien; Türkei; Afrika.
Blatt: Oberseite dunkelgrün, Unterseite hellgrün gefärbt; eiförmig; Blattspitzen zugespitzt.
Blüte: Sternartig, 5-teilig, violett, Kronblätter mit jeweils zwei grünen Basisflecken, Antheren goldgelb; VII–IX.
Wuchs: Staude; 2,0–2,5 m hoch.
Standort: Absonniger bis halbschattiger Standort; trockene bis frische, schwach saure bis schwach alkalische Böden mit sehr geringem bis normalem Nährstoffgehalt.
Drogen: Bittersüßstängel – *Dulcamarae stipites*. Verwendet werden getrocknete 2–3-jährige Stängel. *Solanum dulcamara, Dulcamara* (HAB). Verwendet werden vor der Blütezeit gesammelte frische Triebe.
Inhaltsstoffe: Wirksame Inhaltsstoffe sind Steroidalkaloidglykoside mit Saponineigenschaften (je nach Herkunft der Droge als Aglycon, Tomatidenol, Soladulcidin, Solasodin u. a.), Steroidsaponine, Gerbstoffe.
Wirkungen: Die Droge wirkt abführend, harn- und schweißtreibend sowie auswurffördernd. Für das Solasodin konnten entzündungshemmende und juckreizmildernde Eigenschaften nachgewiesen werden.
Verwendungen: Der Extrakt ist Bestandteil von äußerlich anzuwendenden Präparaten zur unterstützenden Therapie von chronischen Hautleiden.
Homöopathie: Homöopathische Zubereitungen werden bei fieberhaften Infekten, bei Erkrankungen der Atemorgane, der Haut, der Harnwege und des Magen-Darm-Kanals angewendet.
Vergiftungserscheinungen: Die gesamte Pflanze ist stark giftig. Vergiftungserscheinungen sind Übelkeit, Erbrechen, Pupillenerweiterung, Zungenlähmung, Augenflimmern, Pulsbeschleunigung, Krämpfe und zuletzt Atemlähmung.
Warnungen: 30 bis 40 Beeren gelten bei Kindern als tödlich.

Die Droge wird seit alters bei rheumatischen Beschwerden, chronischer Bronchitis und bei Hautleiden genutzt. Die Stängeldroge wurde früher als Mittel zur Steigerung der Harnausscheidung verwendet.

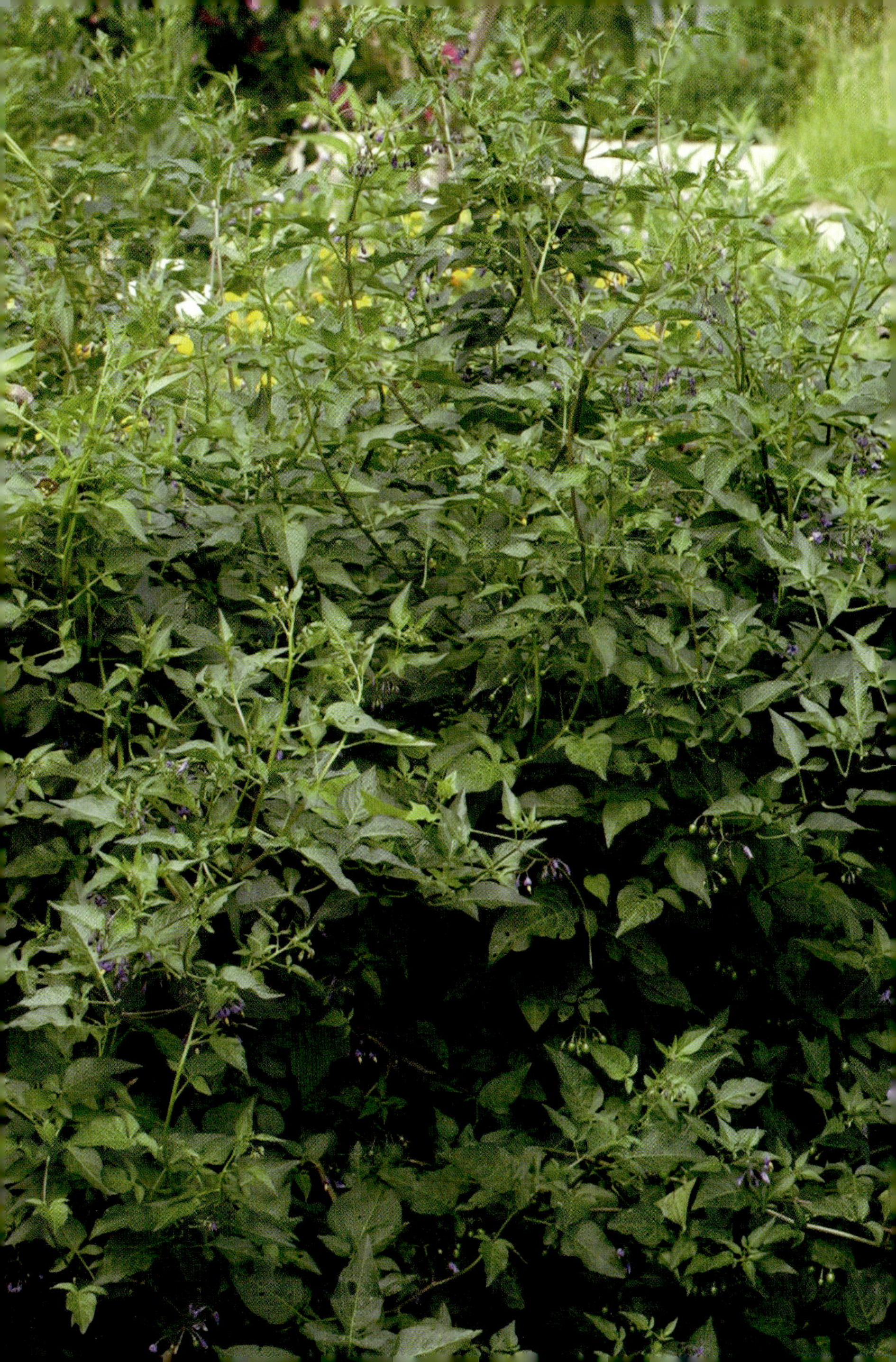

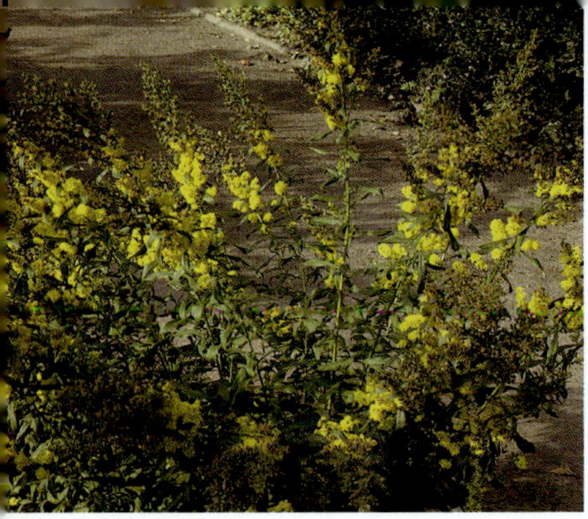

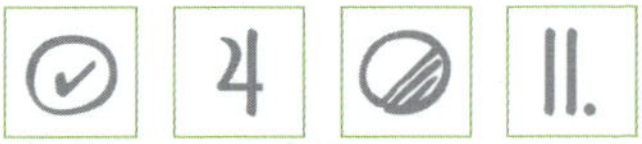

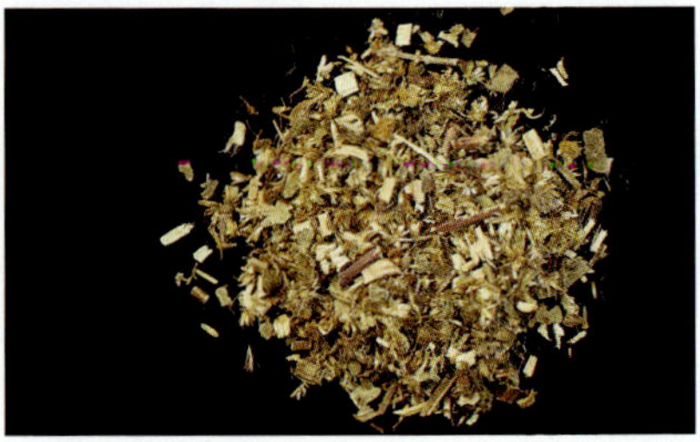

Solidago virgaurea

Gewöhnliche Goldrute

Verbreitung: Europa; Kaukasusländer; Mittelasien; Korea; Japan; Himalaja; Türkei.
Blatt: Grün gefärbt; länglich elliptisch; Blattspitzen zugespitzt.
Blüte: Kleine körbchenartige Blütenstände mit einigen Zungenblüten, gelb, in Rispen zusammen stehend; VII–IX.
Frucht: Achänen.
Wuchs: Staude; 0,6–0,8 m hoch.
Standort: Absonniger bis halbschattiger Standort; frische, schwach saure bis schwach alkalische Böden mit geringem bis normalem Nährstoffgehalt.
Drogen: Echtes Goldrutenkraut – *Virgaureae herba* (DAB). Verwendet wird während der Blütezeit gesammeltes und getrocknetes Kraut. *Solidago virgaurea* (HAB). Verwendet werden frische Blütenstände.
Inhaltsstoffe: Wirksame Inhaltstoffe sind Triterpensaponine, Flavonoide, ätherisches Öl, Phenolglykoside (Leiocarposid, Virgaureosid).
Wirkungen: Die Droge wirkt harntreibend, schwach krampflösend, schmerzstillend und entzündungshemmend.
Verwendungen: Die Droge wird als Tee oder als Bestandteil von Blasen- und Nierentees zur Durchspülungstherapie der ableitenden Harnwege, bei Harnsteinen und bei Nierengrieß angewendet. Der Extrakt ist Bestandteil in Fertigpräparaten.
Homöopathie: Homöopathische Anwendungsgebiete sind Nierenschwäche und Leberstörungen.
Vergiftungserscheinungen: Der Umgang mit Goldrute kann Kontaktallergien auslösen.

> Die Volksmedizin verwendet die Goldrute neben den oben genannten Indikationen auch als Mittel gegen Rheuma, Gicht und Hautleiden und als Wundmittel.

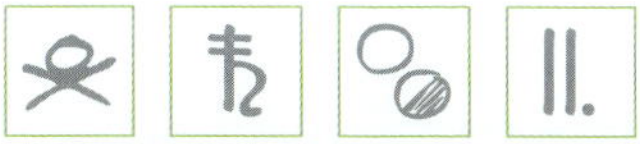

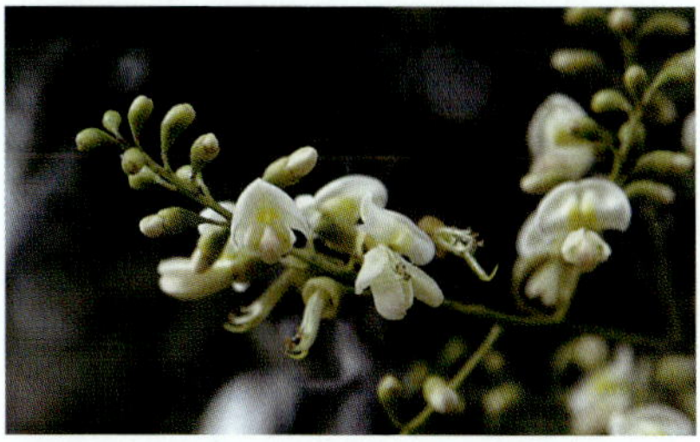

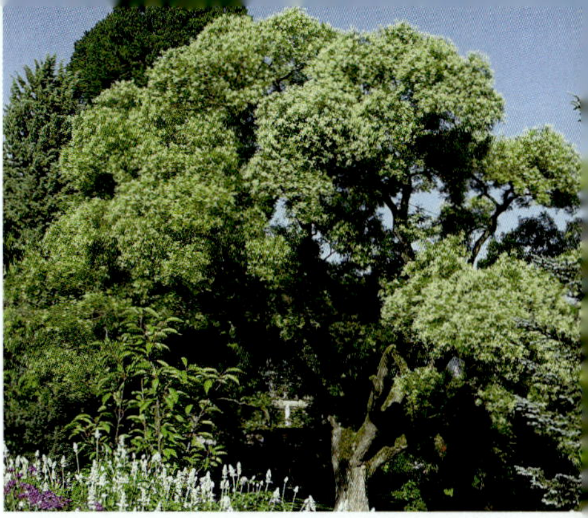

Sophora japonica

Japanischer Schnurbaum,
Japanische Sophore

Verbreitung: China; Korea.
Blatt: Oberseite dunkelgrün bis grün, Unterseite blaugrün gefärbt; unpaarig gefiedert mit 7–17 Blättchen; Blattspitzen abgerundet bis spitz.
Blüte: Schmetterlingsförmige Einzelblüten, gelblich weiß, in Rispen stehend; VII–VIII.
Frucht: Hülsen, kahl, fleischig, rundwandig, 1–6-samig, Samen schwarz.
Wuchs: Gehölz; 15–20 m hoch; Durchmesser 10–15 m.
Standort: Sonniger bis absonniger Standort; sehr trockene bis frische, schwach saure bis stark alkalische Böden mit geringem bis normalem Nährstoffgehalt.
Drogen: Schnurbaumknospen – *Sophorae japonicae gemma* (flos). Verwendet werden geschlossene Blütenknospen. *Sophora japonica* (HAB). Verwendet werden reife Samen.
Inhaltsstoffe: Blütenknospen enthalten das Flavonoid Rutin (bis zu 25 %); Rinde und Samen das Alkaloid Cytisin.
Verwendungen: Schnurbaumknospen werden zur industriellen Gewinnung von Rutin verwendet. Rutin ist Bestandteil von Arzneimitteln gegen Venenerkrankungen.
Homöopathie: Sophora japonica wurde gelegentlich bei Ruhr angewendet.
Vergiftungserscheinungen: Giftige Pflanzenteile: Samen, Rinde und Frucht (stark giftig). Die größte Gefahr geht von den unreifen Früchten aus. Symptome nach dem Verzehr sind Übelkeit, Erbrechen, krampfartige Magenschmerzen und Durchfall. Darüberhinaus kann es zu Lähmungserscheinungen, zur Verminderung der roten Blutkörperchen und zur Senkung des Blutzuckerspiegels kommen. Bei Aufnahme von großen Mengen des Giftes ist auch der Tod nicht ausgeschlossen.

In Europa wurde der Japanische Schnurbaum im Jahre 1747 eingeführt.

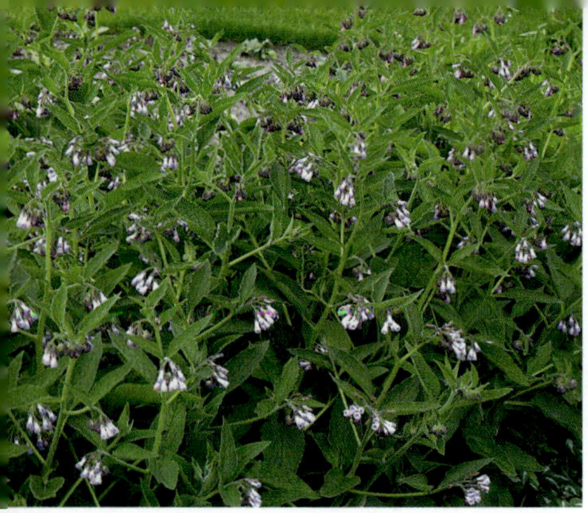

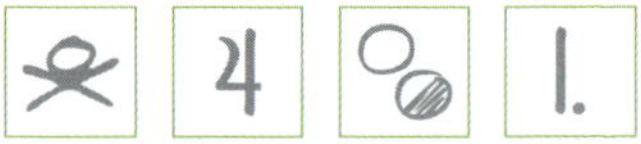

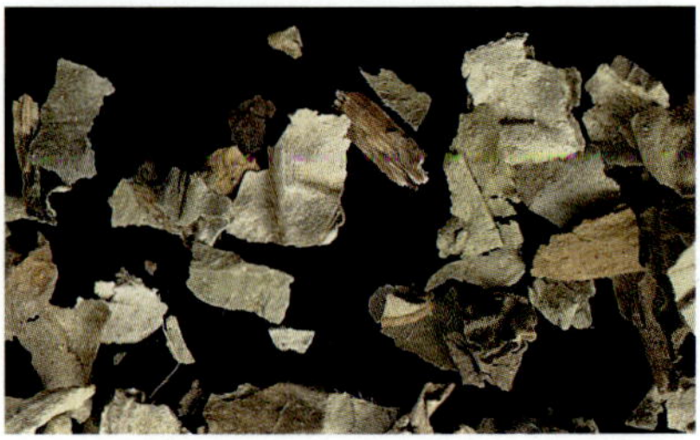

Symphytum officinale

Arznei-Beinwell

Verbreitung: Europa; West- und Kleinasien.
Blatt: Dunkelgrün gefärbt; lanzettlich–breit-lanzettlich; Blattspitzen lang zugespitzt.
Blüte: Röhrige Einzelblüten, rotviolett bis gelblich weiß, in Trauben stehend; V–VII.
Frucht: Steinfrüchte.
Wuchs: Staude; 0,9–1,1 m hoch.
Standort: Sonniger bis absonniger Standort; feuchte bis sehr feuchte, schwach saure bis schwach alkalische Böden mit hohem bis sehr hohem Nährstoffgehalt.
Drogen: Beinwellwurzel – *Symphyti radix* (DAC). Verwendet werden getrocknete Wurzelstöcke mit Wurzeln. Beinwellblätter – *Symphyti folium*. Verwendet wird getrocknetes Kraut (selten). *Symphytum* (HAB). Verwendet werden frische, vor der Blüte ausgegrabene Wurzeln.
Inhaltsstoffe: Die Droge enthält Allantoin, Schleim, Gerbstoffe, Triterpensaponine, Pyrrolizidinalkaloide.
Wirkungen: Beinwellzubereitungen wirken entzündungshemmend, wundheilungsfördernd und reizmildernd.
Verwendungen: Umschlagpasten und Salben werden zur Behandlung von Sportverletzungen (Blutergüsse, Prellungen, Verstauchungen), Knochenhauterkrankungen, Venenentzündungen und rheumatischen Gelenkerkrankungen auf intakter Haut angewendet.
Homöopathie: Homöopathische Zubereitungen werden innerlich wie äußerlich bei Knochen- und Knochenhautverletzungen, bei Venenentzündungen, bei schlecht heilenden Wunden und bei stumpfen Verletzungen angewendet.
Vergiftungserscheinungen: Die gesamte Pflanze ist sehr schwach giftig.
Gefahren: Auf die innerliche Anwendung der Beinwellwurzel muss wegen der Giftigkeit der Pyrrolizidinalkaloide verzichtet werden. Äußerlich darf die Droge nur bei intakter Haut angewendet werden.

Die Geschichte des Beinwells als Heilpflanze lässt sich bis in die Antike zurückverfolgen. Auch Hildegard von Bingen und Paracelsus nutzten Beinwell zur Behandlung von Knochenschäden, Wunden und Geschwüren.

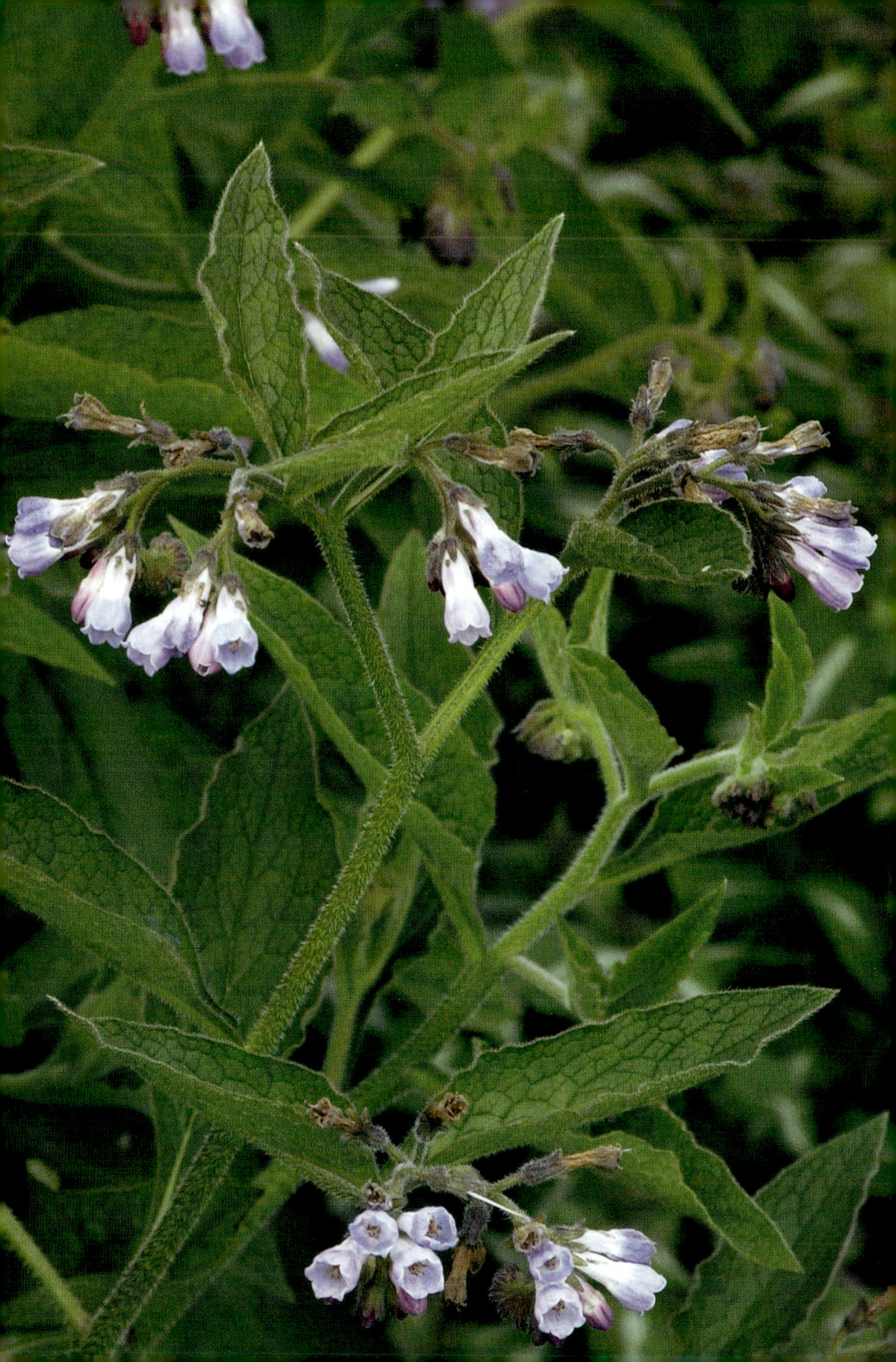

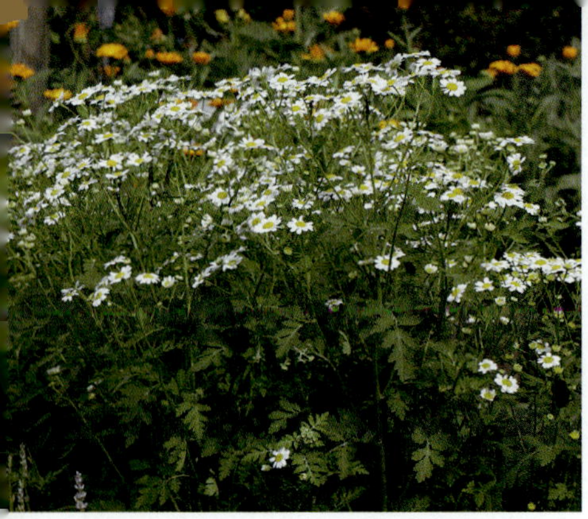

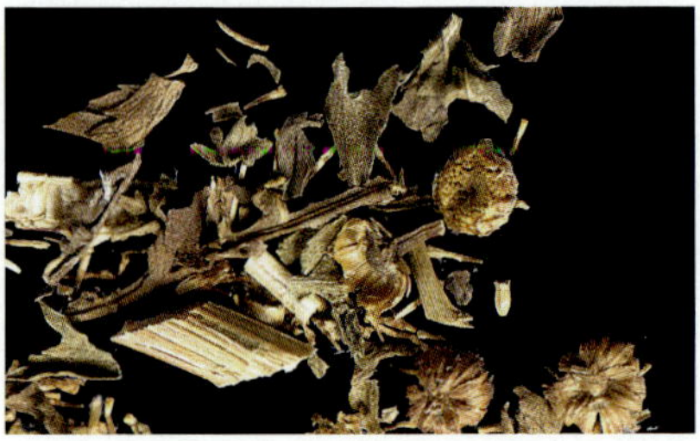

Tanacetum parthenium

Mutterkraut, Goldkamille

Verbreitung: Balkanhalbinsel; Türkei.
Blatt: Grün gefärbt; eiförmig, fiederspaltig; Blattspitzen spitz.
Blüte: Körbchenartige Blütenstände, radförmig, mit rundlichen, weißen Zungenblüten, Mitte gelb, in Doldenrispen zusammen stehend; VI–IX.
Frucht: Achänen.
Wuchs: Zweijährig/Staude; 0,6–0,8 m hoch.
Standort: Sonniger bis halbschattiger Standort; frische, neutrale bis schwach alkalische Böden mit normalem bis hohem Nährstoffgehalt.
Drogen: Mutterkraut – *Chrysanthemi parthenii herba, Tanaceti parthenii herba*. Verwendet wird getrocknetes Kraut. Mutterkrautblätter – *Chrysanthemi parthenii folium, Tanaceti parthenii folium*. Verwendet werden getrocknete Blätter.
Inhaltsstoffe: Die Droge enthält ätherisches Öl (mit Campher, Chrysanthylacetat u. a.), Sesquiterpenlactone (Parthenolid), Flavonoide.
Verwendungen: Neuerdings werden Extrakte der Droge zur prophylaktischen Migränebehandlung eingesetzt.

Warnungen: Die Pflanze gilt als ungiftig. Die Berührung kann allergische Reaktionen auslösen.

Mutterkraut wird seit dem frühen Mittelalter in Gärten gepflanzt. Noch heute verwendet die Volksmedizin den Tee innerlich bei Menstruationsbeschwerden und bei Verdauungsstörungen sowie äußerlich zur Wundheilung bei Quetschungen und Schwellungen.

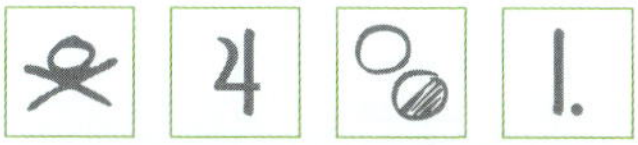

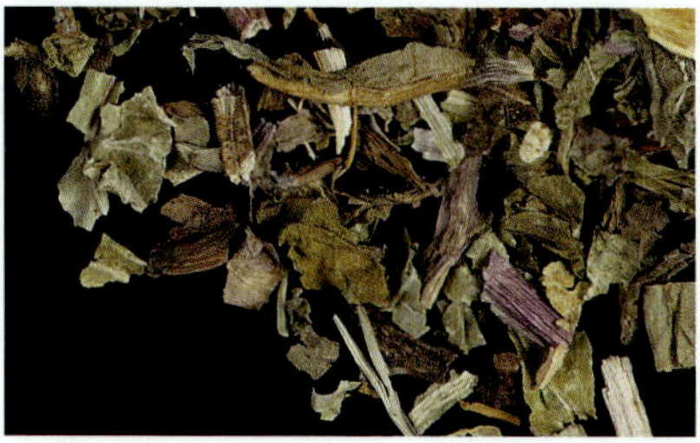

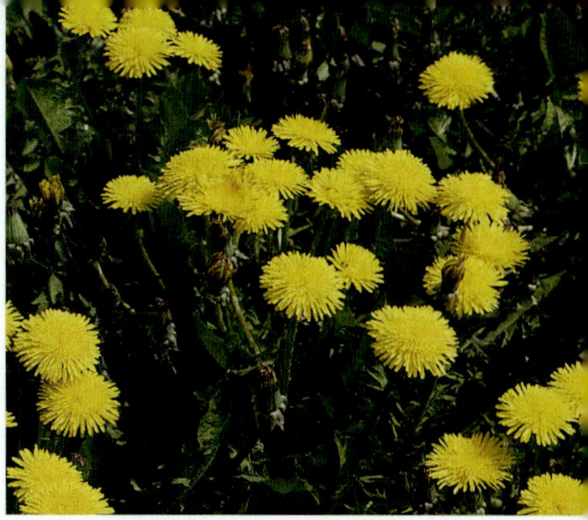

Taraxacum officinale agg.

Gewöhnlicher Löwenzahn,
Gewöhnliche Kuhblume

Verbreitung: Kosmopolitisch.
Blatt: Grün gefärbt; lanzettlich, fiederlappig; Blattspitzen spitz bis zugespitzt.
Blüte: Endständige Blütenköpfchen, gelb, nur Zungenblüten, Blütenstängel hohl, milchsaftführend; IV–VI.
Frucht: Achänen, walzlich, mit Pappus.
Wuchs: Staude; 0,1–0,5 m hoch.
Standort: Sonniger bis halbschattiger Standort; trockene bis frische, schwach saure bis schwach alkalische Böden mit normalem bis hohem Nährstoffgehalt.
Drogen: Löwenzahn – *Taraxaci radix cum herba* (DAC). Verwendet werden vor der Blütezeit geerntete ganze Pflanzen. Löwenzahnwurzel – *Taraxaci radix. Taraxacum officinale, Taraxacum* (HAB). Verwendet werden ganze, blühende Pflanzen.
Inhaltsstoffe: Die Pflanze enthält Sesquiterpen-Bitterstoffe (Taraxinsäureglykosid), Triterpene (Taraxasterol), Carotinoide, Flavonoide, Mineralstoffe mit hohem Anteil an Kaliumsalzen.
Wirkungen: Löwenzahn wirkt verdauungsfördernd und galleanregend.
Verwendungen: Löwenzahnzubereitungen gelten als appetitanregend und verdauungsfördernd. Sie fördern die Gallesekretion.
Homöopathie: Homöopathische Anwendungsgebiete sind Lebererkrankungen und Verdauungsbeschwerden.
Vergiftungserscheinungen: Giftige Pflanzenteile: Milchsaft (schwach giftig). Nach dem Auslutschen der milchsaftführenden Stängel sind gelegentlich Erbrechen, Bauchschmerzen und Durchfall beobachtet worden.

Die Verwendung des Löwenzahns als Heilpflanze lässt sich bis in den arabischen Raum zurückverfolgen. Bei uns nutzt die Volksmedizin den Löwenzahn bei rheumatischen Erkrankungen, bei Ekzemen und als leichtes Abführmittel. Die frischen, jungen Blätter werden als Salat oder Presssaft zu Frühjahrskuren verwendet.

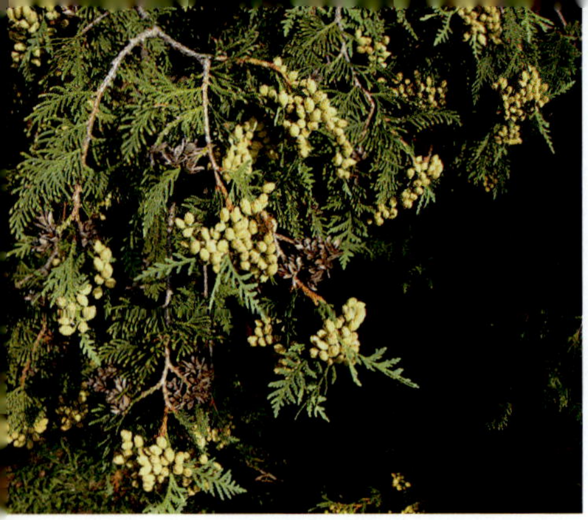

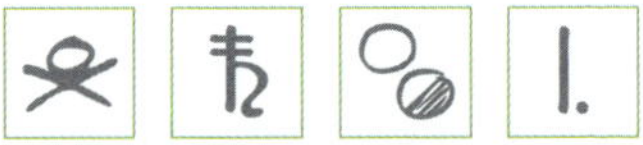

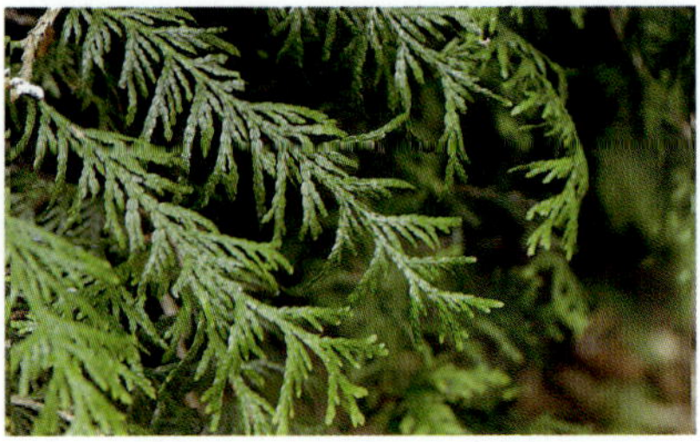

Thuja occidentalis

Abendländischer Lebensbaum

Verbreitung: Kanada; USA.
Blatt: Schuppenförmig; Oberseite dunkelgrün bis dunkelgrün, Unterseite gelbgrün bis gelbgrün gefärbt.
Blüte: Endständig, männl. Blüten fast kugelig, gelblich, zahlreich; weibliche Blüten unscheinbar, klein, bräunlich gelb, mit 4–6 Schuppenpaaren; Blüte unscheinbar; einhäusig; IV–V.
Frucht: Zapfen, länglich-elliptisch, hellbraun.
Wuchs: Gehölz; 15–20 m hoch; Durchmesser 3–6 m.
Standort: Sonniger bis halbschattiger Standort; frische bis sehr feuchte, saure bis alkalische Böden mit normalem bis hohem Nährstoffgehalt.
Drogen: Lebensbaumspitzen – *Thujae summinates*. Verwendet werden getrocknete junge Zweige. *Thuja occidentalis, Thuja* (HAB).
Inhaltsstoffe: Die Droge enthält ätherisches Öl (Thujon), Sesquiterpene, Flavonoide, u. a.
Wirkungen: Das ätherische Öl wirkt hautreizend.
Verwendungen: Das ätherische Öl ist gelegentlich Bestandteil von Einreibungen gegen Rheuma und Erkältungskrankheiten. Extrakte sind Bestandteil von Immunmodulatoren.
Homöopathie: Homöopathische Anwendungsgebiete sind Rheuma, Erkältungen, Muskel- und Gelenkschmerzen und Warzen.
Vergiftungserscheinungen: Die gesamte Pflanze ist sehr stark giftig (besonders die Zweigspitzen). Vergiftungserscheinungen sind tiefes Koma, erhöhter Blutdruck, Durchfall, erhöhter Puls, erhöhte Temperatur und Stoffwechselstörungen.
Gefahren: Der Tee darf wegen der Giftigkeit der Pflanze nicht angewendet werden.
Warnungen: Vergiftungen mit Thuja können tödlich sein.

> Der Tee wurde früher als wassertreibendes Mittel und in hoher Dosis zu Abtreibungszwecken verwendet. Der Missbrauch der Droge zu Abtreibungszwecken führte nicht selten zum Tod.

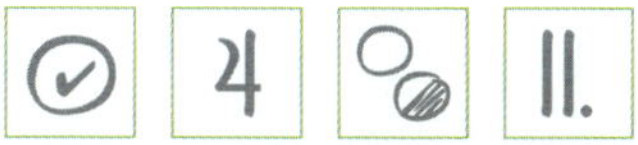

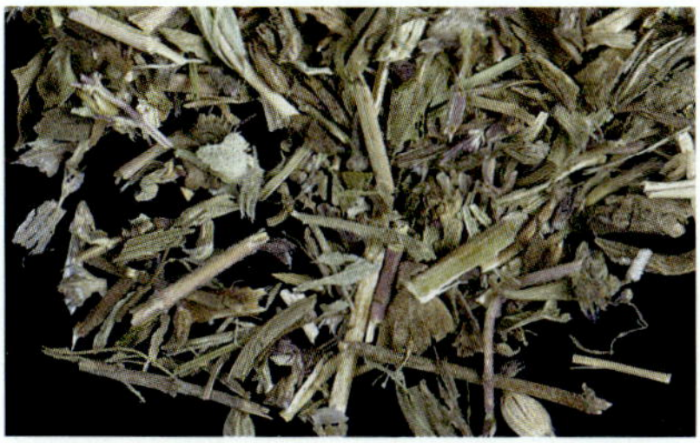

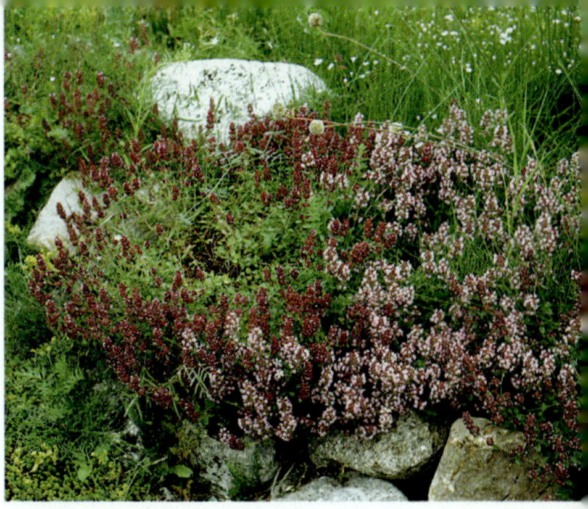

Thymus serpyllum

Sand-Thymian, Quendel

Verbreitung: Mitteleuropa; Britische Inseln; Osteuropa.
Blatt: Grün gefärbt; linealisch–elliptisch; Blattspitzen abgerundet.
Blüte: Lippige Einzelblüten, violettrosa oder rosa, in Ähren stehend; VI–IX.
Frucht: Klausenfrüchte.
Wuchs: Staude; 0,05–0,10 m hoch.
Standort: Sonniger bis absonniger Standort; sehr trockene bis trockene, saure bis schwach saure Böden mit sehr geringem Nährstoffgehalt.
Drogen: Quendelkraut – *Serphylli herba* (DAB). Verwendet werden getrocknete oberirdische Sprosse mit Blüten. Früher wurde *Thymus pulegioides* zusammen mit weiteren Thymian-Arten als *Thymus serpyllum* bezeichnet. Nach heutiger Auffassung ist *Thymus serpyllum L.* eine für die Droge weniger geeignete Art.
Inhaltsstoffe: Die Droge enthält ätherisches Öl (Thymol, Carvacrol u. a.), Lamiaceen-Gerbstoffe, Triterpene und Flavonoide.
Wirkungen: Die Droge wirkt antimikrobiell, antiviral und schwach krampflösend.
Verwendungen: Der Tee wird bei Entzündungen der Atemwege, ähnlich wie Thymus vulgaris angewendet. Wegen des geringeren Wirkstoffgehaltes ist jedoch eine höhere Dosierung erforderlich. Der Pulverextrakt ist Bestandteil von Fertigarzneimitteln, alkoholische Auszüge von Hustentropfen, das ätherische Öl von Erkältungsbalsamen und -bädern.
Allgemeines: Quendel wird genau wie Thymian als Gewürz verwendet.

> Quendel ist eine sehr alte Heilpflanze, die auch in den mittelalterlichen Kräuterbüchern beschrieben wurde. Die Volksmedizin verwendet Quendel bis heute wie den echten Thymian als Hustenmittel und als Badezusatz. Außerdem wird der Tee bei Appetitlosigkeit und bei Magen-Darm-Störungen getrunken.

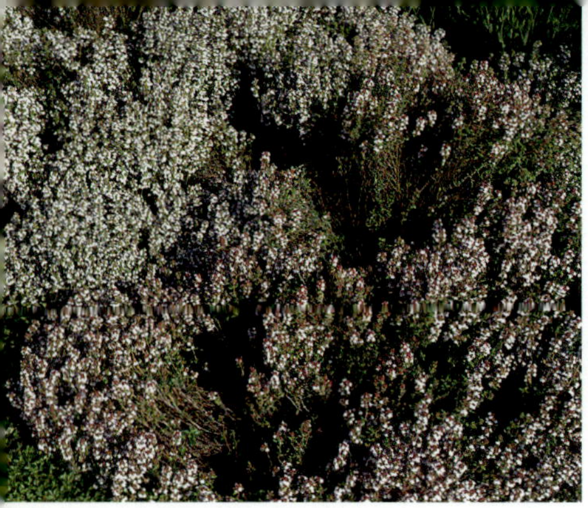

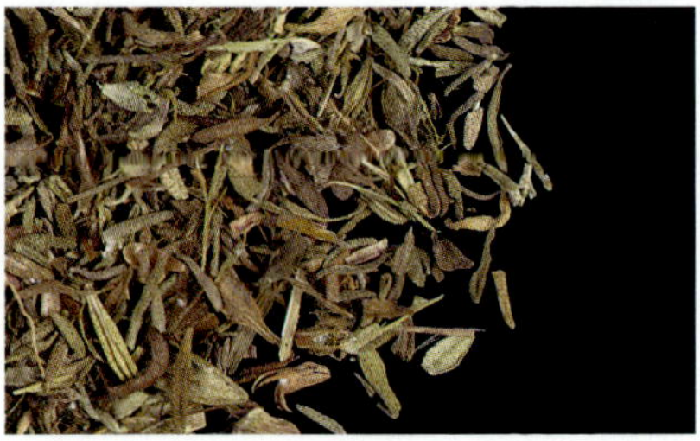

Thymus vulgaris
Echter Thymian

Verbreitung: Frankreich und Benelux-Staaten; Spanien; Italien; Marokko.
Blatt: Graugrün gefärbt; lineal lanzettlich-linealisch; Blattspitzen gelegentlich abgerundet, stumpf zugespitzt.
Blüte: Lippige Einzelblüten, lilarosa, in Ähren stehend; VII–IX.
Frucht: Klausenfrüchte.
Wuchs: Halbstrauch/Staude; 0,15–0,25 m hoch.
Standort: Sonniger Standort; trockene bis frische, schwach saure bis neutrale Böden mit geringem Nährstoffgehalt.
Drogen: Thymian – *Thymi herba*. Verwendet werden abgestreifte, getrocknete Laubblätter mit Blüten (auch von *Thymus zygis*). *Thymus vulgaris* (HAB).
Inhaltsstoffe: Die Droge enthält ätherisches Öl (Thymol, Carvacrol u. a.), Lamiaceen-Gerbstoffe, Triterpene und Flavonoide.
Wirkungen: Thymian wirkt schleimlösend, auswurffördernd, krampflösend und entzündungshemmend. Das ätherische Öl wirkt desinfizierend.
Verwendungen: Thymian wird als Tee oder in Teemischungen bei Entzündungen der oberen Luftwege angewendet. Der Extrakt ist Bestandteil von zahlreichen Bronchotherapeutika, das ätherische Öl von Mund- und Gurgelwässern, von Rasierwässern, von Zahncremes, von Erkältungsbalsamen und -bädern und von Rheumasalben.
Homöopathie: Homöopathische Anwendungsgebiete sind Magenbeschwerden und Husten.
Allgemeines: Thymian ist ein beliebtes Gewürz und wird viel in der Likörindustrie verarbeitet. Das ätherische Öl wird als Konservierungsmittel verwendet.
Gefahren: Die Überdosierung von Thymol kann zur Überfunktion der Schilddrüse führen.

> Schon im alten Ägypten wurde Thymian angebaut, um Leichenharze zu parfümieren. Es ist anzunehmen, dass die Pflanze bereits damals arzneilich verwendet wurde. Bei den Griechen und Römern war die Heilpflanze ebenfalls bekannt. Bei uns wurde die Pflanze in Klostergärten angebaut und in allen wichtigen Kräuterbüchern beschrieben.

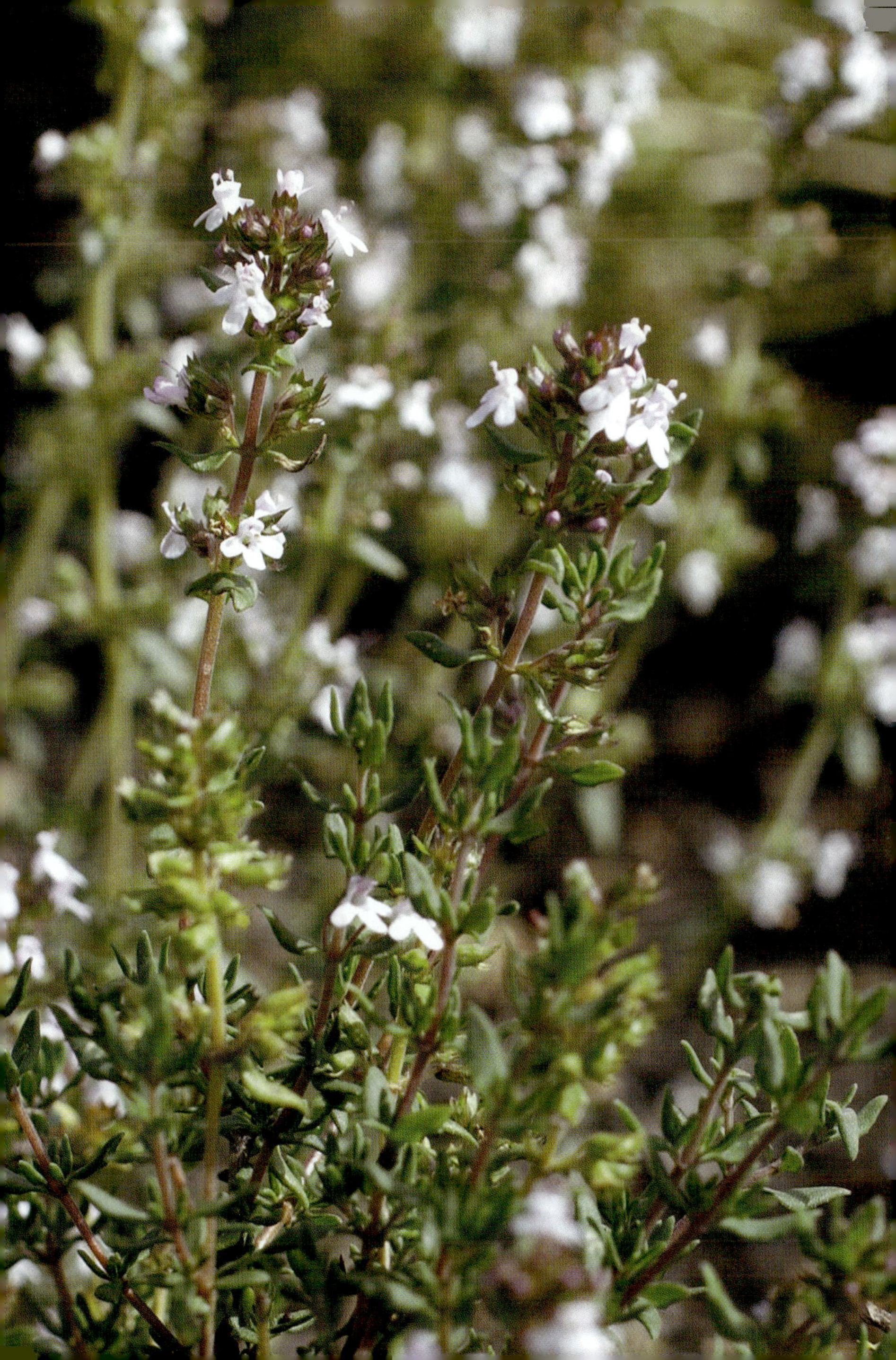

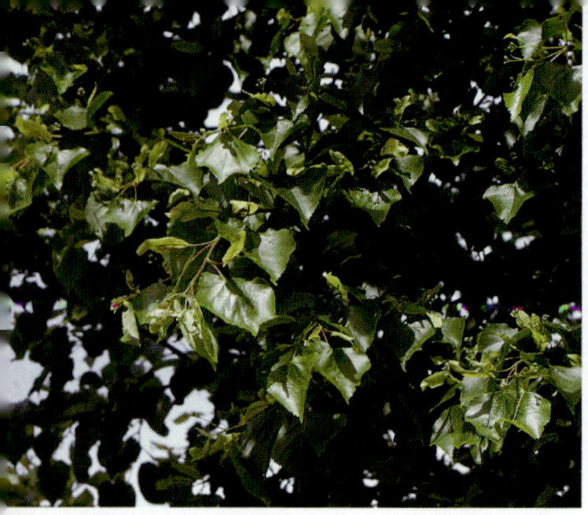

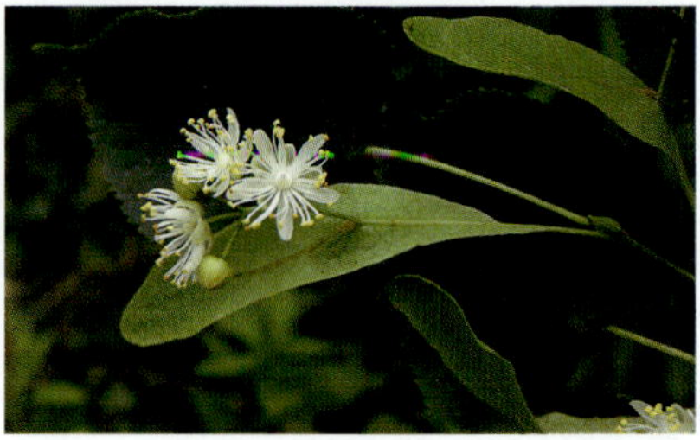

Tilia cordata

Winter-Linde, Stein-Linde

Verbreitung: Europa; Kaukasusländer; Russland; Iran.
Blatt: Oberseite dunkelgrün, Unterseite graugrün gefärbt; rundlich–herzförmig; Blattspitzen zugespitzt.
Blüte: Schalenförmige Einzelblüten, gelblich weiß, in Trugdolden stehend, Blütenstandsachse mit einem blassgrünen Hochblatt verwachsen; duftend; VI–VII.
Frucht: Kugelige Nüsse, dünnschalig, schwach gerippt, braunfilzig behaart.
Wuchs: Gehölz; 20–30 m hoch; Durchmesser 10–20 m.
Standort: Sonniger bis halbschattiger Standort; trockene bis frische, schwach saure bis alkalische Böden mit geringem bis hohem Nährstoffgehalt.
Drogen: Lindenblüten – *Tiliae flos*. Verwendet werden getrocknete Blütenstände mit Hochblättern von *Tilia cordata*, *Tilia platyphyllos* und *Tilia × vulgaris*. Lindenholzkohle – *Tiliae carbo*. *Tilia* (HAB). Verwendet werden frische Blüten.
Inhaltsstoffe: Wirksame Inhaltsstoffe sind Schleimstoffe, Flavonoide (Tilirosid), ätherisches Öl (mit Linalool, Geraniol, Cineol u. a.), Phenolcarbonsäuren und Gerbstoffe.
Wirkungen: Die Droge wirkt hustenreizstillend und schweißtreibend (wissenschaftlich nicht belegt).
Verwendungen: Lindenblütentee ist ein beliebtes Mittel bei fiebrigen Erkältungskrankheiten mit Husten. Die Schleimstoffe wirken lindernd auf den geschädigten Hals-Rachenraum. Die Teekur soll die körpereigenen Abwehrkräfte aktivieren und hilft die Erkältung zu überwinden.
Homöopathie: Homöopathische Anwendungsgebiete sind Rheuma, allergische Hautausschläge, Infekte mit vermehrter Schweißbildung und Entzündungen der weiblichen Geschlechtsorgane. Lindenholzkohle wird gelegentlich bei Darmerkrankungen verwendet.

Kultstätten und heilige Plätze der Kelten waren stets von Winter-Linden umgeben. Die Volksmedizin verwendet Lindenblüten und -blätter als harntreibendes, krampflösendes und beruhigendes Mittel vor allem bei Schmerzen im Verdauungstrakt.

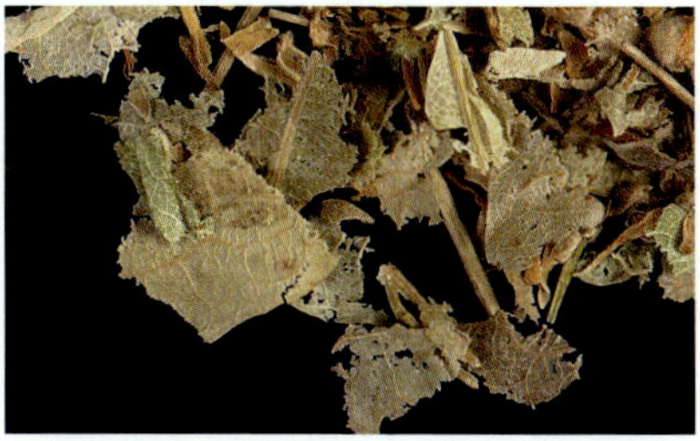

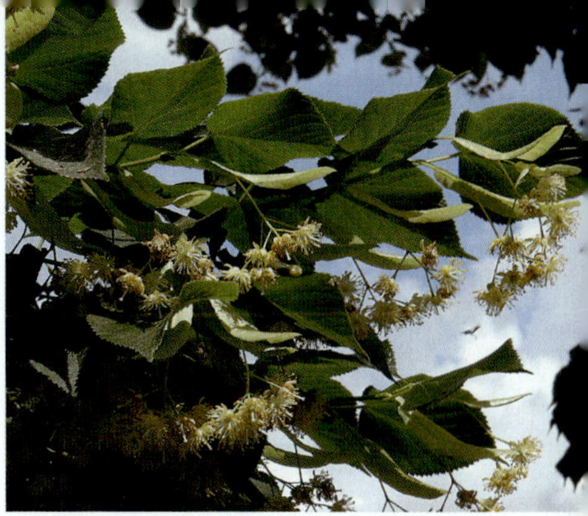

Tilia platyphyllos

Sommer-Linde, Großblättrige Linde

Verbreitung: Europa; Britische Inseln; Kaukasusländer.
Blatt: Oberseite stumpfgrün, Unterseite grün gefärbt; eirund-schief herzförmig; Blattspitzen zugespitzt.
Blüte: Schalenförmige Einzelblüten, hellgelb, duftend, in Trugdolden stehend, Blütenstandsachse mit einem blassgrünen Hochblatt verwachsen; VI–VII.
Frucht: Nüsse, spitz-eiförmig bis oval, auch kugelig, Schale dickwandig, stark verholzt, graufilzig behaart, mit 5 deutlichen Rippen.
Wuchs: Gehölz; 30–40 m hoch; Durchmesser 15–25 m.
Standort: Sonniger bis halbschattiger Standort; frische bis feuchte, schwach saure bis alkalische Böden mit normalem bis hohem Nährstoffgehalt.
Drogen: Lindenblüten – *Tiliae flos*. Verwendet werden getrocknete Blütenstände mit Hochblättern von *Tilia cordata, Tilia platyphyllos* und *Tilia×vulgaris*. Lindenholzkohle – *Tiliae carbo*. *Tilia* (HAB). Verwendet werden frische Blüten.
Inhaltsstoffe: Wirksame Inhaltsstoffe sind Schleimstoffe, Flavonoide (Tilirosid), ätherisches Öl (mit Linalool, Geraniol, Cineol u.a.), Phenolcarbonsäuren und Gerbstoffe.
Wirkungen: Die Droge wirkt hustenreizstillend und schweißtreibend (wissenschaftlich nicht belegt).
Verwendungen: Lindenblütentee ist ein beliebtes Mittel bei fiebrigen Erkältungskrankheiten mit Husten. Die Schleimstoffe wirken lindernd auf den geschädigten Hals-Rachenraum. Die Teekur soll die körpereigenen Abwehrkräfte aktivieren und hilft die Erkältung zu überwinden.
Homöopathie: Homöopathische Anwendungsgebiete sind Rheuma, allergische Hautausschläge, Infekte mit vermehrter Schweißbildung und Entzündungen der weiblichen Geschlechtsorgane. Lindenholzkohle wird gelegentlich bei Darmerkrankungen verwendet.

Sommer-Linden waren einst heilige Einzelbäume. Auch heute findet man noch einige schöne alte Dorflinden, die früher der Mittelpunkt der Dörfer und Städte waren.

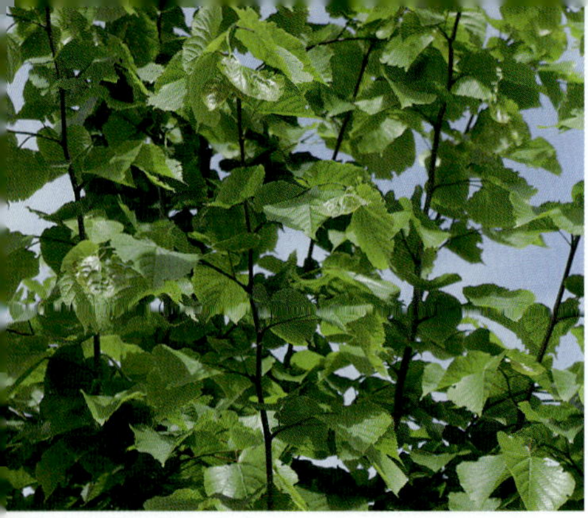

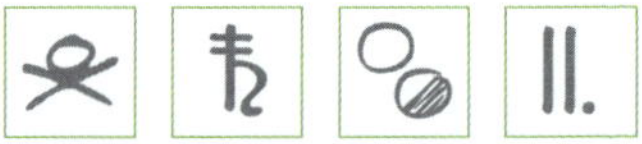

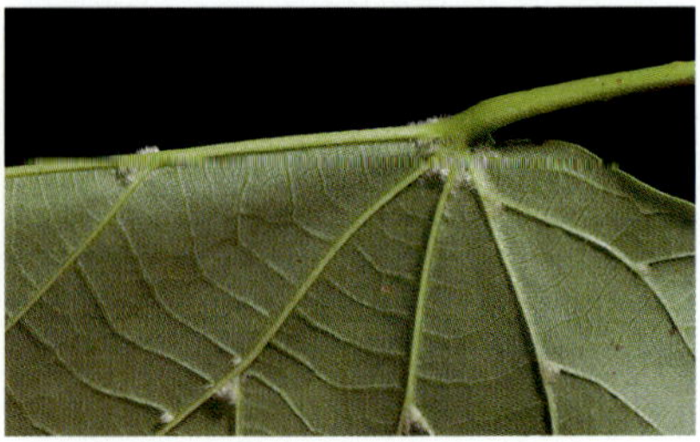

Tilia × vulgaris

Holländische Linde, Bastard-Linde

Verbreitung: Europa; Britische Inseln.
Blatt: Oberseite stumpfgrün, Unterseite graugrün gefärbt; breit eiförmig–eirund; Blattspitzen zugespitzt.
Blüte: Schalenförmige Einzelblüten, gelb, duftend, in Trugdolden stehend, Blütenstandsachse mit einem blassgrünen Hochblatt verwachsen; VI–VII.
Frucht: Nüsse, fast kugelig, hartschalig, filzig behaart, undeutlich gerippt.
Wuchs: Gehölz; 25–40 m hoch; Durchmesser 15–20 m.
Standort: Sonniger bis halbschattiger Standort; frische bis feuchte, schwach saure bis alkalische Böden mit normalem bis hohem Nährstoffgehalt.
Drogen: Lindenblüten – *Tiliae flos*. Verwendet werden getrocknete Blütenstände mit Hochblättern von *Tilia cordata, Tilia platyphyllos* und *Tilia × vulgaris*. Lindenholzkohle – *Tiliae carbo*. *Tilia* (HAB). Verwendet werden frische Blüten.
Inhaltsstoffe: Wirksame Inhaltsstoffe sind Schleimstoffe, Flavonoide, ätherisches Öl, Phenolcarbonsäuren und Gerbstoffe.
Wirkungen: Die Droge wirkt hustenreizstillend und schweißtreibend (wissenschaftlich nicht belegt).
Verwendungen: Lindenblütentee ist ein beliebtes Mittel bei fiebrigen Erkältungskrankheiten mit Husten. Die Schleimstoffe wirken lindernd auf den geschädigten Hals-Rachenraum. Die Teekur soll die körpereigenen Abwehrkräfte aktivieren und hilft die Erkältung zu überwinden.
Homöopathie: Homöopathische Anwendungsgebiete sind Rheuma, allergische Hautausschläge, Infekte mit vermehrter Schweißbildung und Entzündungen der weiblichen Geschlechtsorgane. Lindenholzkohle wird gelegentlich bei Darmerkrankungen verwendet.

Die Volksmedizin verwendet Lindenblüten und -blätter als harntreibendes, krampflösendes und beruhigendes Mittel vor allem bei Schmerzen im Verdauungstrakt.

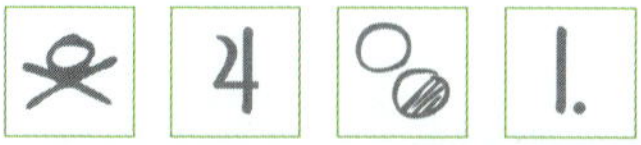

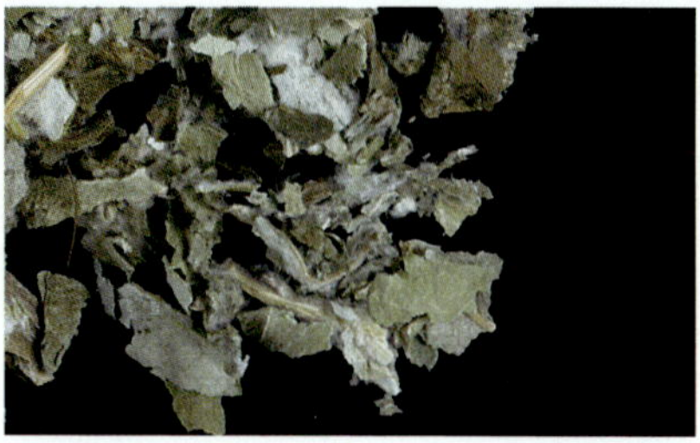

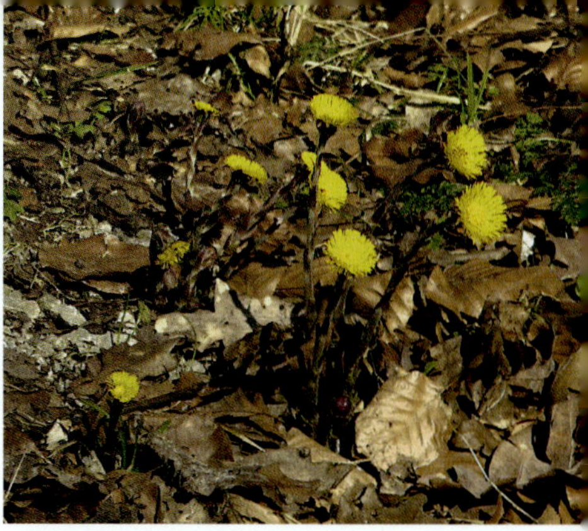

Tussilago farfara

Huflattich

Verbreitung: Europa; Mittelasien; Türkei; Marokko; Algerien.
Blatt: Dunkelgrün gefärbt; kreisrund–herzförmig; Blattspitzen spitz.
Blüte: Körbchenartiger Blütenstand, gelb, randständige Zungenblüten, Blütenstängel mit bräunlichen Blattschuppen; III–IV.
Frucht: Achänen mit Pappus.
Wuchs: Staude; 0,1–0,3 m hoch.
Standort: Sonniger bis absonniger Standort; frische bis feuchte, neutrale bis alkalische Böden mit hohem Nährstoffgehalt.
Drogen: Huflattichblätter – *Farfarae folium*. Verwendet werden im späten Frühjahr gesammelte und getrocknete Laubblätter. Huflattichblüten – *Farfarae flos*. Nicht mehr offizinell sind die vor der Vollblüte geernteten Blütenköpfchen. *Farfara* (HAB).
Inhaltsstoffe: Die Droge enthält Schleimstoffe (Polysaccharide), Gerbstoffe, Flavonoide, Pyrrolizidinalkaloide (Senecionin, Senkirkin u. a.).
Wirkungen: Huflattich wirkt reizlindernd und entzündungshemmend.
Verwendungen: Huflattich wird als Tee, als Bestandteil von Teemischungen oder als Presssaft bei trockenem Reizhusten und bei Heiserkeit angewendet. Gurgeln mit Tee hilft bei leichten Entzündungen der Mund- und Rachenschleimhaut.
Homöopathie: Homöopathische Zubereitungen werden bei Altershusten angewendet.
Vergiftungserscheinungen: Die gesamte Pflanze ist schwach giftig.
Gefahren: Da Pyrrolizidinalkaloide leberschädigend und krebserregend wirken, darf die Droge maximal 4–6 Wochen im Jahr angewendet werden.
Warnungen: Die Pflanze gilt als schwach giftig; bei normaler Anwendung besteht jedoch keine Gefahr.

Der Huflattich wird seit langer Zeit als Hustenmittel verwendet. Bereits Dioskurides empfiehlt seine Anwendung bei trockenem Husten und bei Atembeschwerden.

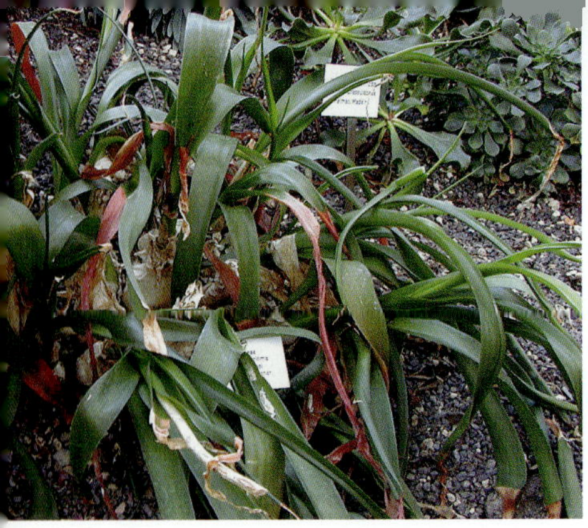

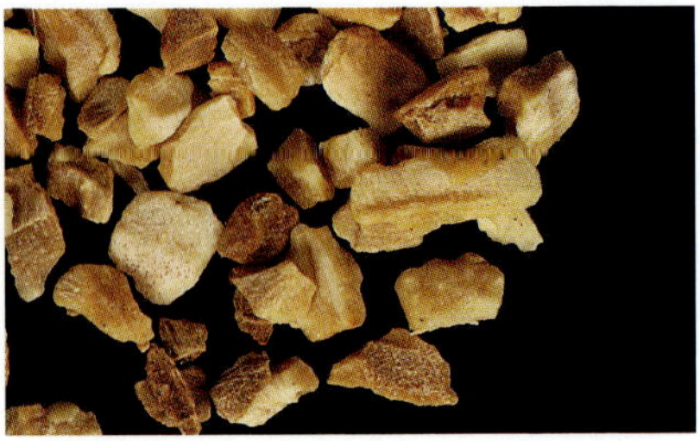

Urginea maritima
Weiße Meerzwiebel

Verbreitung: Frankreich und Benelux-Staaten; Iberische Halbinsel; Italien; Balkanhalbinsel; Türkei; Afrika; Makaronesien.
Blatt: Graugrün gefärbt; lanzettlich; Blattspitzen spitz.
Blüte: Sternförmige Einzelblüten, 6-zählig, weiß mit grünem Mittelnerv, in Trauben zusammen stehend; VII–VIII.
Frucht: Kapseln.
Wuchs: Zwiebel; 0,5–0,6 m hoch.
Standort: Sonniger Standort; trockene, neutrale Böden mit geringem bis normalem Nährstoffgehalt.
Drogen: Meerzwiebel – *Scillae bulbus* (DAB). Verwendet werden getrocknete fleischige Schuppen von vor dem Austrieb gesammelten Zwiebeln der weißen Varietät. *Urginea maritima (var. rubra), Scilla* (HAB).
Inhaltsstoffe: Die Droge enthält herzwirksame Steroidglykoside (Scillaren A).
Wirkungen: Meerzwiebel ist herzwirksam.
Verwendungen: Die Droge wird hauptsächlich zur Gewinnung von Proscillaridin A angebaut. Proscillaridin A ist Wirkstoff in Präparaten zur Behandlung von Altersherz, Angina pectoris oder nierenbedingten Ödemen. (Heute finden nur noch die Reinsubstanzen Anwendung).
Homöopathie: Homöopathische Zubereitungen der roten Varietät werden bei Herzschwäche, bei Harnblasenentleerungsstörungen und bei Schnupfen angewendet.
Vergiftungserscheinungen: Die gesamte Pflanze ist stark giftig (besonders die Zwiebel). Vergiftungserscheinungen sind u. a. Verdauungsstörungen, Koliken und Durchfall. Der Tod erfolgt durch Herzlähmung.
Warnungen: Der Pflanzensaft wirkt blasenziehend auf der Haut.

Die Meerzwiebel gehörte bereits zum Arzneimittelschatz der Antike. Sie galt als auswurffördernd und wurde als Mittel zur Erhöhung der Harnausscheidung eingesetzt. Äußerlich angewendet, galt sie als Mittel gegen Warzen, Frostbeulen, und Brandwunden. Meerzwiebel ist seit alters Bestandteil von Ratten- und Mäusegift.

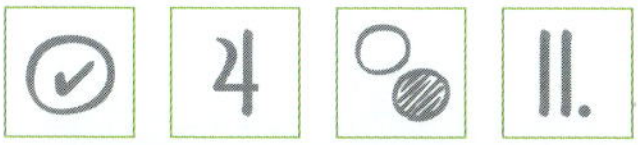

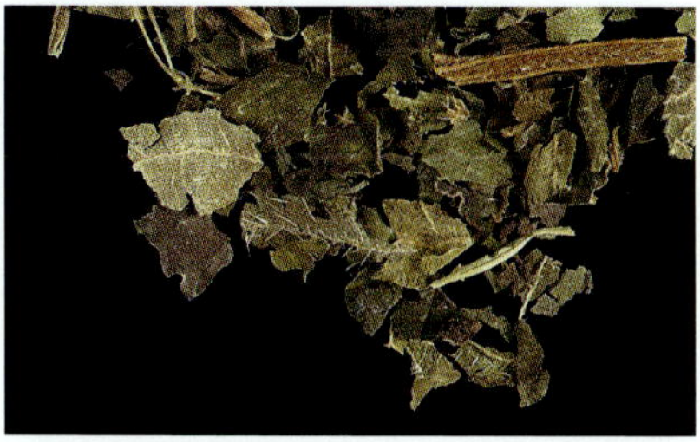

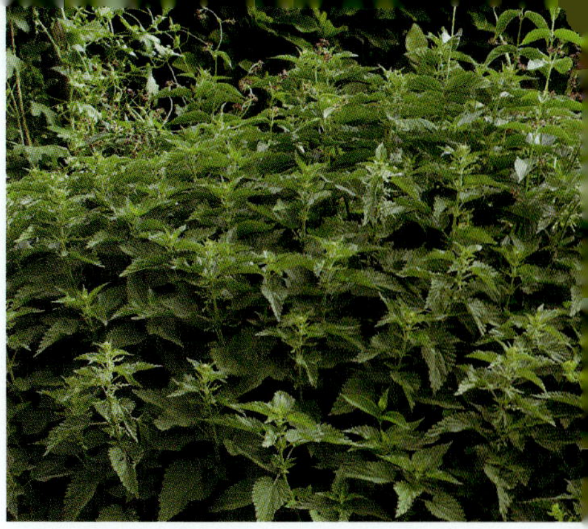

Urtica dioica

Große Brennnessel

Verbreitung: Kosmopolitisch.
Blatt: Grün gefärbt; länglich–eiförmig; Blattspitzen zugespitzt.
Blüte: Einzelblüten grün, mit gelbgrünen Staubbeuteln, Blütenstand rispenartig; zweihäusig; VI–X.
Frucht: Nüsschen.
Wuchs: Staude; 0,8–1,2 m hoch.
Standort: Sonniger Standort; frische bis feuchte, schwach saure bis schwach alkalische Böden mit hohem bis sehr hohem Nährstoffgehalt.
Drogen: Brennnesselblätter – *Urticae folium* (DAB). Verwendet werden getrocknete Blätter. Brennnesselkraut – *Urticae herba* (DAC). Verwendet werden oberirdische Pflanzenteile ohne grobe Stängelabschnitte. Brennnesselwurzel – *Urticae radix* (DAB). Verwendet werden getrocknete Wurzeln. Brennnesselfrüchte – *Urticae fructus*. Verwendet werden getrocknete reife Früchte. Alle Drogen dürfen auch Anteile von *Urtica urens* enthalten.
Inhaltsstoffe: Blätter und Kraut enthalten Flavonoide, Chlorophyll, Kaffeesäureester, Scopoletin, Vitamine, Mineralstoffe (Kieselsäure, Kaliumsalze); in den Brennhaaren Amine (Histamin u. a.). Wurzeln enthalten ß-Sitosterol, Monoepoxylignane, Lectine, Polysaccharide, Scopoletin, Gerbstoffe. Die Früchte enthalten Schleim und fettes Öl mit hohem Gehalt an Linolsäure, Proteine, Vitamine.
Wirkungen: Brennnesseltee wirkt harntreibend.
Verwendungen: Brennnesseltee wird häufig zur Durchspülungstherapie bei Erkrankungen der ableitenden Harnwege angewendet. Die Droge ist Bestandteil von Teemischungen, die bei Gallenwegserkrankungen, Muskel- und Gelenkrheumatismus und Magen-Darm-Katarrhen angewendet werden. Der Extrakt ist Bestandteil von Prostata- und Rheumamitteln und (in der Kosmetikindustrie) von Haarwässern. Wurzelextrakte werden zur Behandlung von Beschwerden aufgrund gutartiger Prostatavergrößerung angewendet.

Die Geschichte der Brennnessel als Heilpflanze lässt sich bis in die Antike zurückverfolgen. Später übernahmen die Kräuterbuchautoren des Mittelalters die damals bekannten Heilanwendungen.

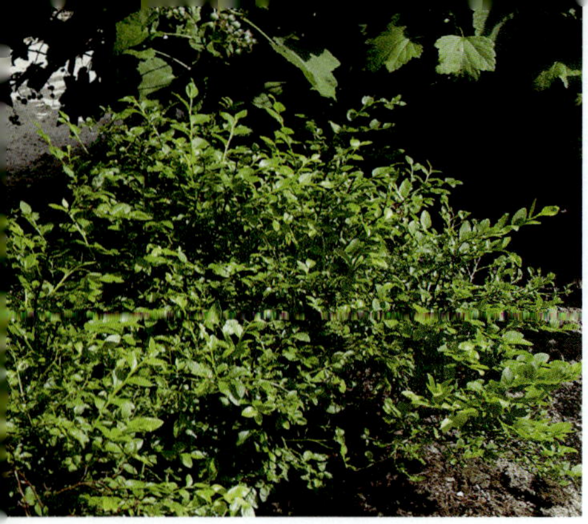

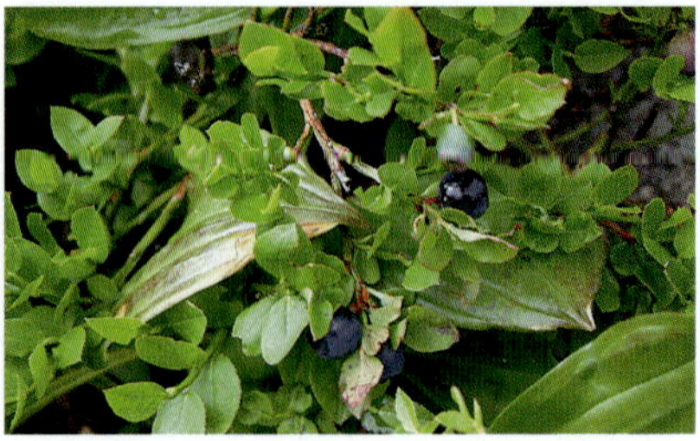

Vaccinium myrtillus

Heidelbeere, Blaubeere

Verbreitung: Europa; Kaukasusländer; Mittelasien; Türkei.
Blatt: Hellgrün gefärbt; eiförmig–elliptisch; Blattspitzen spitz.
Blüte: Krugförmige Blüten, Blütenkrone 5-zähnig, grünlich, oft rötlich überlaufen, einzeln, Fruchtsaft rot; V–VI.
Frucht: Kugelige Beeren, dunkelblau, bereift, vielsamig, süß.
Wuchs: Strauch/Halbstrauch; 0,3–0,5 m hoch; Durchmesser 0,3–0,5 m.
Standort: Sonniger bis absonniger Standort; trockene bis frische, stark saure bis saure Böden mit geringem Nährstoffgehalt.
Drogen: Heidelbeeren – *Myrtilli fructus* (DAC). Verwendet werden getrocknete reife Früchte. *Vaccinium myrtillus, Myrtillus* (HAB). Heidelbeerblätter – *Myrtilli folium*.
Inhaltsstoffe: Die Früchte enthalten Catechingerbstoffe, Anthocyanoside, Flavonoide, Iridoide.
Wirkungen: Nachgewiesen sind gefäßschützende und wundheilungsfördernde Eigenschaften.
Verwendungen: Der Tee aus getrockneten Heidelbeeren wird bei akuten, unspezifischen Durchfällen verwendet. Der verdünnte Saft kann als Gurgelmittel bei leichten Entzündungen im Mund- und Rachenraum angewendet werden. Die isolierten Anthocyanoside sind Bestandteil von Fertigpräparaten gegen Netzhauterkrankungen und Sehstörungen.
Homöopathie: Homöopathische Zubereitungen der Früchte werden bei entzündlichen Erkrankungen verwendet.
Vergiftungserscheinungen: Giftige Pflanzenteile: Laub (schwach giftig).
Allgemeines: Der Genuss frischer Früchte in größeren Mengen führt zu Durchfällen.
Gefahren: Wegen erhöhter Risiken ist von der Anwendung des Heidelbeerblättertees abzuraten.
Warnungen: Bei längerem Gebrauch der Blätter können chronische Vergiftungen auftreten.

Die Volksmedizin verwendet Heidelbeerblätter gelegentlich als blutzuckersenkendes Mittel. Die Wirksamkeit konnte bisher allerdings nicht nachgewiesen werden.

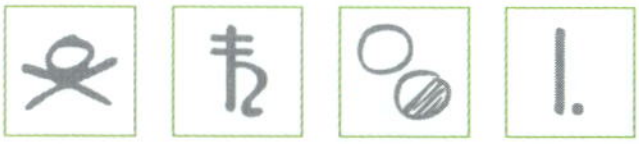

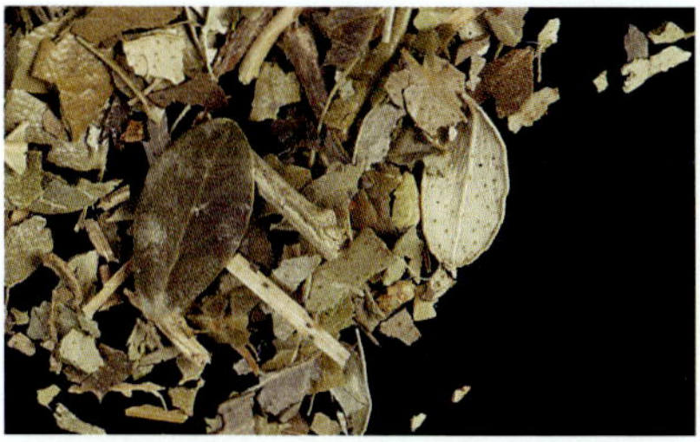

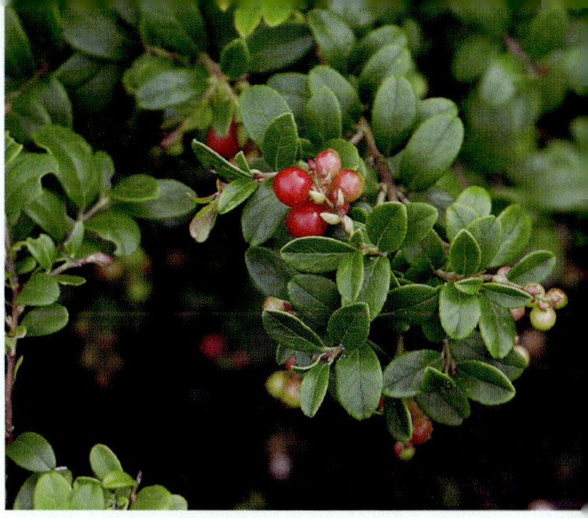

Vaccinium vitis-idaea

Preiselbeere, Kronsbeere

Verbreitung: Europa; Amerika; Asien.
Blatt: Oberseite glänzend grün, Unterseite blaugrün gefärbt; verkehrt eiförmig-elliptisch; Blattspitzen abgerundet.
Blüte: Glockenförmige Einzelblüten, meist 4-lappig, weiß bis rosa, in Trauben stehend; V–VI.
Frucht: Kugelige Beeren, rot, glänzend, vielsamig, herb sauer.
Wuchs: Gehölz; 0,2–0,3 m hoch; Durchmesser 0,3–0,5 m.
Standort: Sonniger bis licht schattiger Standort; frische bis sehr feuchte, stark saure bis schwach saure Böden mit sehr geringem bis geringem Nährstoffgehalt.
Drogen: Preiselbeerblätter – *Vitis idaeae folium*. Verwendet werden getrocknete Laubblätter.
Inhaltsstoffe: Die Droge enthält Gerbstoffe, Arbutin, Flavonoide u. a.
Wirkungen: Die Droge wirkt vor allem harndesinfizierend.
Verwendungen: Preiselbeerblätter gelten als Ersatzdroge für Bärentraubenblätter. Sie sind Bestandteil von Blasen- und Nierentees.
Allgemeines: Die Früchte werden zu Marmeladen, Kompott und Säften verarbeitet.

> Bereits die indianischen Ureinwohner Nordamerikas verwendeten Preiselbeeren als Mittel gegen Erkältungen und reinigten ihre Wunden mit dem Saft. Preiselbeerumschläge wurden aufgelegt, um Pfeilgifte aus den Wunden zu ziehen.

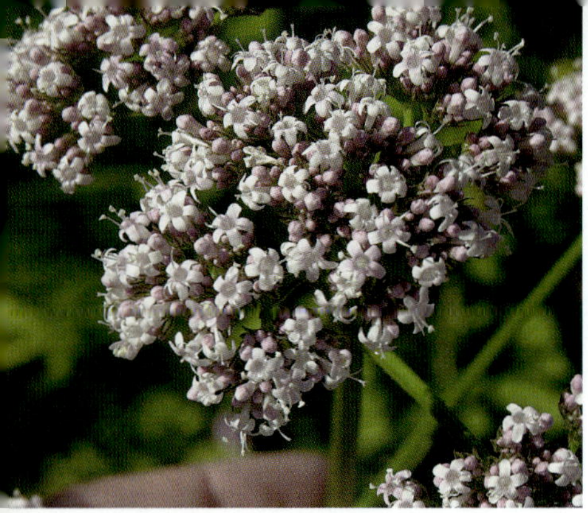

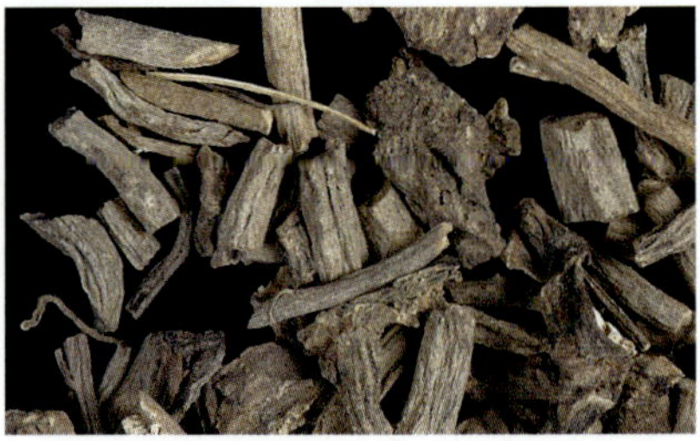

Valeriana officinalis

Echter Baldrian

Verbreitung: Europa; Kaukasusländer; Russland; Mittelasien; Türkei.
Blatt: Dunkelgrün gefärbt; lanzettlich; Blattspitzen zugespitzt.
Blüte: Trichterförmige Einzelblüten, rötlich weiß, in Trugdolden stehend; VI–VIII.
Frucht: Nüsschen.
Wuchs: Staude; 1,0–1,5 m hoch.
Standort: Sonniger bis absonniger Standort; frische bis feuchte, schwach saure bis schwach alkalische Böden mit normalem Nährstoffgehalt.
Drogen: Baldrianwurzel – *Valerianae radix*. Verwendet werden getrocknete unterirdische Organe: Wurzelstock, Wurzeln, Ausläufer.
Inhaltsstoffe: Die Droge enthält ätherisches Öl (mit Borneylisovalerianat, Isovaleriansäure), Sesquiterpene (Valerensäuren), Valeporiate (Iridoide) wie Valtrat, Phenolcarbonsäure, geringe Mengen Pyridinalkaloide.
Wirkungen: Baldrian wirkt beruhigend.
Verwendungen: Die Droge wird als Tee, in Teemischungen und als Tinktur bei nervösen Erregungszuständen, bei Einschlafstörungen und bei nervös bedingten Organbeschwerden (Magen-Darm, Herz) angewendet. Extrakt und Tinktur sind Bestandteil von zahlreichen Fertigpräparaten und Badezusätzen gegen Unruhe-, Angst- und Spannungszustände, Konzentrationsschwäche und nervös bedingte Einschlafstörungen.
Homöopathie: Homöopathische Anwendungsgebiete sind Schlafstörungen, Kopfschmerzen, nervöse Herzbeschwerden und Ischiasschmerz.
Warnungen: Die Pflanze gilt als sehr schwach giftig bis ungiftig.

Der Baldrian wurde im Volksglauben vor allem als Schutz vor bösen Mächten betrachtet. Wegen des starken Geruches der Wurzel glaubte man, dass der Baldrian Teufel, böse Geister und Hexen fernhalten könne. Als Heilpflanze spielte Baldrian bereits im 5. und 4. Jahrhundert vor unserer Zeitrechnung als Mittel gegen Frauenleiden eine Rolle. Seither wurde die Pflanze in jedem Kräuterbuch beschrieben. Die Volksmedizin wendet Baldrian als Nerven- und Beruhigungsmittel an.

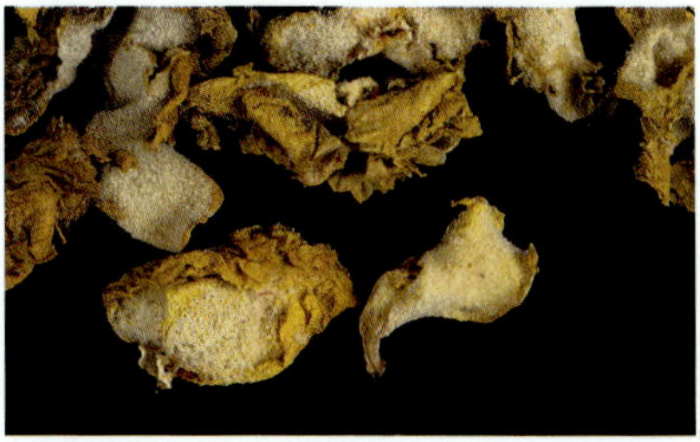

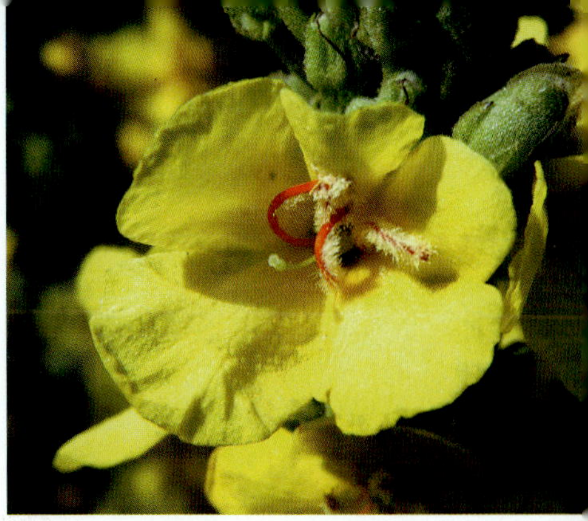

Verbascum densiflorum

Großblütige Königskerze

Verbreitung: Europa; Marokko.
Blatt: Graugrün gefärbt; eiförmig–verkehrt eiförmig; Blattspitzen zugespitzt.
Blüte: Große, trichterförmige Einzelblüten mit kurzer Röhre, gelb, in einem ährenartigen Blütenstand; VI–IX.
Frucht: Kugelige Kapseln.
Wuchs: Staude; 1,2–1,5 m hoch.
Standort: Sonniger bis absonniger Standort; trockene bis frische, neutrale bis alkalische Böden mit normalem Nährstoffgehalt.
Drogen: Wollblumen – *Verbasci flos* (DAC). Verwendet werden getrocknete Blütenblätter mit Staubblättern von *Verbascum densiflorum* und *Verbascum phlomoides*. *Verbascum* (HAB). Verwendet werden frische oberirdische Pflanzenteile von *Verbascum densiflorum*.
Inhaltsstoffe: Die Droge enthält Schleimstoffe Triterpensaponine (Verbascosaponin), Iridoide (Aucubin, Catalpol), Flavonoide, Phenylpropanoide (Verbascoid), Phenolcarbonsäuren.
Wirkungen: Die Schleimstoffe wirken reizlindernd und die Saponine auswurffördernd bei schleimigem Husten. Der wässrige Extrakt wirkt entzündungshemmend und antiviral.
Verwendungen: Die Droge ist häufig Bestandteil von Husten- und Erkältungstees oder auch Schmuckdroge in Teemischungen. Der Extrakt ist Bestandteil von Hustentropfen.
Homöopathie: Homöopathische Zubereitungen werden bei Entzündungen der oberen Atemwege und der Nasennebenhöhlen sowie bei Neuralgien angewendet.

Die Geschichte der Anwendung der Königskerze lässt sich bis in die Antike zurückverfolgen. Sie wurde auch in der mittelalterlichen Klostermedizin (wenn auch selten) verwendet. Die Volksheilkunde verwendet die Blüten als harntreibendes Mittel, bei Rheuma sowie zu Umschlägen bei schlecht heilenden Wunden.

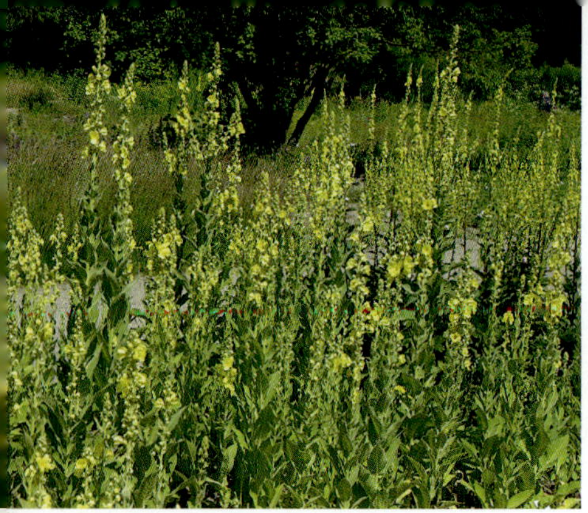

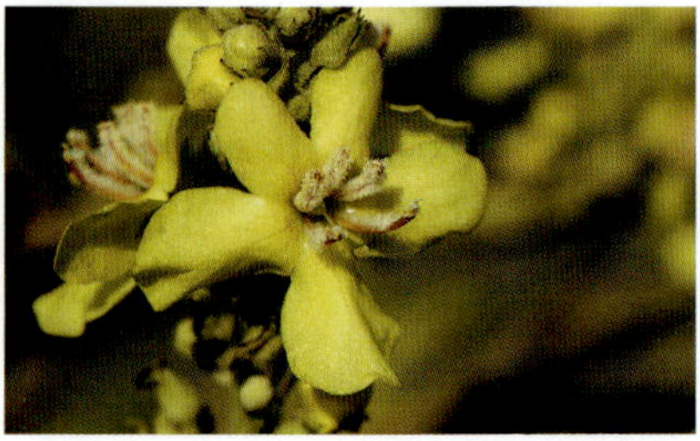

Verbascum phlomoides

Windblumen-Königskerze,
Filzige Königskerze

Verbreitung: Europa; Kaukasusländer; Türkei.
Blatt: Graugrün gefärbt; eiförmig–verkehrt eiförmig; Blattspitzen zugespitzt.
Blüte: Einzelblüten mit breit trichterförmigem bis ausgebreitetem Saum und kurzer Röhre, goldgelb, in rispigem Blütenstand; VI–VIII.
Frucht: Kugelige Kapseln.
Wuchs: Staude; 1,5–2,0 m hoch.
Standort: Sonniger bis absonniger Standort; trockene bis frische, neutrale bis alkalische Böden mit normalem bis hohem Nährstoffgehalt.
Drogen: Wollblumen – *Verbasci flos* (DAC). Verwendet werden getrocknete Blütenblätter mit Staubblättern von *Verbascum densiflorum* und *Verbascum phlomoides*. Verwendet werden frische oberirdische Pflanzenteile von *Verbascum densiflorum*.
Inhaltsstoffe: Die Droge enthält Schleimstoffe Triterpensaponine (Verbascosaponin), Iridoide (Aucubin, Catalpol), Flavonoide, Phenylpropanoide (Verbascoid), Phenolcarbonsäuren.
Wirkungen: Die Schleimstoffe wirken reizlindernd und die Saponine auswurffördernd bei schleimigem Husten. Der wässrige Extrakt wirkt entzündungshemmend und antiviral.
Verwendungen: Die Droge ist häufig Bestandteil von Husten- und Erkältungstees oder auch Schmuckdroge in Teemischungen. Der Extrakt ist Bestandteil von Hustentropfen.

Die Geschichte der Anwendung der Königskerze lässt sich bis in die Antike zurückverfolgen. Sie wurde auch in der mittelalterlichen Klostermedizin, wenn auch selten, verwendet. Die Volksheilkunde verwendet die Blüten als harntreibendes Mittel, bei Rheuma sowie zu Umschlägen bei schlecht heilenden Wunden.

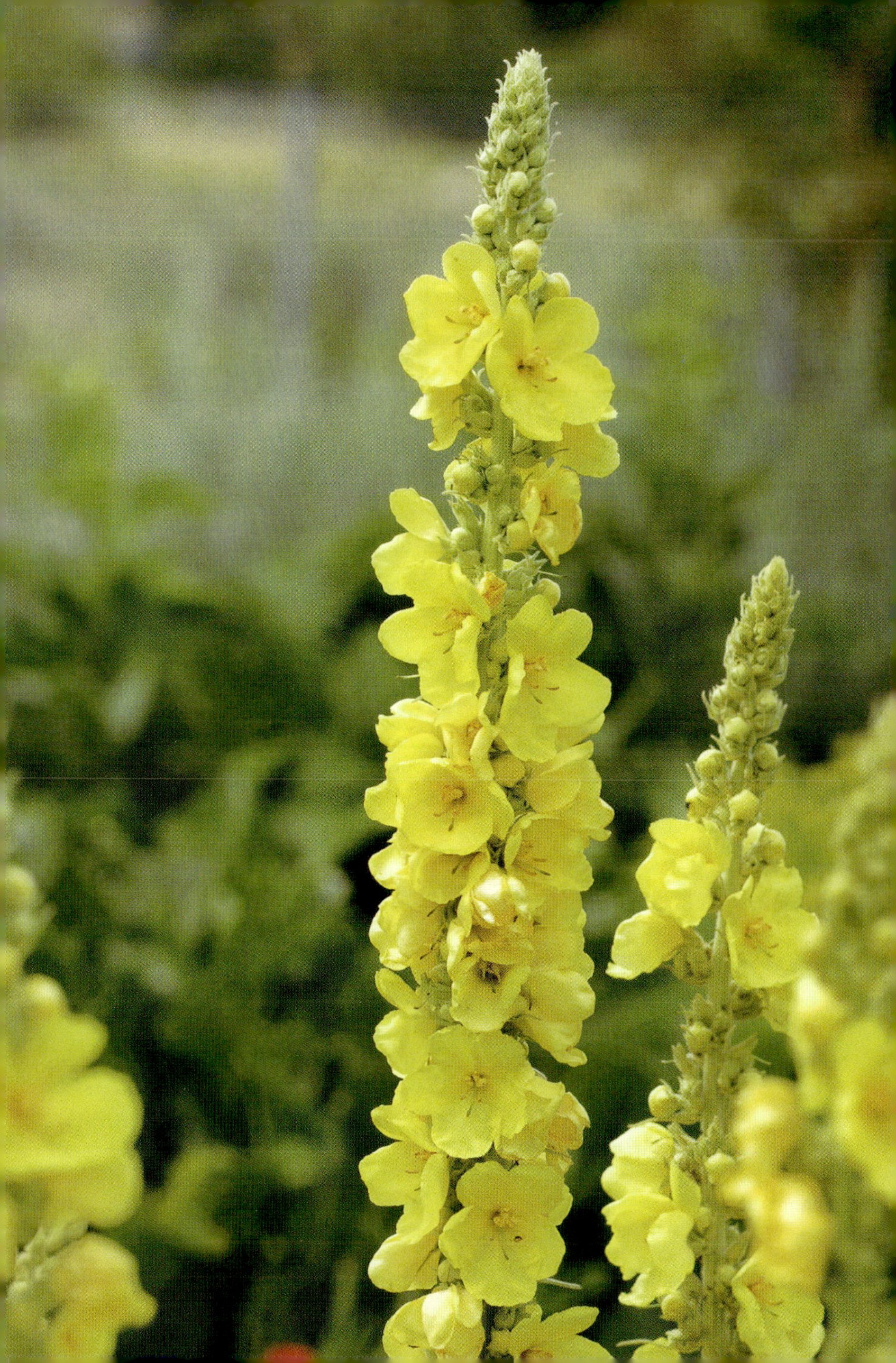

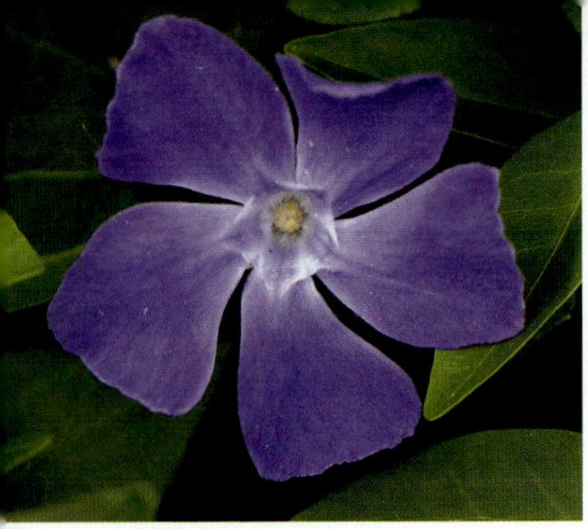

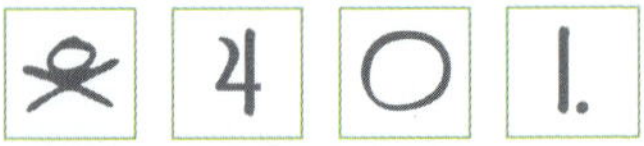

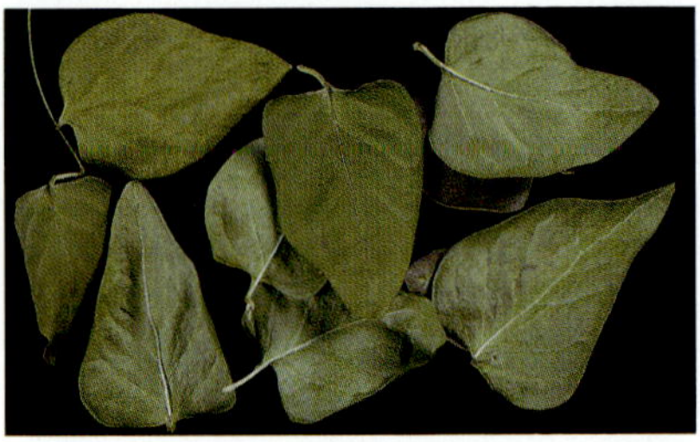

Vinca major

Großes Immergrün,
Großblättriges Immergrün

Verbreitung: Frankreich; Spanien; Italien; Türkei.
Blatt: Dunkelgrün gefärbt; herzförmig–eiförmig; Blattspitzen zugespitzt.
Blüte: Radiärsymmetrisch, auch mit abweichenden Kronblatträndern, Krone 5-zipfelig mit trichterförmiger Röhre, lebhaft hellblau, Kelchzipfel gewimpert; IV–V, V–IX.
Frucht: Balgfrüchte, schmal zylindrisch.
Wuchs: Staude/Halbstrauch; 0,3–0,4 m hoch; Durchmesser 0,6–0,8 m.
Standort: Sonniger bis schattiger Standort; trockene bis feuchte, schwach saure bis alkalische Böden mit normalem bis hohem Nährstoffgehalt.
Drogen: Immergrünkraut – *Vincae minoris herba*. Verwendet werden Blätter und Blüten von *Vinca minor* und *Vinca major*.
Inhaltsstoffe: Die Droge enthält Indolalkaloide (Vincamin), Flavonoide.
Wirkungen: Die Droge wird heute zur Gewinnung des Vincamins genutzt. Vincamin wirkt blutdrucksenkend, beruhigend und fördert die Gehirndurchblutung.
Verwendungen: Vincamin ist Bestandteil von Monopräparaten zur Behandlung zerebraler Durchblutungsstörungen, die allerdings zunehmend durch Ginkgo-Extrakte verdrängt werden.
Vergiftungserscheinungen: Die gesamte Pflanze ist mittel giftig. Vergiftungserscheinungen sind Blutdrucksenkung, Herz-, Kreislauf- und Atembeschwerden.
Allgemeines: Die Droge und ihre Zubereitungen wurden wegen des Verdachtes von Blutbildveränderungen aus dem Handel genommen.

Immergrün war bereits in der Antike als Heilkraut bekannt. Dioskurides empfahl seine Zubereitungen gegen Durchfall und gegen Zahnweh. Im Mittelalter galt Immergrün als Mittel gegen Blutergüsse und Durchblutungsstörungen und wurde auch bei Erkältung, Wassersucht und Geschwüren angewendet. Die Volksheilkunde kannte Immergrün als stärkendes, wassertreibendes und blutreinigendes Mittel. Der Volksglauben kannte zahlreiche Bräuche mit Immergrün. Blätter wurden verräuchert, um Kinder vor Hexen und Zauberern zu schützen und Krankheitsgeister zu vertreiben.

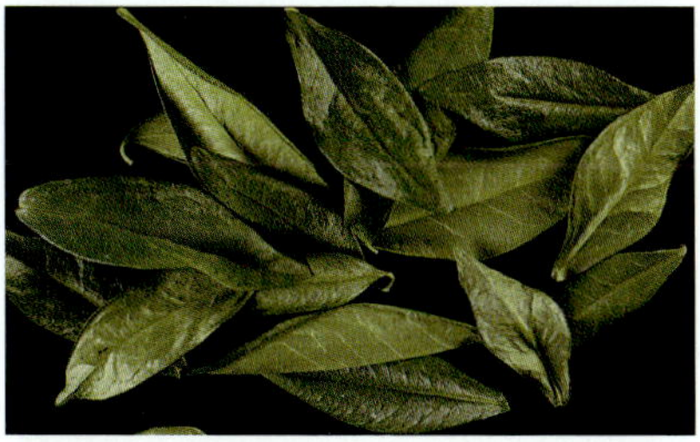

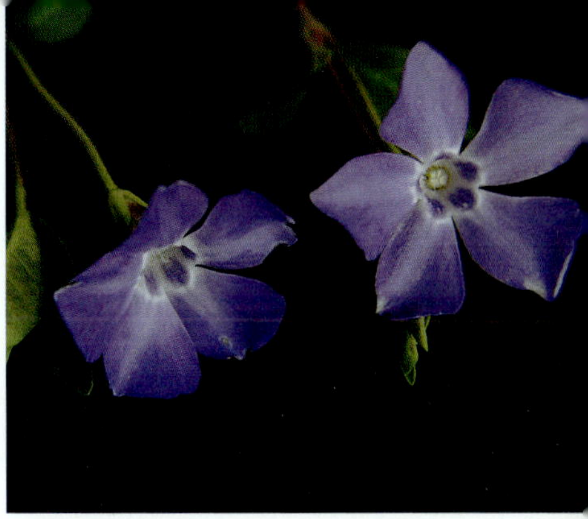

Vinca minor

Kleines Immergrün,
Kleinblättriges Immergrün

Verbreitung: Europa; Kaukasusländer; Iran.
Blatt: Grün gefärbt; elliptisch–lanzettlich; Blattspitzen abgerundet, gelegentlich stumpf zugespitzt.
Blüte: Radiärsymmetrisch, 5-zipfelig, mit trichterförmiger Röhre, hellblau, Kelch kahl; III–V, neben VIII–IX.
Frucht: Balgfrüchte, schmalzylindrisch.
Wuchs: Halbstrauch/Staude; 0,10–0,15 m hoch.
Standort: Sonniger bis schattiger Standort; trockene bis frische, schwach saure bis alkalische Böden mit normalem bis hohem Nährstoffgehalt.
Drogen: Immergrünkraut – *Vincae minoris herba*. Verwendet werden Blätter und Blüten von *Vinca minor* und *Vinca major*. *Vinca minor* (HAB).
Inhaltsstoffe: Die Droge enthält Indolalkaloide (Vincamin), Flavonoide.
Wirkungen: Die Droge wird heute zur Gewinnung des Vincamins genutzt. Vincamin wirkt blutdrucksenkend, beruhigend und fördert die Gehirndurchblutung.
Verwendungen: Vincamin ist Bestandteil von Monopräparaten zur Behandlung zerebraler Durchblutungsstörungen, die allerdings zunehmend durch Ginkgo-Extrakte verdrängt werden.
Homöopathie: Homöopathische Zubereitungen werden bei Schleimhautblutungen und nässenden Hautausschlägen angewendet.
Vergiftungserscheinungen: Die gesamte Pflanze ist mittel giftig. Vergiftungserscheinungen sind Blutdrucksenkung, Herz-, Kreislauf- und Atembeschwerden.

Immergrün war bereits in der Antike als Heilkraut bekannt. Dioskurides empfahl seine Zubereitungen gegen Durchfall und gegen Zahnweh. Im Mittelalter galt Immergrün als Mittel gegen Blutergüsse und Durchblutungsstörungen und wurde auch bei Erkältung, Wassersucht und Geschwüren angewendet. Die Volksheilkunde kannte Immergrün als stärkendes, wassertreibendes und blutreinigendes Mittel. Der Volksglauben kannte zahlreiche Bräuche mit Immergrün. Blätter wurden verräuchert, um Kinder vor Hexen und Zauberern zu schützen und Krankheitsgeister zu vertreiben.

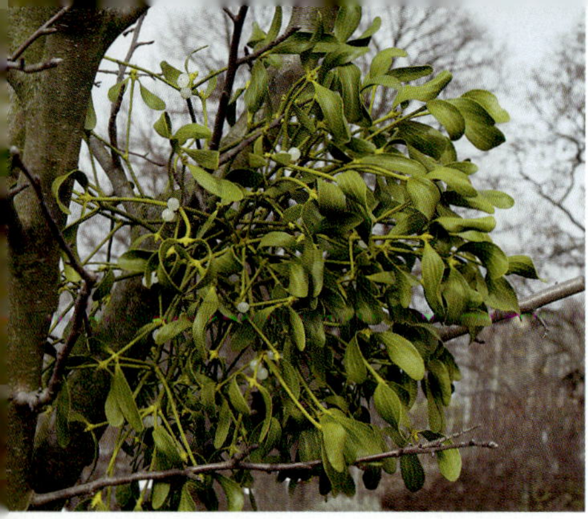

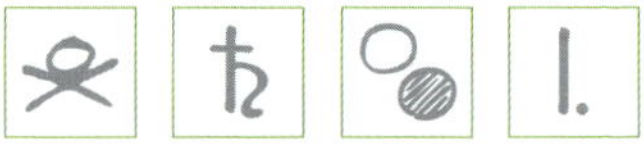

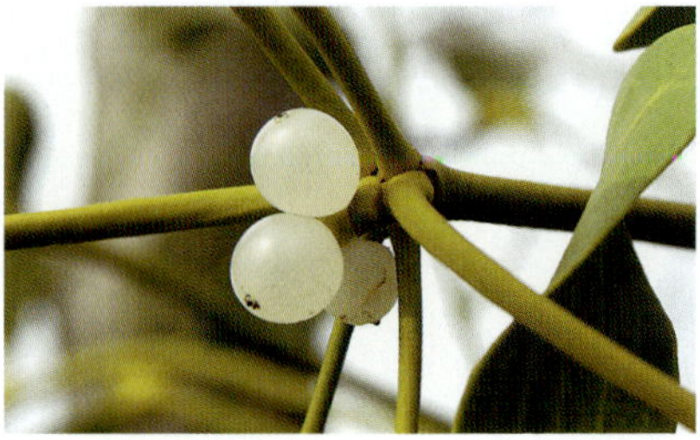

Viscum album subsp. album

Laubholz-Mistel, Scheinbeere

Verbreitung: Europa; China; Korea; Japan; Türkei.
Blatt: Oberseite und Unterseite gelbgrün gefärbt; verkehrt eiförmig–lanzettlich; Blattspitzen stumpf bis abgerundet.
Blüte: Einzelblüten sitzend, gelblich grün, in Büscheln stehend; Blüte unscheinbar; zweihäusig; III–IV.
Frucht: Beerenartige Scheinfrüchte, durchscheinend weiß, mit dicker, klebriger Schleimschicht.
Wuchs: Halbstrauch; 0,5–1,0 m hoch.
Standort: Schattiger Standort; Halbparasit, der meist auf Laubbäumen wächst.
Drogen: Mistelkraut – *Visci herba* (DAB). Verwendet werden getrocknete junge Zweige mit Blättern, Blüten und Früchten.
Inhaltsstoffe: Die Droge enthält Lectine (Glykoproteine), Viscotoxine, wasserlösliche Polysaccharide, biogene Amine, Lignane, Triterpene.
Verwendungen: Misteltee und Präparate mit Mistelextrakten werden traditionell bei Bluthochdruck und zur Arterioskleroseprophylaxe verwendet. Die Wirkung ist bisher nicht belegt. Mistelpräparate werden bei Gelenkerkrankungen, bei Arthrosen und bei Bandscheibenerkrankungen angewendet. Mistelpräparate und die isolierten Inhaltsstoffe werden als Parenteralia in der alternativen Tumortherapie angewendet.
Vergiftungserscheinungen: Die gesamte Pflanze ist schwach giftig. Vergiftungserscheinungen sind Durst, blutiger Stuhl, selten auch Magenstörungen und Koliken.
Warnungen: Die Wirkungsintensität ist von der Wirtspflanze abhängig. Die giftigsten Misteln wachsen auf Ahorn, Linde, Walnuss, Pappel und Robinie.

Die Mistel war die wichtigste heilige und geheimnisvollste Zauberpflanze der keltischen Druiden. Sie war häufig Bestandteil ihrer Zaubertrankrezepturen. Die Germanen sahen in der Mistel eine todbringende Zauberpflanze. Die arzneiliche Verwendung der Mistel lässt sich bis in das 5. Jahrhundert vor Christus zurückverfolgen. Die Mistel wurde bei Fallsucht und Schwindelanfällen und später auch bei eitrigen Wunden und Geschwüren angewendet. Die Volksmedizin verwendet Misteltee auch bei nervösen Herzbeschwerden.

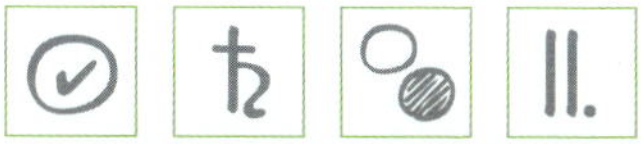

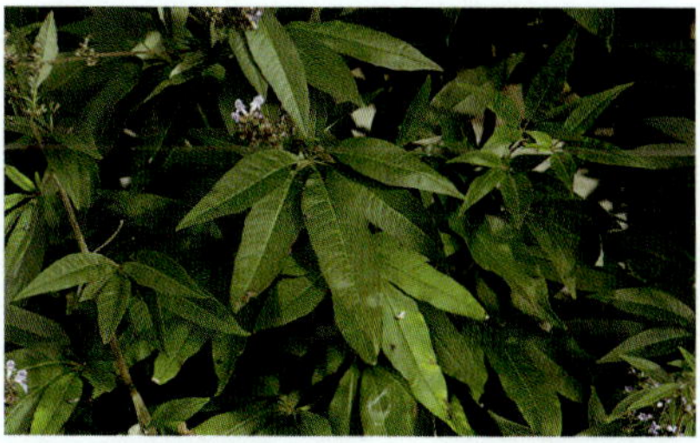

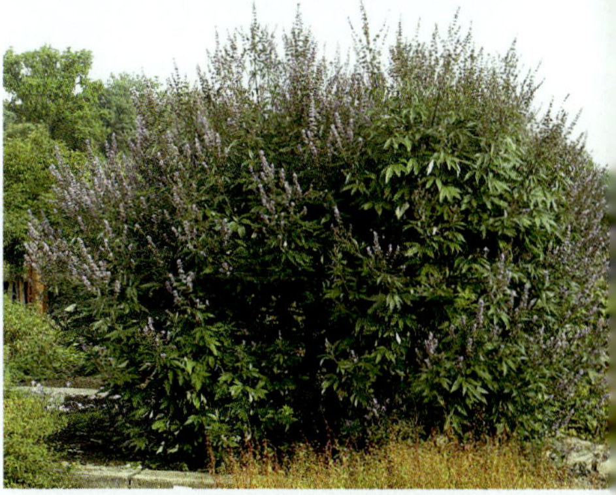

Vitex agnus-castus

Mönchspfeffer, Keuschlamm

Verbreitung: Frankreich und Benelux-Staaten; Iberische Halbinsel; Italien; Balkanhalbinsel; europ. Russland; Mittelasien.
Blatt: Grün gefärbt; lanzettlich, handförmig gelappt; Blattspitzen lang zugespitzt.
Blüte: Trichterförmig-röhrige Einzelblüten, lavendelblau, ährenartige Blütenstände rispig zusammen stehend; VII–IX.
Frucht: Scheinbeeren, 4-samig.
Wuchs: Strauch; 0,3–0,5 m hoch.
Standort: Sonniger Standort; trockene bis frische, neutrale Böden mit normalem Nährstoffgehalt.
Drogen: Mönchspfeffer, Keuschlammfrüchte – *Agni casti fructus*. Verwendet werden reife, getroknete Früchte. *Vitex agnus-castus, Agnus castus* (HAB).
Inhaltsstoffe: Die Droge enthält Flavonoide (Casticin), Iridoidglykoside (Agnusid, Aucubin), ätherisches Öl (mit Bornylacetat, Cineol, Limonen), Diterpene (Rotundifuran, Vitexilacton), fettes Öl.
Verwendungen: Extrakte der Droge sind Bestandteil von Fertigpräparaten, die bei Zyklusstörungen angewendet werden.
Homöopathie: Homöopathische Zubereitungen werden bei Potenzstörungen, bei Störungen des Milchflusses und bei klimakterischen Beschwerden angewendet.
Warnungen: Die Pflanze gilt als wenig giftig.

> Keuschlamm hat eine lange Kulturgeschichte. Schon in der griechischen Mythologie spielte er eine wesentliche Rolle. Die Pflanze war auch von jeher aufs Engste mit dem klösterlichen Leben verbunden. Die scharf schmeckenden Früchte wurden zur Beruhigung des Geschlechtstriebes (Mönchspfeffer) angewendet.

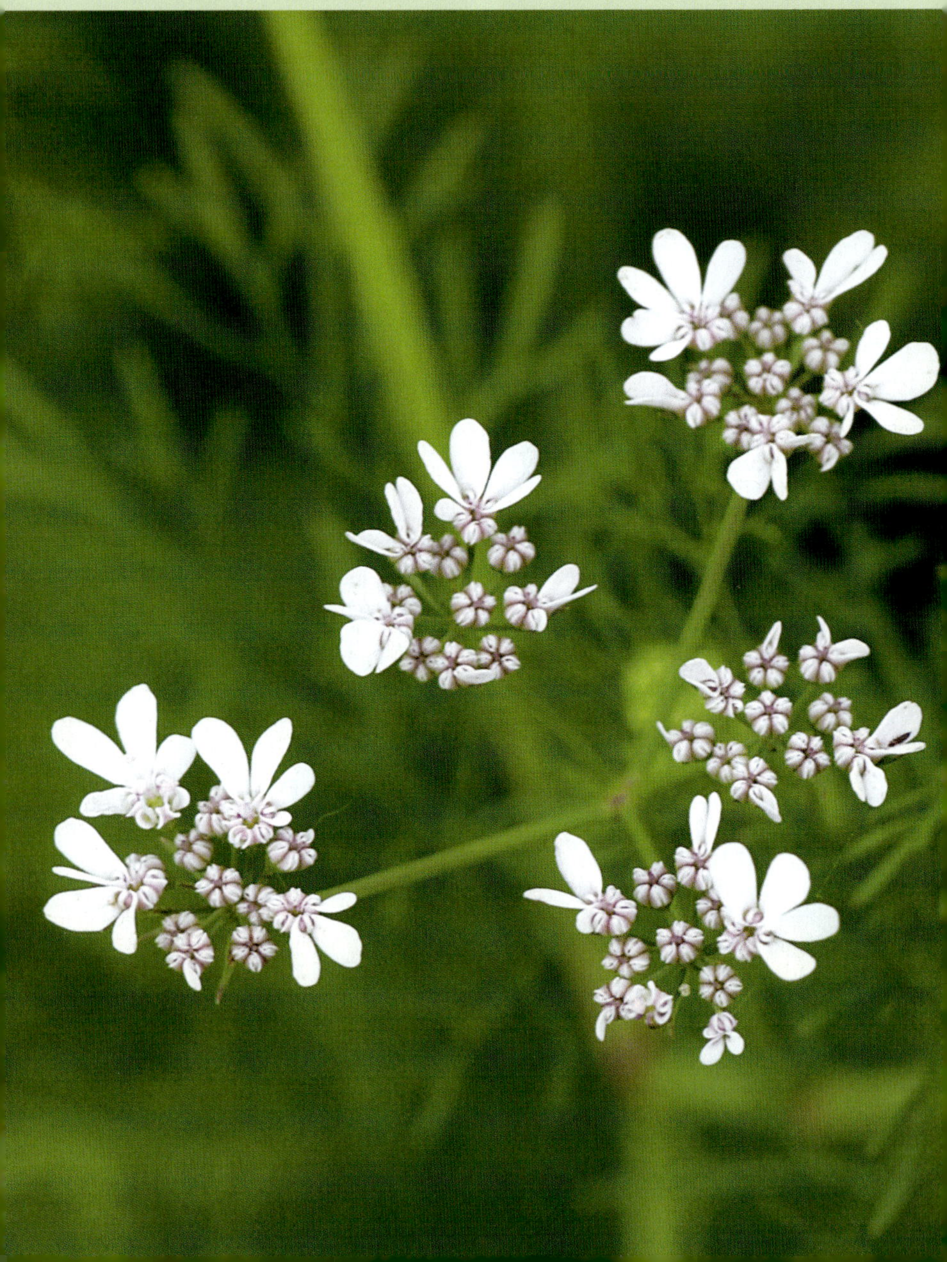

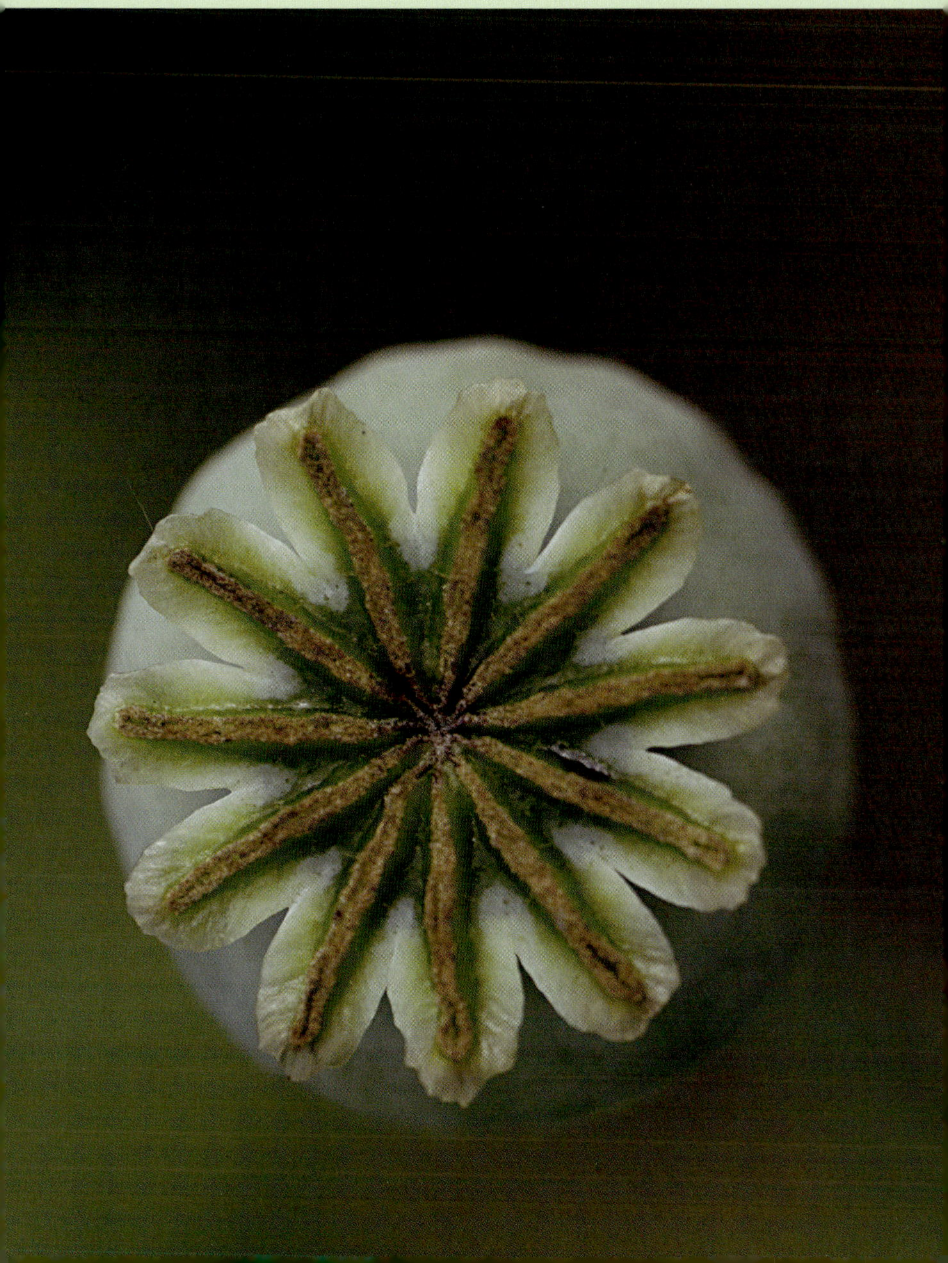

Erläuterungen

Bock, Hieronymus (1498–1554) zählt neben Brunfels und Fuchs zu den Vätern der Botanik. Er gab 1539 ein Kräuterbuch heraus, das zu den besten jener Zeit gehörte und insbesondere Arzneipflanzen seiner engeren Heimat berücksichtigte.

Brunfels, Otto (1488–1534), Theologe und Botaniker. Brunfels verfasste das Herbarium vivae cicones, ein dreibändiges Kräuterbuch, das in der Folgezeit einen großen Einfluss auf die pharmazeutische und medizinische Nutzung von Arzneipflanzen hatte. Brunfels erhielt neben Fuchs den Beinamen Vater der Botanik.

Das **Capitulare de villis** ist ein von Karl dem Großen erlassenes Dekret über den Anbau von Nutzpflanzen in den königlichen Gärten. Es ordnete den Anbau von 72 Nutzpflanzen an und enthielt auch genaue Anweisungen zur Kultur, zum Sammeln und zum Aufbewahren von Arzneipflanzen. Das Capitulare de villis hatte grundlegenden Einfluss auf die Kulturen in den Klostergärten des Mittelalters und auf die sich entwickelnde Vorstellung von Nutzgärten in jener Zeit.

DAB. Im Deutschen Arzneibuch werden Vorschriften über Eigenschaften, Herstellung, Prüfung, Wertbestimmung und Aufbewahrung von Arzneistoffen und deren Zubereitungen beschrieben.

DAC. Der Deutsche Arzneimittel-Codex ist ein Ergänzungsbuch zum amtlichen Deutschen Arzneibuch.

Dioskurides, Pedanios, griechischer Arzt des ersten Jahrhunderts. Seine Arzneimittellehre Materia medica beschreibt die in jener Zeit verwendeten Arzneipflanzen. Sein Werk hatte maßgeblichen Einfluss auf die Kräuterbücher des Mittelalters.

Drogen sind getrocknete, sachkundig aufbereitete Heilpflanzen.

Fuchs, Leonhart (1501–1566), Botaniker und Arzt, zählt zu den bedeutendsten Medizinern des 16. Jahrhunderts. Er verfasste in seinem New Kreuterbuch eine systematische Darstellung von Pflanzen unter Berücksichtigung der Pflanzennamen, botanischen Beschreibungen, Standorte, Blütezeiten und der medizinischen Verwendung. Fuchs erhielt den Beinamen Vater der Botanik.

Galen, Galenus (129–199) war griechisch-römischer Arzt. Er fasste das ärztliche Wissen seiner Zeit in einem System zusammen und galt über tausend Jahre lang als die größte medizinische Autorität. Seine Arzneimittellehre hat die Medizin und die Pharmazie bis in die Neuzeit beeinflusst. Er beschrieb Arzneipflanzen und Drogen und deren medizinische Anwendung.

Hildegard von Bingen (1098–1179), Äbtissin des Klosters auf dem Disibodenberg im Nahegau. Sie gründete zwei Benediktinerinnenklöster, eines davon auf dem Rupertsberg in Bingen. Zwei ihrer Schriften befassen sich mit naturkundlichen Inhalten. Hildegard beschreibt in ihrer Physica die medizinischen Eigenschaften von über zweihundert Pflanzen. Es handelt sich dabei nicht um die Abschrift von antiken Schriften, sondern um ihre persönlichen Erfahrungen mit Heilpflanzen.

Hippokrates wurde der Legende nach 460 vor Christus auf der Insel Kos geboren. Er galt als ein hervorragender Arzt, der zu großem Ruhm gelangte. Im 3. Jahrhundert vor Christus entstand eine Sammlung medizinischer Aufzeichnungen, die Hippokrates zugeschrieben wird. Es wurde jedoch niemals nachgewiesen, welche Schriften von Hippokrates stammen. Die Hippokratischen Schriften vermitteln uns einen wertvollen Überblick über das medizinische Wissen des fünften Jahrhunderts vor Christus.

HAB. Das Homöopathische Arzneibuch gilt in Verbindung mit der jeweils gültigen Fassung der Vorschriften des Deutschen Arzneibuches und des Europäischen Arzneibuches, soweit nicht ausdrücklich anders angegeben.

Homöopathie. In der von Dr. Samuel Hahnemann (1755–1843) begründeten Homöopathie spielen Heilpflanzen neben Mineralien und tierischen Ausgangsstoffen eine besondere Rolle. Aus diesem Grund wird in den Pflanzensteckbriefen mitgeteilt aus welchen Pflanzenteilen Homöopathika hergestellt und bei welchen Indikationen diese verwendet werden.

Der **Klosterplan von Sankt Gallen** wurde um 820 im Benediktinerkloster auf der Insel Reichenau für Gozbert, Abt des Klosters Sankt Gallen, angefertigt. Er beschreibt die Idealvorstellung eines mustergültigen Klosters in karolingischer Zeit. Der Plan teilt den Garten in drei Bereiche: Gemüse-, Kraut- und Baumgarten. Diese Einteilung bildet die Grundlage für die Gartenentwicklung bis in das 18. Jahrhundert.

Magnus, Albertus (1200–1280) war Provinzial der Dominikaner in Deutschland. Er war Lehrer, Philosoph und Theologe und galt als der universalste Geist seiner Zeit. Er befasste sich in mehreren Werken mit den Themen Gartenbau und Pflanzenreich, bis dahin verachtete Stiefkinder der gelehrten Welt.

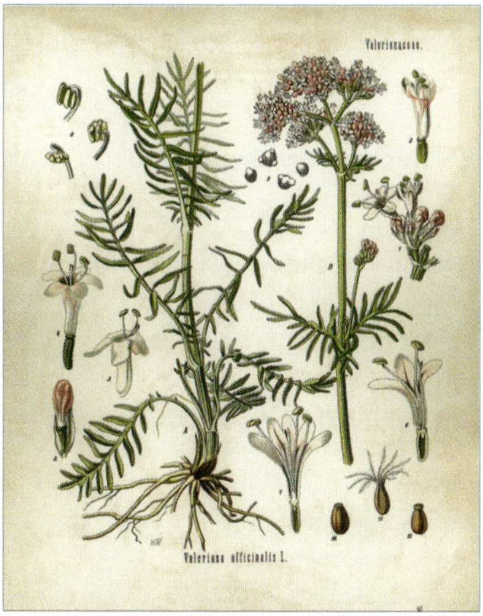

Matthiolus, Petrus Andreas, Leibarzt des Kaisers Ferdinand I, gab 1554 ein Kräuterbuch heraus, das mit 32 000 verkauften Exemplaren auch ein finanzieller Erfolg wurde.

Megenberg, Konrad, Autor eines Werkes, das unter der Bezeichnung Buch der Natur im 15. Jahrhundert große Verbreitung erfuhr.

Paracelsus, Theophrastus Bombastus von Hohenheim (1493–1541) verschaffte chemischen Präparaten den Einzug in die Medizin. Außerdem stellte er die Signaturenlehre auf, nach der jedes Kraut durch Farbe oder Aussehen einen Hinweis auf seine Verwendbarkeit liefere.

Plinius, Gaius Plinius Secundus (23–79 n. Chr.) verfasste die 37 Bücher der Naturalis historia, eine systematisch angeordnete Enzyklopädie der Naturwissenschaften. Darin wurden unter anderem die volkstümlich verwendeten Arzneipflanzen beschrieben.

Verzeichnis der Synonyme

Synonym, nicht mehr gültiger Pflanzenname	Gültiger Pflanzenname
Abies excelsa, Picea excelsa, Picea vulgaris, Pinus abies	Picea abies
Aconitum pyramidale, Aconitum vulgare	Aconitum napellus
Aloe barbadensis, Aloe perfoliata var. vera, Aloe vulgaris	Aloe vera
Anthemis nobilis 'Plenum'	Chamaemelum nobile 'Plena'
Arbutus uva-ursi	Arctostaphylos uva-ursi
Archangelica officinalis	Angelica archangelica
Asperula odorata	Galium odoratum
Betula alba, Betula verrucosa	Betula pendula
Brauneria pallida, Echinacea angustifolia, Rudbeckia pallida	Echinacea pallida
Camellia thea, Camellia theifera	Camellia sinensis
Centaurium minus, Centaurium umbellatum, Erythraea centaurium	Centaurium erythraea
Chamomilla recutita	Matricaria recutita
Chrysanthemum parthenium, Leucanthemum parthenium, Matricaria capensis, Matricaria parthenioides, Matricaria parthenium, Pyrethrum parthenium	Tanacetum parthenium
Citrus medica var. limon, Citrus medica var. limonum	Citrus limon
Crataegus oxycantha	Crataegus laevigata
Cynara scolymus	Cynara cardunculus Scolymus Grp.
Cytisus laburnum, Laburnum vulgare	Laburnum anagyroides
Hamamelis orbiculata	Hamamelis virginiana
Juniperus communis var. erecta, Juniperus communis var. nana	Juniperus communis
Lavandula officinalis, Lavandula spica, Lavandula vera	Lavandula angustifolia
Mentha spicata var. crispa	Mentha spicata 'Crispa'
Mentha × piperita	Mentha × piperita

Petasites officinalis	Petasites hybridus
Potentilla tormentilla	Potentilla erecta
Primula carpatica, Primula elatior var. carpathica	Primula elatior
Primula officinalis	Primula veris
Quercus pedunculata	Quercus robur
Quercus sessiliflora, Quercus sessilis	Quercus petraea
Rhamnus frangula	Frangula alnus
Rosmarinus lavandulaceus	Rosmarinus officinalis
Rudbeckia purpurea	Echinacea purpurea
Salisburia adiantifolia	Ginkgo biloba
Tilia europaea, Tilia grandifolia	Tilia platyphyllos
Tilia europaea, Tilia parviflora, Tilia ulmiflora	Tilia cordata
Tilia × europaea, Tilia × intermedia	Tilia × vulgaris

Literatur

Ennet, Dieter: Meyers Lexikon Heilpflanzen und Drogen.

Franke, Wolfgang: Nutzpflanzenkunde. Nutzbare Gewächse der gemäßigten Breiten, Subtropen und Tropen.

Frohne, Dietrich und *Pfänder*, Hans Jürgen: Giftpflanzen.

Garcke, August: Illustrierte Flora.

Hänsel, R. u. a. (Hrsg.): Hagers Handbuch der Pharmazeutischen Praxis.

Pahlow, Mannfried: Das große Buch der Heilpflanzen.

Roth, Daunderer, Kormann: Giftpflanzen – Pflanzengifte.

Senghas, Karlheinz und *Seybold*, Siegmund (Bearb.): Schmeil-Fitschen – Flora von Deutschland und angrenzender Länder.

Schönfelder: Der neue Kosmos-Heilpflanzenführer.

Wichtl, Max (Hrsg.): Teedrogen und Phytopharmaka.

Institut für Pharmazeutische Biologie der TU Braunschweig: Gartenführer des Arzneipflanzengartens.

Bildquellen

Titelbilder: *oben:* mauritius-images/Kehrer; *unten:* mauritius-images/A. G. E.

Die Abbildungen stammen von Burkhard Bohne, Susanne und Peter Dietze, Herbert Beer und Dr. Martin Gülpen.
Die Symbole zeichnete nach Vorlagen des Verlages Helmuth Flubacher, Waiblingen.

Adressen

Die Adressen der Heilpflanzengärten sind alphabetisch nach Städtenamen geordnet.

Karlsgarten (Kapitulare-Gärten) in Aachen
Aachener Kapitulare-Gärten
Melatener Straße 30, 52056 Aachen
www.biozac.de

Apothekergarten im Botanischen Garten Augsburg
Botanischer Garten Augsburg
Dr.-Ziegenspeck-Weg 10, 86161 Augsburg
www.augsburg.de/botanischergarten.html

Arzneipflanzengarten des Botanischen Gartens in Berlin-Dahlem
Botanischer Garten
Unter den Eichen und Königin-Luise-Platz, 14191 Berlin
www.bgbm.fu-berlin.de/bgbm/garden/Bereiche/bereiche/az.htm

Klostergarten der Stiftung Kloster Michaelstein in Blankenburg
Kloster Michaelstein, 38881 Blankenburg
www.kloster-michaelstein.de

Arzneipflanzengarten der TU Braunschweig
Institut für Pharmazeutische Biologie
Mendessohnstraße 1, 38106 Braunschweig
www.tu-bs.de/institute/pharm.biol/Arzneipflanzengarten.htm

Heilpflanzengarten in Celle
Grünflächenamt der Stadt Celle
Wittinger Straße 76, 29223 Celle
www.heilpflanzen-garten.de

Arznei- und Gewürzpflanzenabteilung des Botanischen Gartens in Dresden
Botanischer Garten der Technischen Universität
Stübelallee 2, 01307 Dresden
www.tu-dresden.de/bot-garten

Arzneipflanzengarten des Botanischen Gartens der Universität Erlangen-Nürnberg
Botanischer Garten der Universität Erlangen-Nürnberg
Loschgestraße 3, 91054 Erlangen
www.botanischer-garten.uni-erlangen.de

Heilpflanzenabteilung des Botanischen Gartens in Frankfurt am Main
Botanischer Garten der Johann-Wolfgang Goethe-Universität Frankfurt
Siesmayerstraße 72, 60323 Frankfurt
www.uni-frankfurt.de/fb15/botanischer_garten

Botanischer Garten der Universität Hamburg, Freigelände des Botanischen Gartens der Universität Hamburg
Ohnhorststraße, 22609 Hamburg-Klein Flottbek
www.bghamburg.de

Heil- und Giftpflanzengarten der Tierärztlichen Hochschule in Hannover
Tierärztliche Hochschule
Bünteweg 17 D, 30559 Hannover

Heilpflanzengarten des Botanischen Gartens in Jena
Botanischer Garten Jena
Fürstengraben 26, 07743 Jena
www2.uni-jena.de/biologie/spezbot/botgar/botgar

Apothekergarten der Universität Leipzig
Am Hospitaltore beim Ostplatz
Liebigstraße 28, 04103 Leipzig
www.uni-leipzig.de/bota

Thüringer Heilkräuterpflanzung im Rennsteiggarten in Oberhof
Rennsteiggarten Oberhof/Thüringen
Botanischer Garten für Gebirgsflora
98557 Oberhof
www.rennsteiggartenoberhof.de

Heilpflanzengarten im Botanischen Garten der Universität Oldenburg
Botanischer Garten
Philosophenweg 39/41, 26121 Oldenburg
www.uni-oldenburg.de/bot.garten

Arzneipflanzenanlage des Botanischen Gartens in Osnabrück
Botanischer Garten der Universität Osnabrück
Albrechtstraße 29, 49076 Osnabrück
www.bogos.uni-osnabrueck.de

Pharmazeutische Abteilung des Botanischen Gartens in Regensburg
Botanischer Garten der Universität Regensburg
Universitätsstraße 31, 93053 Regensburg
www.biologie.uni-regensburg.de/Botanik/Poschlod/einrig

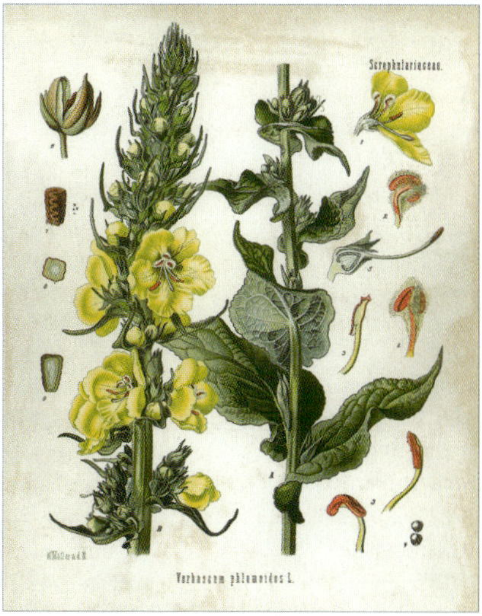

Klostergarten in Reichenau
Im früheren Kloster beim Münster
St. Maria & Markus
78479 Reichenau
www.reichenau.de

Kräutergarten des Botanischen Gartens der Universität Stuttgart
August-von-Hertmann-Straße 5 a,
70599 Stuttgart-Hohenheim
www.uni-hohenheim.de/botanik/botanischergarten

Heil- und Giftpflanzenabteilung im Botanischen Garten der Universität Ulm
Botanischer Garten der Universität Ulm
Hans-Krebs-Weg, 89069 Ulm
www.biologie.uni-ulm.de/garten

Arzneipflanzen-Abteilung des Botanischen Gartens in Würzburg
Botanischer Garten
Justus-von-Sachs-Platz 4, 97082 Würzburg
www.bgw.uni-wuerzburg.de

Register

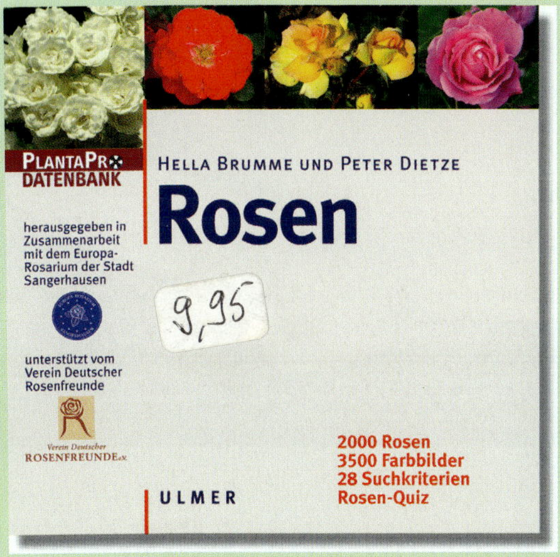

In Zusammenarbeit mit dem Europa-Rosarium Sangerhausen, der weltgrößten Rosensammlung, werden auf dieser CD-ROM 2000 Rosensorten, die EU-weit angeboten werden, umfangreich beschrieben und lückenlos mit mehreren Bildern je Sorte dargestellt.

Rosen
Hella Brumme, Peter Dietze
Hrsg. in Zusammenarbeit mit dem Europa-Rosarium Sangerhausen. 2002.
Ca. 5000 Farbf. CD-ROM mit Booklet
ISBN 3-8001-3868-9